JOHS S. P. LUMLEY

표면해부학
SURFACE ANATOMY

FOURTH EDITION

김성환 • 조일행 • 강준한 • 김종복
김지웅 • 김경태 • 이민선 • 이규진 옮김

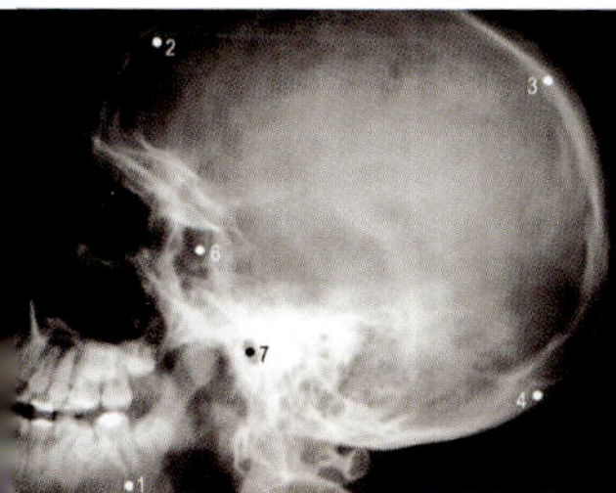

임상적 검사를 위한 기본 해부학
THE ANATOMICAL BASIS OF CLINICAL EXAMINATION

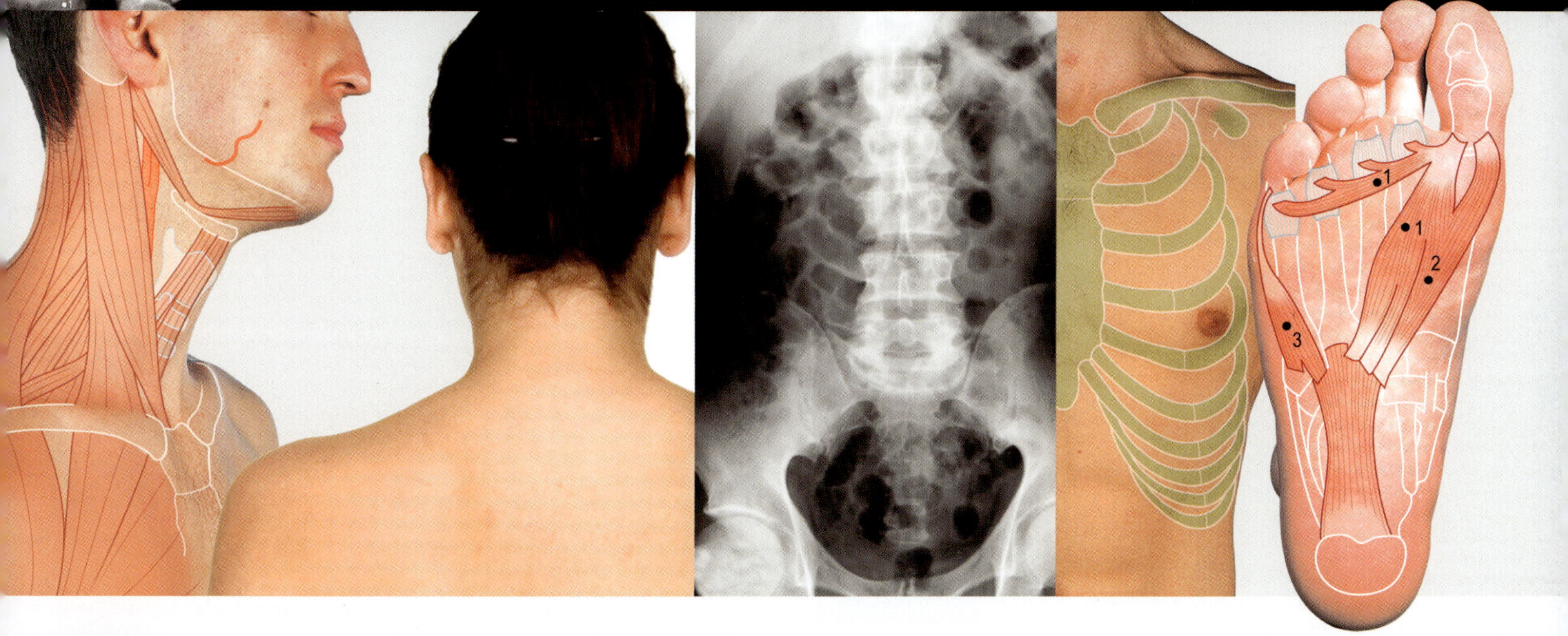

CHURCHILL LIVINGSTONE

ELSEVIER

도서출판 메디안북

FOURTH EDITION

JOHS S. P. LUMLEY

표면해부학
SURFACE ANATOMY

임상적 검사를 위한 기본 해부학
THE ANATOMICAL BASIS OF CLINICAL EXAMINATION

옮긴이 소개

김성환 시리악스 정형의학 연구학회

조일행 사강경희 한의원 원장

강준한 대한 Craniopathy 학회

김종복 청운 한의원 원장

김지웅 한서대학교 외래교수

김경태 바른마디의원 원장

이민선 선문대학교 교수

이규진 이규진 마취통증의학과 원장

도서출판 메디안북

저자 서문

이 책은 임상진단의 기초가 되는 눈으로 볼 수 있고 촉진할 수 있는 해부학을 설명하고 있다. 우선 자기 자신의 검사(self-examination), 정상인의 검사로 보충한 뒤에 환자의 검사를 시작한다. 실습시간 동안 학생들과 다른 모델들은 수영복과 같은 적절한 옷, 피부용 연필과 줄자를 준비해야 한다. 실습 동안, 골격(bony skeleton), 해부모형(anatomy model)과 방사선 사진 등이 비교를 위해 사용될 수 있다.

첫 장은 해부학적 자세에서 신체 부위와 동작을 정확하게 기술하는 데 필요한 용어에 대해 설명하였다. 또한 병리학적 용어, 임상검사 및 임상현장에서 사용되는 추가적인 도구들에 대한 설명도 언급하였다.

나머지 장들은 부위별로 구성되었고, 표면해부도를 첨가하여 기술하였다. 각 그림에는 눈으로 보고 느낄 수 있는 부위와 움직임이 일어나고 소리를 들을 수 있는 구조를 중심으로 번호를 붙였다. 깊은 구조의 표면 표식은 국소마취를 위한 주사, 혈관의 접근, 장기의 생검과 절개선을 위한 일반적인 부위를 나타낸다. 본문은 그림에 있는 구조의 해부학적 특징을 설명한다.

이 책의 초판은 주로 의과대학생을 위해 저술되었다. 그러나 다음 판에서는 물리치료, 정골의학, 족부의학 등 다른 분야의 요구들도 충족하도록 새로운 내용들이 추가되었다. 뼈의 부착점과 관절에 대한 자세한 설명 그리고 두개골, 가슴, 복부와 관절의 방사선 사진들도 추가되었다. 척추에 대한 설명은 따로 한 장으로 분리하여 설명하였다.

4판은 촉진할 수 있는 해부학을 도해로 설명하기 위한 그림이 삽입되었다. 뼈 구조들은 초록색, 깊은 뼈는 초록/갈색이다. 촉진할 수 있는 동맥은 빨강, 촉진할 수 있는 신경은 노란색이다. 추가적인 근육 그림은 표면 피하 근육(superficial subcutaneous muscle)을 나타낸다. 이런 근육 특성을 요약한 그림은 빠른 참고와 교정 목적으로 사용할 수 있다.

J.S.P.L

차례

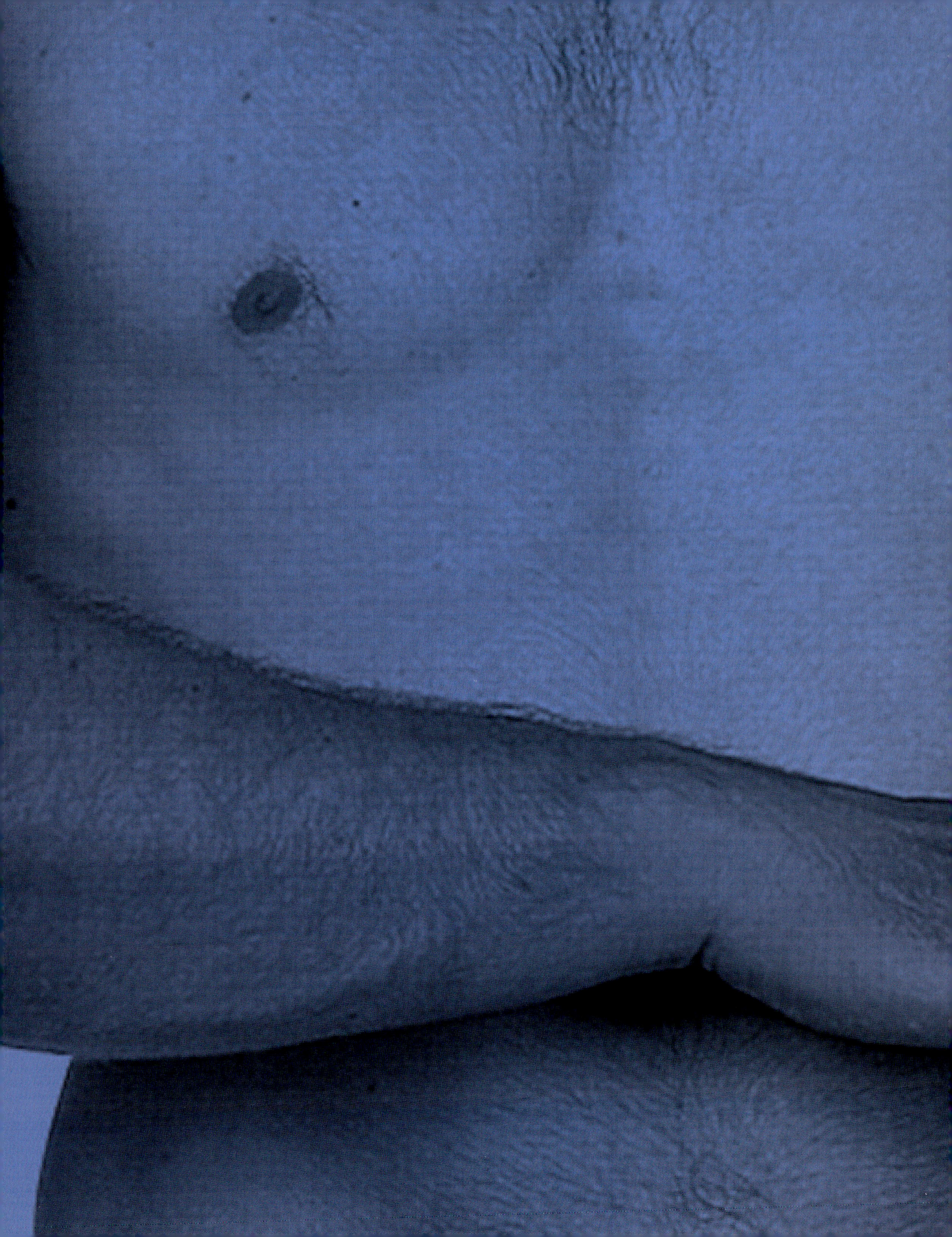

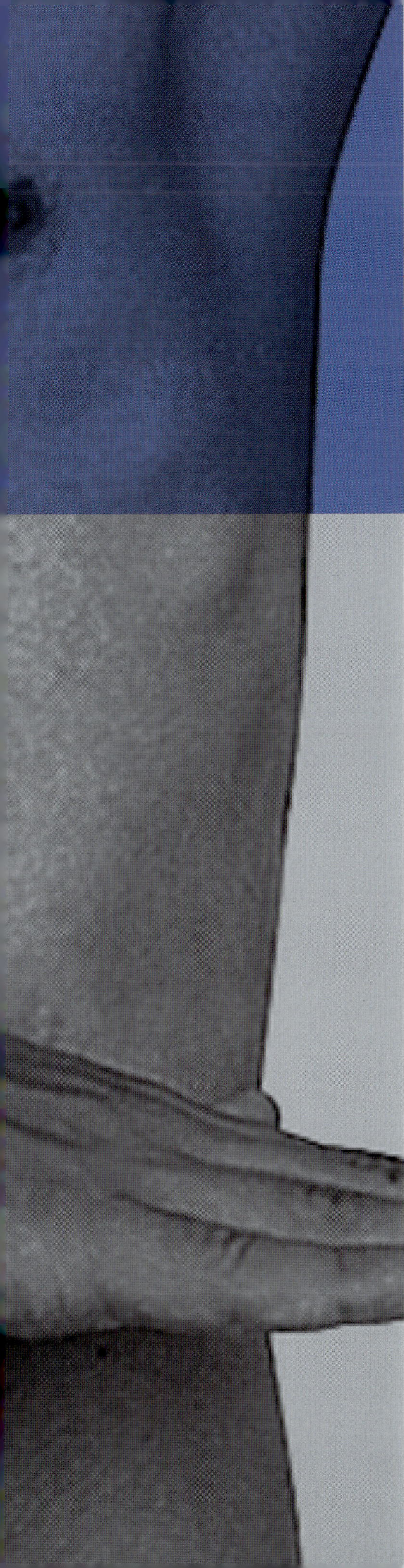

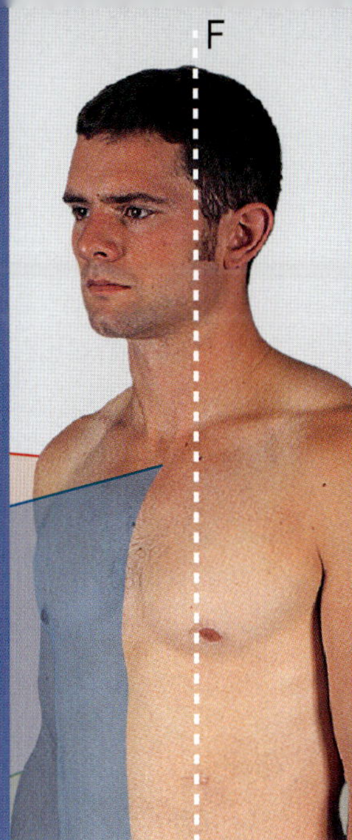

1 개요 INTRODUCTION

해부학적 자세 Anatomical position

해부학적 자세란 두발을 모으고 바로 서서 시선은 전방을 향하고, 팔은 손바닥이 정면을 향하도록 몸 옆에 늘어뜨린 자세이다. (그림 1.1) 앞쪽의 구조들은 전방(anterior, 또는 복측, ventral), 뒤쪽은 후방(posterior, 또는 배측, dorsal)이라 부른다. 이 원칙의 예외는 발이다. 발은 발생시에 안쪽으로 회전 된다: 아래 (발바닥, plantar) 면을 복측(ventral), 위쪽(upper)을 배측(dorsal)이라 한다. 중앙(midline)에서 좀 더 가까운 쪽을 내측(medial), 먼 쪽을 외측(lateral)이라 하고, 중앙선에 위치한 것은 중앙(median)이라 한다. 위쪽에 있는 것을 상방(superior, 두측; cranial, 부리; rostral), 아래쪽을 하방(inferior, 미측; caudal)이라 한다. 시상면(sagittal plane)은 몸을 앞에서 뒤로 수직으로 지난다(정중시상면은 정중면에 있다). 관상면(coronal plane)은 시상면을 직각으로 지난다. 횡단면(transverse, horizontal plane)은 몸과 수평으로 지난다. 근위(proximal)와 원위(distal)는 신체의 중앙에서 근접한 정도를 나타내는 용어이다; 손목은 손에 대해 근위부이고, 발목은 무릎에 대해 원위부이다.

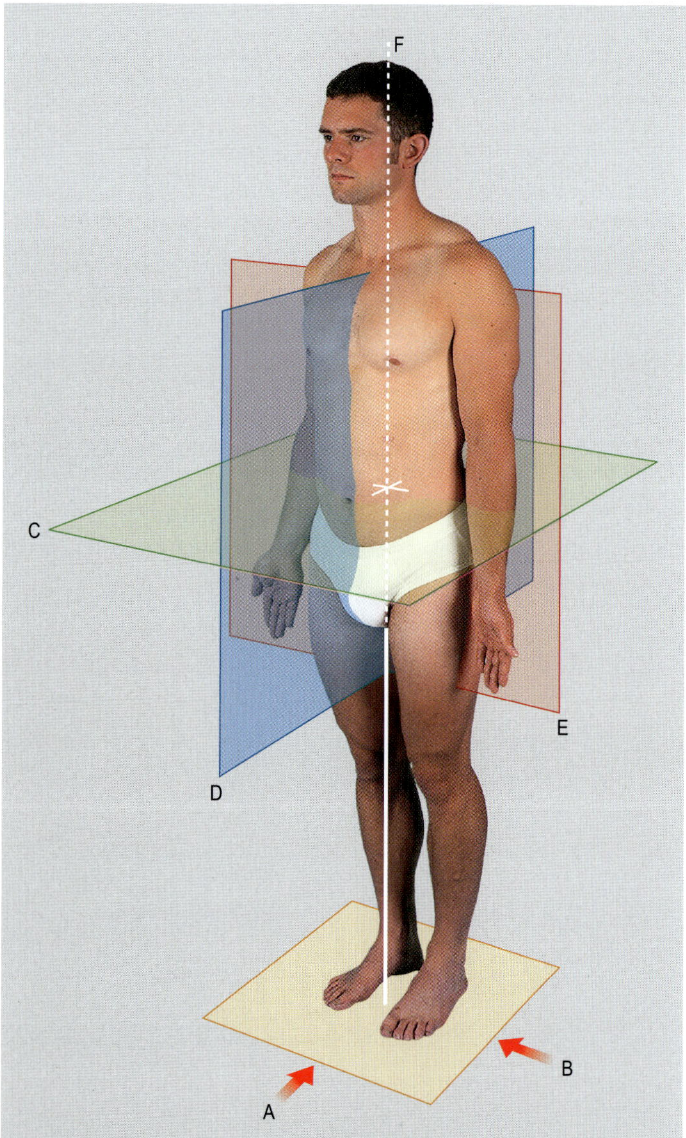

1.1 해부학적 자세(Anatomical position)
A. 전면(Anterior aspect), **B.** 측면(Lateral aspect), **C.** 횡단면(Transverse plane), **D.** 시상면(Sagittal plane), **E.** 관상면(Coronal plane), **F.** 정중선(Median line)

움직임(Movement) (그림 1.2~1.8)

시상면에서 전방으로의 움직임은 일반적으로 굴곡(flexion)이고 후방으로의 움직임은 신전(extension)이다. 발달단계동안 하지의 회전에 의해서, 하지의 후방 움직임은 고관절(hip)을 신전시키고, 무릎을 굴곡 시킨다. 발목(ankle)의 상방 움직임은 배측굴곡(dorsiflexion, 신전; extension), 하방 움직임은 족저굴곡(plantar flexion, 굴곡; flexion)이다. 발가락의 하방 움직임(downward movement)은 굴곡(flexion)이다.

관상면에서 정중선에서부터 멀어지는 움직임은 외전(abduction), 정중선을 향해 움직이는 것은 내전(adduction)이다. 그러나 손발가락(digits)의 경우(엄지손가락은 제외), 가운데 손가락 또는 두 번째 발가락의 중앙선에서 멀어지는 것을 외전, 중앙선을 향해가는 것을 내전이라 한다.

발에서 기능적 축(functional axis)은 두 번째 발가락의 중앙선인 것에 주의해라.

엄지손가락(thumb)은 2~5번째 손가락에 비해 90도 회전된 것으로 간주하며 실제 엄지손가락의 손톱은 바깥쪽을 향한다. 그러므로 신전(extension)은 손바닥면(the plane of the palm, 관상면; coronal)에서 바깥쪽으로의 움직임이고, 굴곡(flexion)은 손바닥을 가로지르는 내측으로의 움직임이다. 외전(abduction)은 시상면(손바닥면에서 90도)에서의 움직임이고, 내전은 외전상태에서 돌아가는 움직임이다. 대립(opposition)은 위의 동작과 내회전이 결합된 움직임이다(이 움직임은 새끼손가락에도 적용된다(그림 7.64, p.93).

목과 몸통의 측면 움직임은 측방굴곡(lateral flexion)이라고 한다. 회선(circumduction)은 뼈의 근위부 끝은 꼭지점이고, 뼈의 원위부 끝은 원추모양 도형의 기저부 모양을 그리는 움직임이다.

회전(rotation)은 뼈의 장축(the long axis of the bone)에서 발생한다. 사지에서 정중선을 향하는 움직임은 내측(medial)회전, 중앙에서 멀어지는 것은 외측(lateral)회전이라고 할 수 있다. 상지에서, 전완(forearm)의 내측회전은 회내(pronation), 외측 회전(해부학적 자세로 돌아가는 것)은 회외(supination)라고 한다. 발바닥을 중앙선을 향하도록 하는 것을 내번(inversion), 중앙선에서 멀어지는 것을 외번(eversion)이라고 한다.

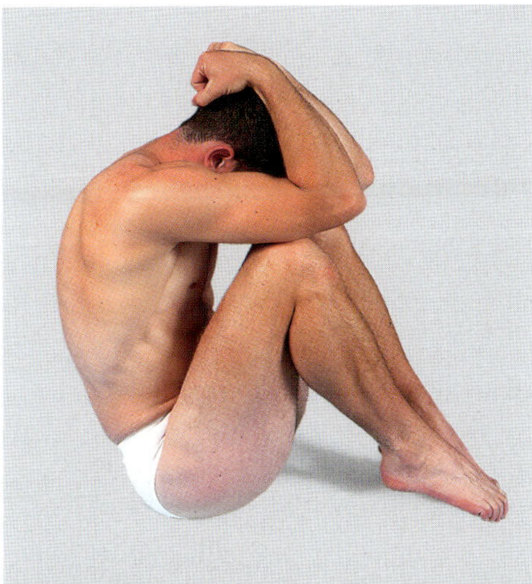

1.2 굴곡(Flexion)

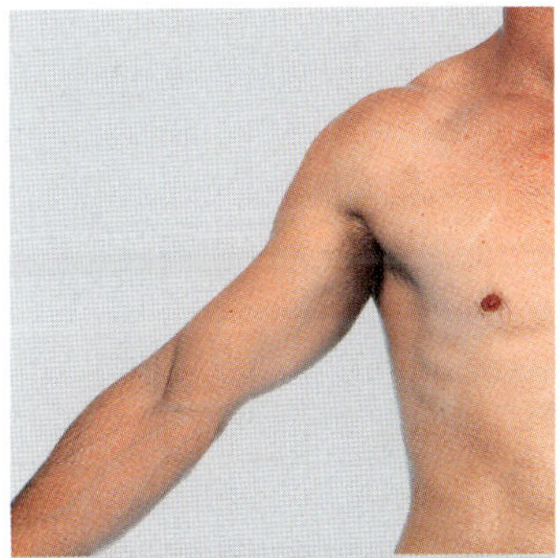

1.4 외전(Abduction)

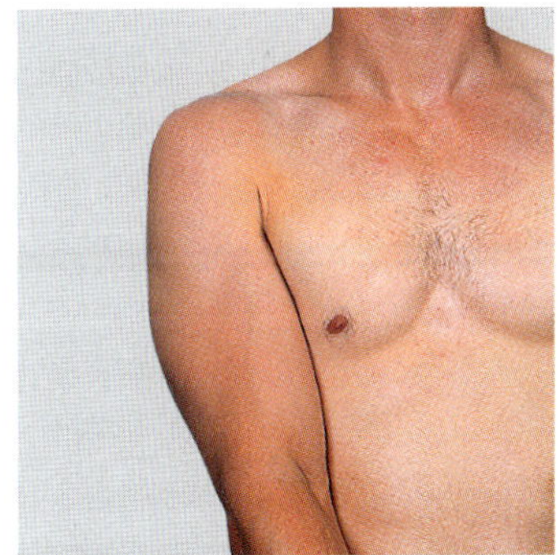

1.5 내전(Adduction)

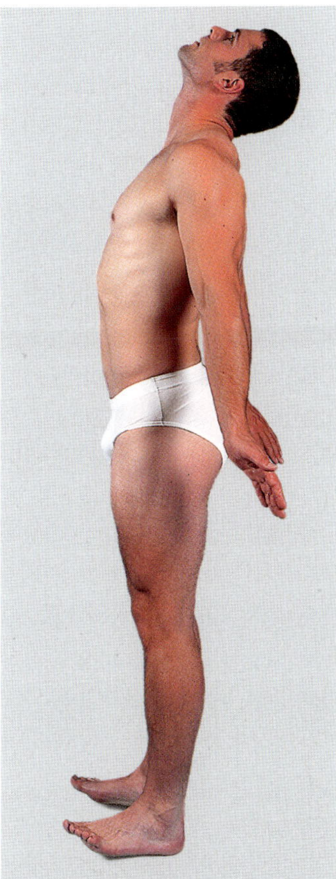

1.3 신전(Extension)

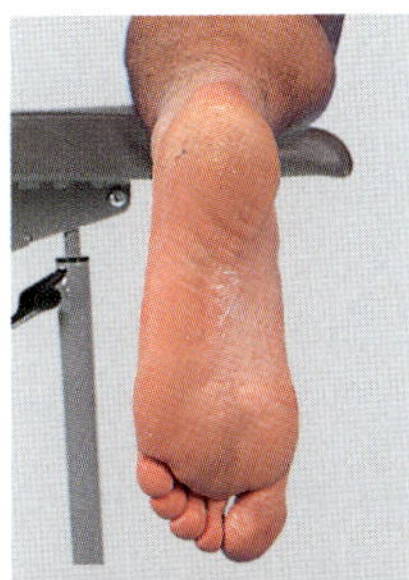

1.6 A
내회전
(Medial rotation)

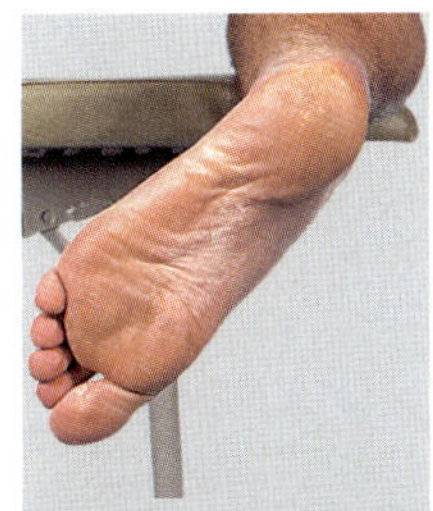

1.6 B
외회전
(lateral rotation)

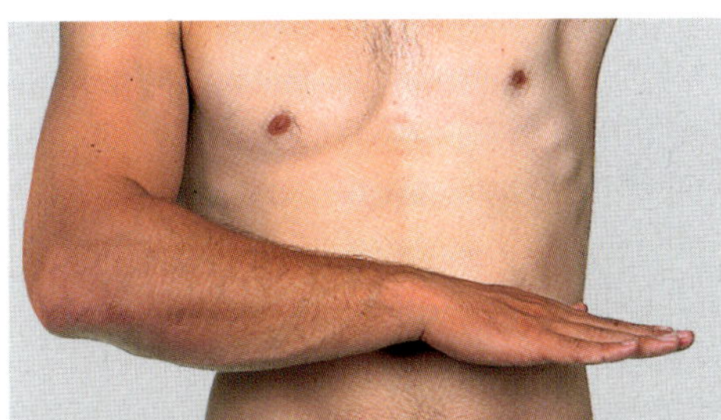

1.7 회내(Pronation)

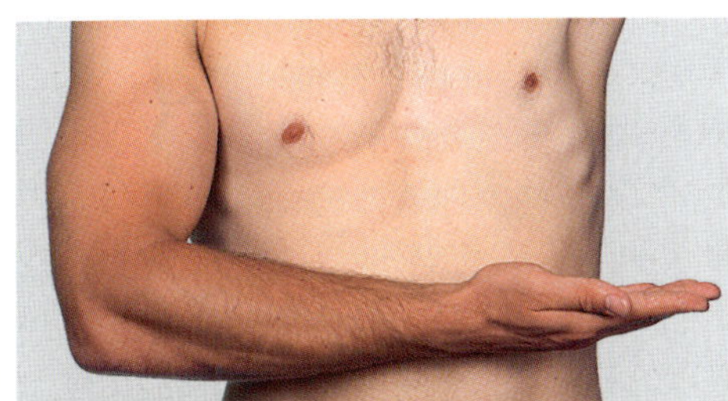

1.8 회외(Supination)

병리학적 용어들 Pathological terms

본 저서는 정상적인 해부학에 대한 내용들이지만, 임상에서 흔히 보이는 비정상에 대한 용어들도 언급되었다. 이 부분에서 다루어질 병적 상태에 대한 용어들은 정의(definition)없이 계속해서 사용되어 진다. 비정상적(abnormal, 병든; diseased)인 조직에 대해 연구하는 분야를 병리학(pathology)이라고 한다. 병리학자들은 시체해부(postmortem)실이나 수술 중 조직의 제거와 같이 눈으로(육안으로 보이는, macroscopically) 직접 조직을 검사하거나, 또는 조직의 작은 샘플을 관찰할 때처럼 현미경적으로 관찰하고 연구한다. 질병들은 원인에 따라 분류될 수 있고 각 질환들은 임상적, 병리학적 특성을 가지고 있다.

선천성 질환(*congenital* disease)은 태어나기 전에 혹은 태어날 당시에 나타난 이상이며, 가끔은 출생 후 한참 시간이 지나서 나타나기도 한다. 때때로 가족적 성향이 있으며 이 경우는 유전적(hereditary)라는 용어를 쓴다. 외상(trauma)는 뭉뚝하거나 날카로운 물건에 의한 신체적인 가해를 말한다. 외상은 또한 고온이나 저온, 방사선, 화학물질과 독극물의 복용도 포함한다. 심한 외상은 뼈가 부러질 수 있고(골절, fracture) 관절면이 전위(탈구, dislocation)될 수 있다. 관통상처(penetrating wound),(예, 칼 또는 총알),는 심부 장기나 혈관, 신경을 손상시킬 수 있다.

염증(*inflammation*)은 손상에 대한 신체 세포의 반응이다. 대개는 해로운 박테리아나 바이러스에 반응하는 것이며, 이것을 감염(infection)이라 한다. 하지만 외상을 받거나 악성 종양이 있는 조직 주위에도 발생할 수 있다. 감염 같은 자극 없이 세포가 생성되어 비정상적인 덩어리를 만드는 것을 종양 또는 암(tumour or neoplasm)이라고 한다. 이때 성장이 느리고 경계가 분명하면 양성 종양(*benign* tumour)이라고 한다.

종양이 빠르게 자라고, 주변 조직으로 전위하면 악성(malignant)이라고 한다. 암종(carcinoma)이란 상피세포의 악성상태를 말하지만, 종종 악성(*malignant*)이란 용어와 혼동하여 쓴다. 악성종양의 조각이 떨어져 나와 림프나 혈관을 따라 운반되어 다른 곳에서 자라날 수 있다. 이 부가적인 성장을 이차적(secondaries) 또는 전이(*metastases*)라고 한다. 이차적인 성장은 종종 림프선에서 일어날 수 있고, 림프선 전이의 특정한 장소는 이 책에서 언급하였다.

나이가 들면서 기능이 떨어지고 특수한 퇴행성질환(*degenerative* disease)이 발생할 수 있다. 예를 들면 뇌세포의 손상으로 인한 치매(dementia), 동맥이 딱딱해지고 막히는 동맥경화(arteriosclerosis)가 있다. 대사과정(*metabolic* processes)과 내분비(*endocrine*) 기능에 장애가 오면 물리적, 화학적 이상을 나타낸다.

해부학과 임상진료 Anatomy and clinical practice

임상에서는 살아있는 몸을 검사하는 것이므로 실제로 접하게 되는 것은 표면 해부학(surface anatomy)이다. 하지만 임상의들은 정상해부의 범위, 뼈와 뚜렷한 몇몇 구조의 확인, 심부조직의 위치 등을 확인 할 수 있어야 한다. 표면(superficial)이나 깊은 부위에서의 압통은 염증(inflammation)을 수반할 수 있고, 비정상적 덩어리(abnormal lumps)는 선천적 이상(congenital abnormalities) 혹은 양성 또는 악성 종양일 수도 있다. 외상(trauma)시에는 통증과 압통이 생기며, 뼈와 관절의 골절과 탈구는 촉진으로 알 수 있고, 특히 관통상인 경우는 좀 더 심부의 조직에 대해 평가할 수 있어야 한다.

임상적 평가(Clinical assessment)

성인 환자의 검사는 환자의 동의가 필요하다. 임상환경에서 검사는 환자의 현재, 과거의 병력과 일반적인 건강상태에 대한 병력조사(*taking a history*) 후에 이루어진다. 계획하는 것에 대한 설명과 환자의 구두 동의가 필요하다. 이보다 좀 더 침습적인 진료행위는(모든 수술을 포함) 환자의 서면 동의가 필요하다.

이학적 검사는 체계적으로 해야 하며 포괄적이고 재현성이 있어야 하며 환자에게 신뢰를 줄 수 있어야 한다. 현재의 주된 문제에 일차적으로 초점을 맞추지만, 대개는 동반질환 또는 예상하지 못했던 이상을 찾기 위해 전신 검사를 실시한다.

임상 검사(clinical bedside examination)는 신체 각 부위의 시진(inspection), 촉진(palpation), 타진(percussion), 청진(auscultation)을 포함한다. 추가로 관절의 수동적·능동적 운동과 신경학적 검사가 추가된다. 시진은 따뜻하고 편안한 실내에서 적절한 조명으로 진찰하고자 하는 신체 부위를 전부 노출시켜서 시행한다. 대개 환자는 침대에 눕거나 의자에 기대고 있는 상태에서 검사자는 먼저 손을 씻고 따뜻하게 해서 환자의 옆에 선다. 표층의 구조이상, 비정상적인 반흔이나 종창, 혈관박동, 호흡이나 삼킴, 기침 등의 동작과 관련된 움직임을 감별하기 위해 피부와 외형을 다른 각도에서 관찰한다.

표층구조의 촉진으로 모양, 표면, 밀도를 조사한다. 두꺼운 근육이나 연조직이 덮여 있지 않은 곳에서는 뼈의 모양도 촉진이 가능하다. 일부 표층신경이나 선(gland)은 촉진이 가능하다. 하악골각(angle of the mandible) 하방에 있는 림프절, 사타구니와 겨드랑의 림프절은 종종 촉진이 가능하며 항상 관심을 갖고 촉진에 포함시켜야 할 부위들이다.

저항에 대항하는 움직임은 근복(muscle belly)을 좀 더 확실하게 나타난다. 이렇게 하면 좀 더 쉽게 촉진할 수 있고 이 구조의 심부에 위치한 것들은 덜 두드러지게 만든다. 표층의 동맥은 주위 뼈에 대고 누를 때 쉽게 촉진이 된다. 두 개 또는 더 많은 손가락을 동맥을 따라 그 위에 올려놓고 원위부 손가락은 힘을 주어 뼈 위를 누른다. 근위부 손가락은 피부 위에 살짝 올려놓은 채 혈관을 촉진한다. 심박동(heartbeat)은 우측 손바닥을 좌측 앞가슴 부위에 대서 느낄 수 있다. 또 이때 호흡시 흉곽의 운동도 느낄 수 있다. 복부를 촉진하면 몇 가지 내장기들을 만져볼 수 있다.

우측 가운데손가락으로 책상 위를 중앙 부위부터 책상다리가 있는 부위까지 이동하며 톡톡 쳐 보면 책상다리가 없는 부위(hollow)와 다리가 있는 부위(firmer)의 차이를 느끼고 들을 수 있다. 다음으로 왼손바닥을 같은 책상 부위에 올려놓고, 왼손 가운데손가락의 가운데 마디 위를 우측 가운데손가락으로 톡톡 쳐 보면 그 차이가 더 분명해지는 것을 느낄 수 있다. 이상의 원칙이 타진(percussion)시 적용된다. 좌측손을 진찰하고자 하는 부위 위에 올려놓고 같은 방법으로 타진한다. 폐나 장처럼 공기가 차 있는 장기는, 심장이나 간에 비해 소리가 공허하고 통 빈 소리가 난다. 쇄골이나 두개골 같은 뼈 구조는 양쪽을 비교하기 위해 직접 가운데손가락으로 뼈 위를 두드려 본다.

청진(auscultation)은 신체 위를 듣는 과정(listening process)이다. 청진은 원래 귀를 직접 갖다 대고 들었다. 청진기의 발달은 청진

방법을 간단하게 만들고 기저 소리를 국소화해서 전달하게 되었다. 이러한 소리는 심장판막이 닫히는 소리, 동맥에서의 혈류 소리, 기도, 폐, 소화관에서의 공기소리 등이 있다. 청진기의 벨(bell)쪽은 상대적으로 작아서 신체 어느 부위나 갖다 대고 듣기가 수월하지만, 청진기의 다이아프램(diaphragm)쪽은 높은 톤(high-pithched)의 소리를 듣는데 유리하다.

뇌신경(cranial nerve) 검사는 냄새(smell), 시각(vision), 미각(taste), 균형감각(balance)과 청각(hearing) 검사를 포함한다. 동공반사(pupillary reflexes)는 눈에 불을 비추면서, 가깝고 먼 시야에서 동공의 크기를 관찰한다. 신체 촉각(somatic tactile sensation)은 손가락이나 면봉 끝을 이용하고 통증은 소독된 핀을 사용한다.

두점 분별(2 point discrimination)은 끝이 뭉뚝한 디바이더(divider)를 사용한다. 정상적으로 손가락에서는 3~5mm, 등에서는 4~5cm 거리가 분별이 가능한 최소거리이다.

진동감각(vibration sense)은 소리굽쇠(tuning fork)의 다리부분을 이용하고, 온도는 검사자의 손과 소리굽쇠의 차가운 갈래부분을 비교하여 평가한다. 다른 감각검사에서 검사자는 눈을 감는다. 예를 들어 위치감각(position sense) 평가를 위해 눈을 감게 하고 손가락(digits)을 앞/뒤로 움직이거나 사지에 뭉툭한 도구로 도형이나 숫자를 써서 맞춰 보도록 한다.

운동기능(motor function)은 근육의 긴장도(muscle tone), 근력(power), 협응(coordination), 반사(reflexes)에 의해 평가 되고, 반사는 건(tendon)을 건망치(tendon hammer)로 가볍게 두드려서 평가한다. 근육의 크기(muscle mass)는 시각적으로 또는 둘레를 측정해서 평가하고, 비정상적인 움직임을 검사해야 한다. 하지기능 평가시에는 한 다리 혹은 두 다리로 걷거나 선 동작을 살펴본다.

관절평가에는 **보고**(*look*), **느끼고**(*feel*), **움직이고**(*move*), **측정**(*measure*)하고 **X선 검사**를 한다. 움직임은 능동(active), 수동(passive), 저항(resisted)적 움직임을 포함한다. 먼저 걸음걸이와 자세를 관찰하고 통증, 장애, 부정정렬(malalignment)이나 구축(contracture) 같은 기형을 확인한다. 양쪽을 반드시 같이 비교해야 하며 정상쪽을 먼저 검사한다. 관절 부위의 뼈와 연조직도 촉진하여야 한다. 관절을 움직이는 동안 그 위에 손을 갖다 대면 뼈의 표면이 불규칙해진 경우는 마찰음(crepitus)을 느낄 수 있다. 마찰음은 골절된 뼈의 부러진 뼈 사이에 존재하지만 통증이 유발되므로 골절은 국소 압통 및 뼈의 비정상적인 모양으로 확인하는 것이 좋다. **능동적 운동**(*active movement*)은 환자에 의해 발생한다. 이것은 불편(discomfort)이나 장애(disability)를 암시하는 관절가동범위의 어떠한 제한을 나타낸다. 환자와의 토의 후에 검사자에 의한 **수동적 운동**(*passive movement*)을 검사한다. 수동적 운동검사로는 근육의 강직(rigidity)이나 구축, 뼈나 인대 이상에 의한 관절의 고정(fixity)이나 비정상운동을 알 수 있다. 능동적 운동시의 통증은 같은 면(plane)에서의 수동적 운동검사시에 재확인할 수 있고 다른 방향으로도 나타날 수 있다. **저항적 운동**(*resisted movement*)검사는 근육의 수축 방향에 반대 방향으로 저항을 주면서 근력, 통증, 불편함 여부들을 검사하는 것이다.

능동적 혹은 수동적 운동검사시에는 눈짐작이나 각도계(goniometer)로 각도를 재고 사지의 길이나 둘레는 줄자를 이용한다. 둘레를 잴 때는 뼈의 돌출부에서 적절한 거리에서 시행한다. 손상이나 염증, 근위축이나 악성 종양시에는 근육 둘레 길이가 달라진다. 테이프 측정은 정상 또는 비정상적인 해부학에서 항상 측정할 수 있지만, 몇몇 크기의 적용은 검사자의 손을 사용해서 신속하게 측정될 수 있다: 성인 남자의 엄지폭은 2.5cm, 엄지에서 주먹관절(metacarpophalangeal joint)까지는 7.5cm, 검지(index finger)에서 주먹관절까지는 약 10cm 정도 된다.

전신진찰(General examination)

임상에서 환자에 대한 검사는 전체 모습의 관찰, 개인의 건강상태에 대한 인상, 성별, 나이, 체형에 대한 인지로 시작한다. 검사에서 이 부분은 체간은 노출시키지 않고, 머리, 목, 손, 발, 체형 검사를 기초로 한다. 이후 머리에서 발끝까지 부위별 진찰을 한다. 이러한 과정은 전신패턴(systemic pattern)검사 후에 실시할 수 있고, 세밀한 신경학적 검사는 감각과 운동 기능을 신체를 통해 비교하기 위해 분리해서 시행한다. 완전한 검사, 면밀한 통합, 실행의 속도를 위해 검사 순서를 개발하는 것은 중요하다.

환자의 일반 건강상태는 얼굴, 색, 영양, 체모의 분포와 모양 등으로 조사한다. 남녀별로는 다른 근육, 지방 분포 등을 관찰하고, 연령별로는 다른 키, 피부탄력 감소 등을 조사한다. 비만(obesity)이 있나 보고 피부가 늘어진 것은 최근 체중감소가 있었음을 나타낸다. 일반적인 창백(pallor)은 헤모글로빈의 순환이 감소된 것(빈혈, anaemia)과 관련이 있으며 아래안검을 밑으로 당겨서 색을 관찰한다. 빌리루빈 순환 증가(황달, jaundice)에 의한 노란색 색소침착은 눈동자의 하얀 공막(sclera)의 착색정도에 의해 평가된다. 이 전신진찰에서는 손에 특별한 주의를 요한다. 손바닥, 손톱, 손등에서의 피부의 질감은 영양이나 다른 병적 상태에 대한 단서를 제공한다.

임상검사도구(Instruments of clinical examination) (그림 1.9~1.11)

청진기, 줄자, 면봉, 소독핀, 펜라이트, 햄머, 소리굽쇠는 이미 기술하였다.

혈압 측정은 기본이다. 상지 부위를 꽉 조여 주어 상완동맥을 폐쇄시킨다. 원위부에 청진기의 벨을 살짝 올려놓은 상태에서 조인 상태를 풀면 혈류가 회복되면서 박동소리가 들리게 된다. 처음 소리가 들리는 높이가 수축기 혈압(systolic blood pressure)이고 소리가 사라지기 전에 갑자기 약해지는 높이가 이완기 혈압(diastolic blood pressure) 수치에 해당된다.

혈압계(sphygmomanometer)와 같이 혈압을 측정하는 기구는 이런 원칙을 사용한다. 부풀일 수 있는 넓고, 긴 밴드(가압대, cuff)로 팔을 감싼다. 가압대는 조정된 수은혈압게에 부착되어서 그 안의 압력을 측정할 수 있다. 적용 후에, 가압대는 수축기 혈압 이상으로 부풀려 지고, 청진기는 주관절와(cubital fossa)에서 상완동맥위에 올려놓는다. 가압대의 압력을 천천히 이완시키고, 앞에서 언급한 것처럼 소리를 이용해서 수축기와 이완기 혈압을 측정할 수 있다.

성인과 어린이의 혈압을 측정하기 위해 다른 크기의 가압대를 사용할 수 있다. 대퇴부에서 잴 때에는 더 넓은 가압대가 필요하며 수축기 혈압을 찾기 위해 도플러 탐색자(doppler probe)를 사용한다(즉, 수축기 혈압은 가압대의 공기를 뺄 때 혈액의 흐름이 다시 나타나는 순간이다). 임상에서 정해진 시간 간격으로 혈압을 측정하기 위한 자동 압박 장치와 같이 혈관폐쇄의 이완에서 다시 나타나는 혈압의 측정을 위해 여러 가지 장비가 사용된다.

신체의 다양한 오목한곳(recesses), 장기의 강(cavities)과 공동(hollow)의 검사를 위해 다양한 광학적 장비가 고안되어졌다. 검안경(opthalmoscope)은 각막과 렌즈를 통하여 망막을 관찰하고 검이경(auroscope)은 고막을 검사하기 위해 고안되어졌다. 비경(nasal speculum)과 불빛으로는 전방 비강(anterior nasal cavity)을 검사한다. 코 내시경(nasal endoscopes)은 비강을 검사하는데 사용된다. 입(mouth)은 혀를 누르는 압설자(spatula)와 토치(torch, 펜라이트)로 검사할 수 있다. 금속봉에 작은 각진 거울이 달린 기구를 인두벽에 닿지 않게 넣어서는 위/아래로 돌려서 후방 비인두나 후두를 검사한다. 후두경(laryngoscope)으로는 후두를 직접 관찰한다. 특히 마취된 환자에서 더 잘 보기위해 혀와 턱을 앞쪽으로 당겨서 사용할 수 있다.

몸의 내부를 관찰하기 위해 다양한 굴곡성(fibreoptic) 장비들이 사용된다. 기관지경(bronchoscope)은 후두, 기관, 기관지를 검사하는데 사용된다. 더 길고 견고한 기구들은 식도(oesophagus), 위(stomach), 십이지장(duodenum), 오디 괄약근(sphincter of Oddi)을 검사할 수 있다. 이러한 장비들의 끝부분은 내강(lumen)을 확인할 수 있도록 움직임이 가능하고 직접 보는 것과 같이 진보되었다. 본래의 기관지경과 식도경(oesophagoscope)은 불이 켜지고, 단단하고, 속이 빈 금속관이었다. 이런 장비들은 병변(lesion)에 특수한 수술을 위해 큰 노출이 필요하다면 여전히 종종 쓰인다.

항문관(anal canal), 하부직장(lower rectum), 질(vagina)은 장갑을 낀 손으로 조명이 달린 금속 튜브 기구(직장경, proctoscope, s상결장경, sigmoidoscope, 질경,vaginal speculum)를 써서 내부를 조사한다. 하부 소화관(lower alimentary tract)은 항문에서부터 회맹판막(ileocecal valve)까지를 대장경(colonoscope)으로 검사할 수 있다. 요도(urethra)와 방광(bladder)은 요관구(ureteric orifices)를 확인하는 굴절성 또는 구부러지지 않는 기구로 볼 수 있다. 이 기구들은 도관(catheter)을 통해 들어가고 조영제(contrast medium)는 신우(renal pelvis)와 요관(ureter)의 윤곽을 확인하기 위해 사용된다. 다른 굴곡성(fibreoptic) 장비들은 흉막강(pleural cavity, 흉강경검사; thoracoscopy), 종격(mediastinum, 종격내시경; mediastinoscopy), 복막강(peritoneal cavity, 복막강내시경; peritonoscopy)과 관절안(the interior of joints, 관절경; arthroscopy)과 같은 신체 강(body cavities)을 검사할 때는 피부에 작은 절개를 해서 기구를 넣어 관찰한다.

비정상적인 표면조직은 견본을 뽑고(생검을 해서), 병리검사를 한다. 피부표층과 크고, 깊은 혈관에 대한 표면 표식(surface

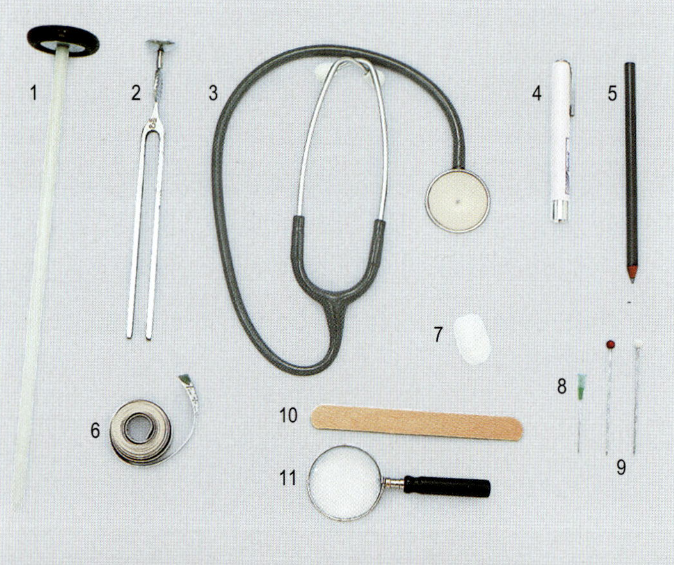

1.9 임상검사도구(Instruments of clinical examination)
(구강, 직장, 질 검사에는 일회용 장갑이 필요하다.)
1 슬개골 해머(Patellar hammer)
2 소리굽쇠(Tuning fork)
3 청진기(Stethoscope)
4 토치(Torch)
5 피부연필(Skin pencil)
6 줄자(Tape measure)
7 면봉(Cotton wool)
8 소독바늘(Sterile needle)
9 표식핀(Red and white headed pins)
10 압설자(Wooden spatule)
11 확대경(Magnifying glass)

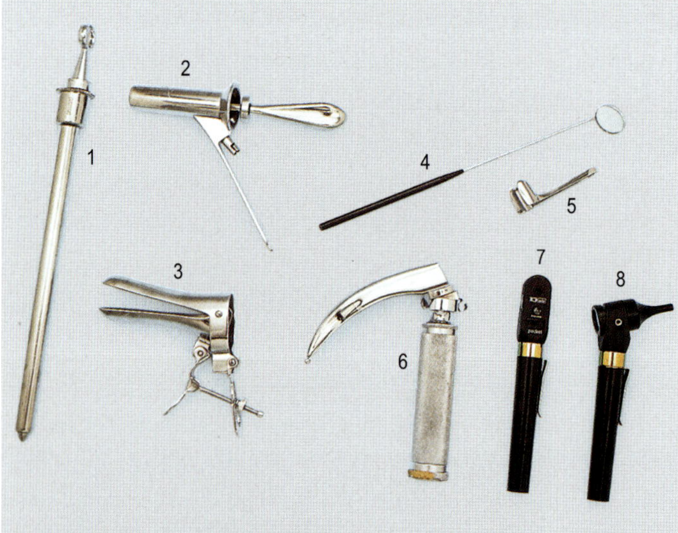

1.10 개검기와 내시경(Speculae and endoscope)
1 S자 직장경(Rigid sigmoidoscope)
2 항문경(Proctoscope)
3 질경(Vaginal speculum)
4 후두반사거울(Laryngeal mirror)
5 비경(Nasal speculum)
6 후두경(Laryngoscope)
7 검안경(Ophthalmoscope)
8 검이경(Auroscope)

marking)을 알면 바늘을 넣어서 샘플을 얻고 압력을 재며 조영제, 필요한 용액과 약물을 주입할 수도 있다. 다양한 분야에서의 중재자(interventionists)들은 협착된 심장판막과 동맥의 확장과 같이 심장과 혈관의 순환(circulation)에 접근한다.

바늘을 속이 빈 장기, 낭포성 장기나 단단한 장기나 덩어리에 넣어서 약물을 주입하거나 체액이나 고체의 조직검사 샘플을 얻을 수 있다. 더 깊은 부위의 장기나 덩어리의 샘플체취는 일반적으로 초음파를 보면서 시행한다. 말초신경의 위치나 분포를 알면 통증을 줄이기 위한 국소마취제를 주거나 무통 수술을 할 수 있다.

외과의사(surgeon)는 수술을 하는 부위의 자세한 국소해부학(topographical anatomy)을 알아야 한다. 하지만 모든 의사들은 일반적인 수술적 절개와 과정을 알아야 한다.

뼈 구조는 전통적인 방사선검사로 보고, 검사 결과와 연관시켜 설명할 수 있다. 혈류(bloodstream), 신체 강(body cavities), 속이 빈 장기(hollow organs)에 방사선 비투과물질(radiopaque material)을 주입하면 혈관, 강(cavity)과 장기의 윤곽을 볼 수 있다. 초음파, CT, MRI 같은 스캐닝 검사는 뼈와 연부조직의 정상과 비정상을 구분할 수 있고 임상적 결과를 지지한다. 나선식 CT(spiral CT)는 구조의 3차원적 영상을 제공한다. 이것은 구조물의 윤곽을 자세히 볼 수 있게 화면을 회전시킬 수 있다. 핵의학검사(isotope)로는 동위원소가 특정 신체 부위에서의 이동 또는 축적이 되는지 등을 통해 특정 부위의 혈류, 대사활동을 알 수 있다.

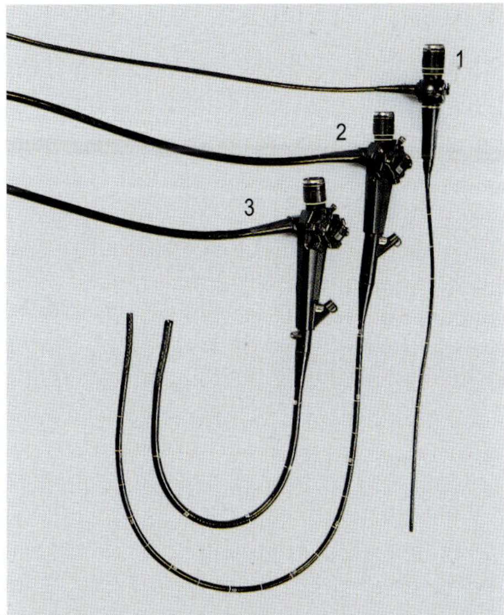

1.11 굴곡성 내시경(Fibreoptic endoscope)
1 기관지경(Bronchoscope)
2 위내시경(Gastroscope)
3 S자 직장경(Flexible sigmoidoscope)

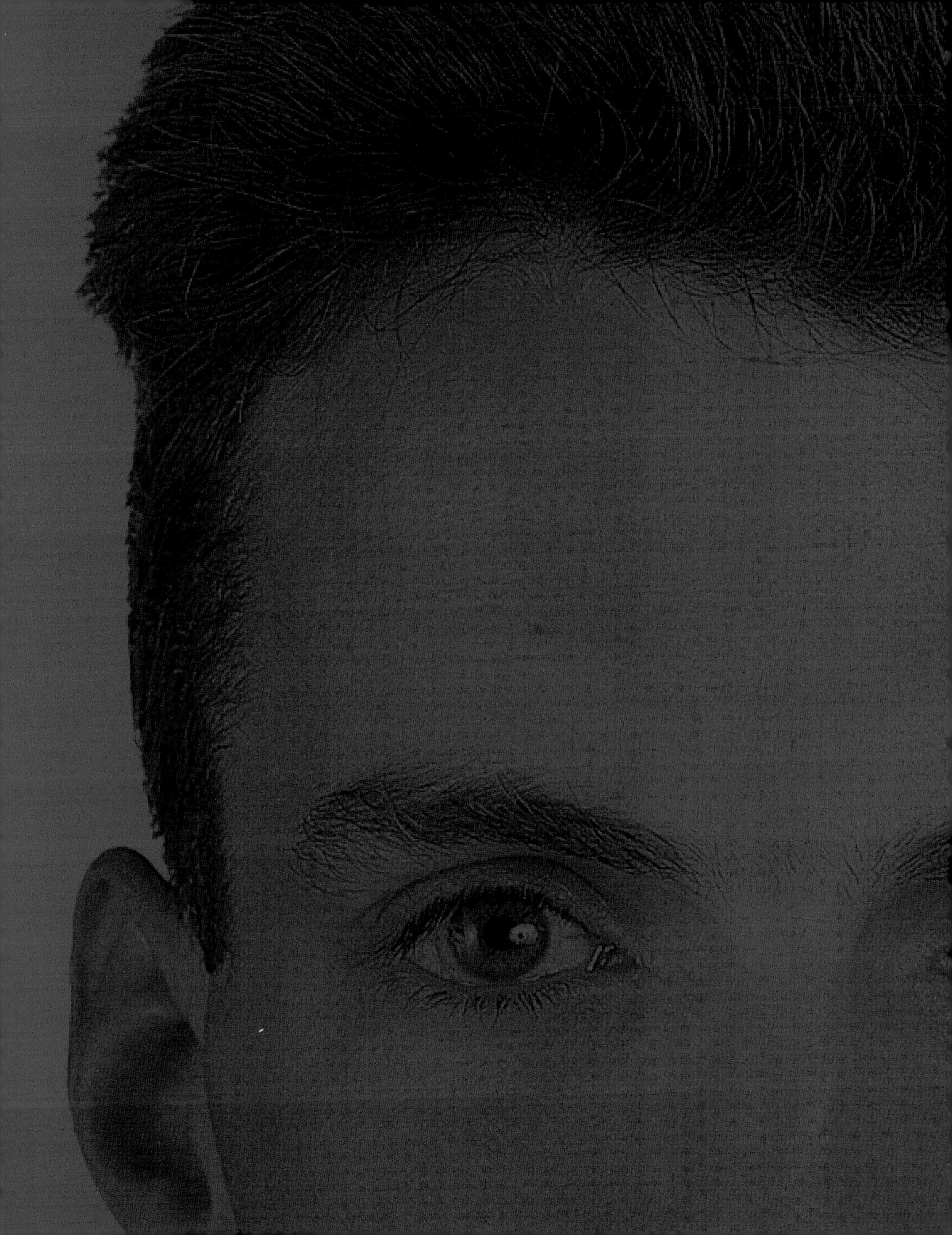

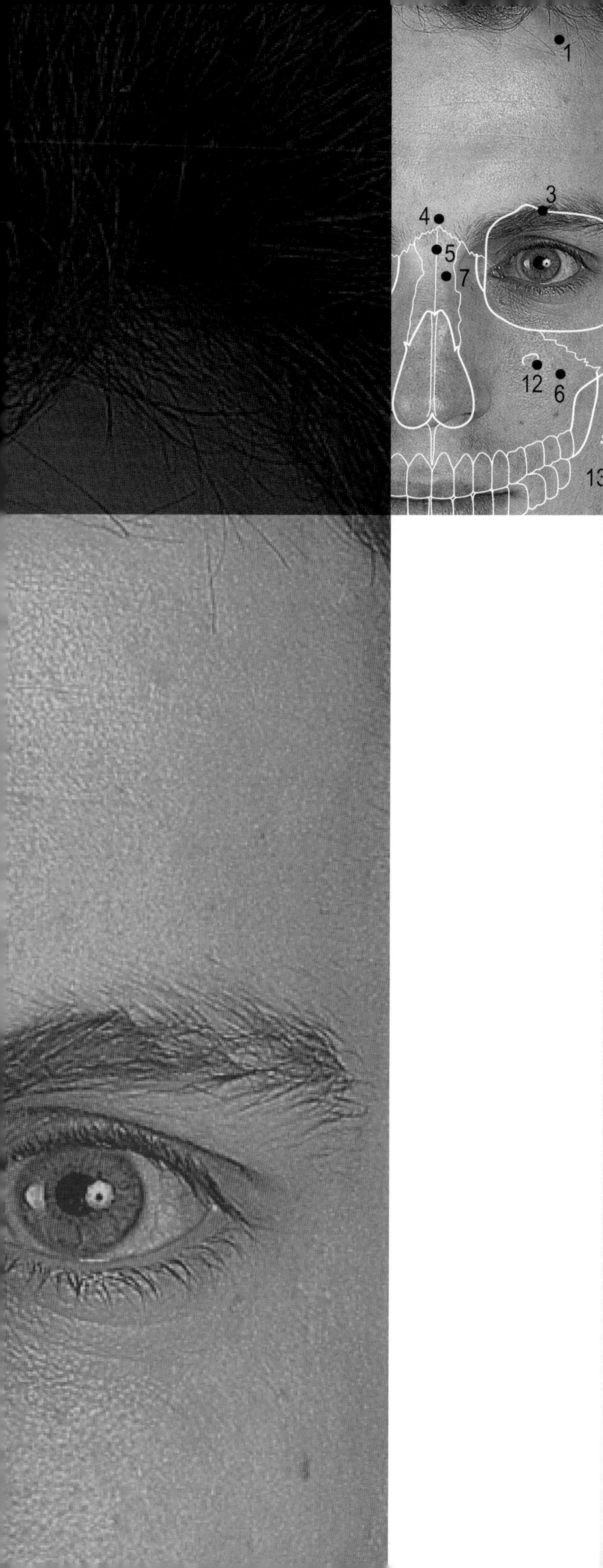

2 머리 HEAD

얼굴 Face (그림 2.1~2.7)

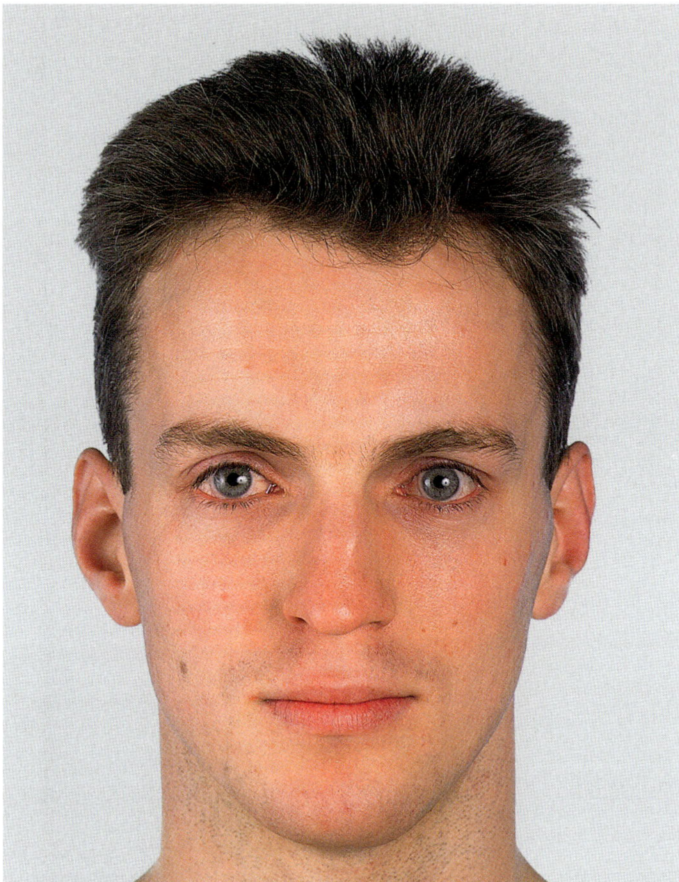

2.1 얼굴의 전면(Anterior aspect of the face)

얼굴뼈(Facial bones) (그림 2.3, 2.4)

이마(forehead)는 전두골(frontal bone)의 매끄러운 볼록면으로 이루어진다. 아래쪽은 커브진 뼈의 가장자리, 내측으로 날카롭고, 외측으로 둥글게 되면서 안와(orbit)의 위쪽 경계를 형성한다. 촉진 가능한 안와상절흔(supraorbital notch or foramen)은 각 가장자리의 내측과 중앙 1/3 지점이 만나는 부위에 위치하고, 안와상 혈관(supraorbital vessel)과 신경, 동맥이 지나가고 촉진할 수 있다. 위쪽 안와 경계의 내측은 눈썹궁(superciliary arch)이며, 성인 남자에게서 더 돌출되어 있다. 눈썹궁은 중앙에서 만나 돌출된 능선, 미간(glabella)을 형성하고 이 밑으로 함몰된 곳을 비근점(nasion)이라 한다.

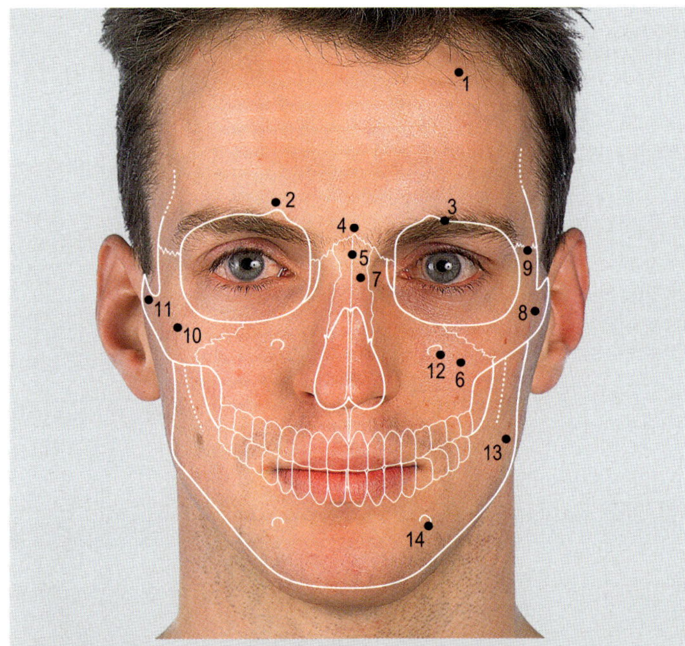

2.3 얼굴의 전면: 뼈(Anterior aspect of the face: bones)

1 전두골(Frontal bone)
2 눈썹궁(Superciliary arch)
3 안와상절흔(Supraorbital notch)
4 미간(Glabella)
5 비근점(Nasion)
6 상악골(Maxilla)
7 비골(Nasal bone)
8 관골(Zygomatic bone)
9 전두관골 봉합(Frontozygomatic suture)
10 볼의 돌출부(Prominence of cheek)
11 관골궁(Zygomatic arch)
12 안와하공(Infraorbital foramen)
13 하악골(Mandible)
14 턱끝구멍(Mental foramen)

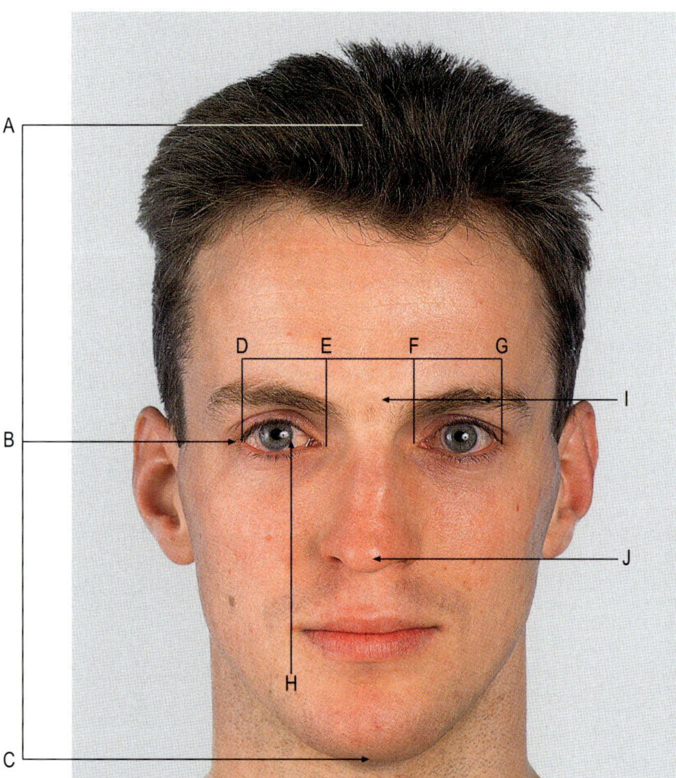

2.2 얼굴의 정렬(Facial alignment)

A,B,C	성인에서 눈은 두정부(vertex)와 볼의 중간에 위치하고, 출생시에는 중간 1/3과 하방 1/3의 경계부에 위치한다.
D,E,F,G	양눈은 눈의 폭만큼 떨어져 있다.
H	입의 각(mouth angle)은 홍채(iris)의 내측 부위 선상에 있다.
I,J	귀의 끝(tip of the ear)은 눈썹(eyebrow)과 미간(glabella)의 연결선에 있으며 귓불(lobule)은 코끝(tip of the nose)의 연결선상에 있다.

전두골(frontal bone)은 안와의 내측면을 따라 상악골(maxilla)의 전방돌기(frontal process)와 누골(lacrimal bone)과 접합되며 그 내부에 누관(lacrimal drainage apparatus)이 있다(p.16).

두개의 비골(nasal bone)은 서로, 전두골, 상악골의 전방돌기와 관절을 이룬다. 비골간봉합(internasal suture)과 전두비골봉합

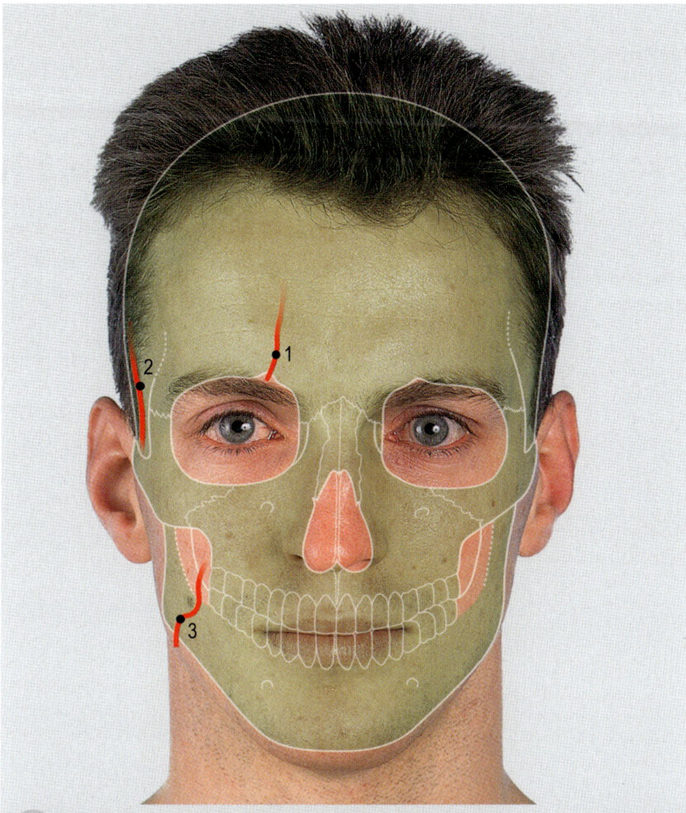

2.4 얼굴의 전면: 촉진 가능한 구조(Anterior aspect of the face: palpable structures)

1 안와상 동맥(Supraorbital artery)
2 표면 측두 동맥(Superficial temporal artery)
3 안면 동맥(Facial artery)

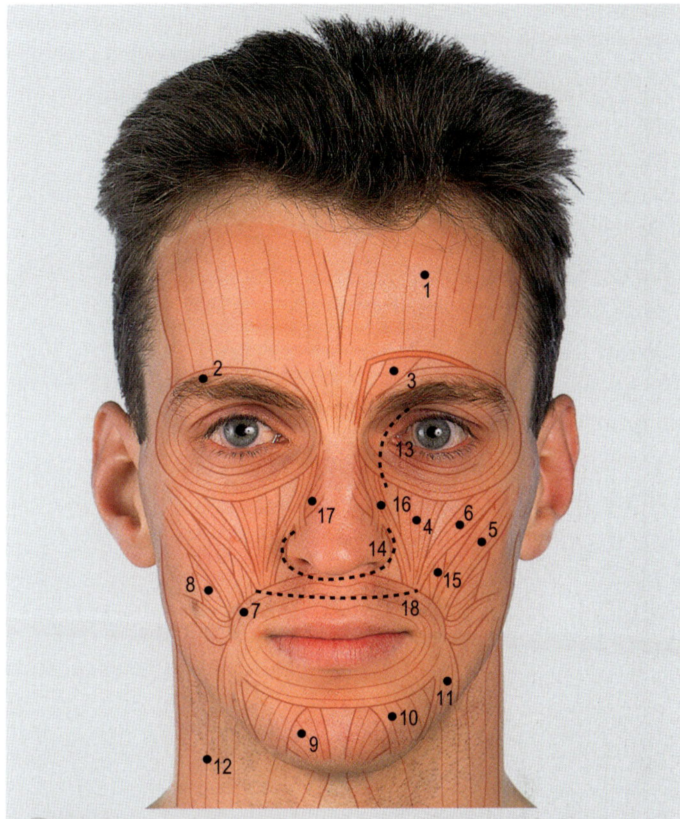

2.6 얼굴의 전면: 근육과 절개선(Anterior aspect of the face: muscles and incisions)

1 전두근(Frontalis)
2 안륜근(Orbicularis oculi)
3 추미근(Corrugator)
4 위입술올림근(Levator labii superioris)
5 대관골근(Zygomaticus major)
6 소관골근(Zygomaticus minor)
7 입둘레근(Orbicularis oris)
8 협근(Buccinator)
9 턱끝근(Mentalis)
10 아래입술내림근(Depressor labii inferioris)
11 입꼬리내림근(Depressor anguli oris)
12 광경근(Platysma)
13 내측안와절개선(Medial orbital incision)
14 코아래절개선(Infranasal incision)
15 입꼬리올림근(Levator anguli oris)
16 위입술콧방울올림근(Levator labii superioris aleque nasi)
17 비근(Nales)
18 입주위절개선(Sublabial incision)

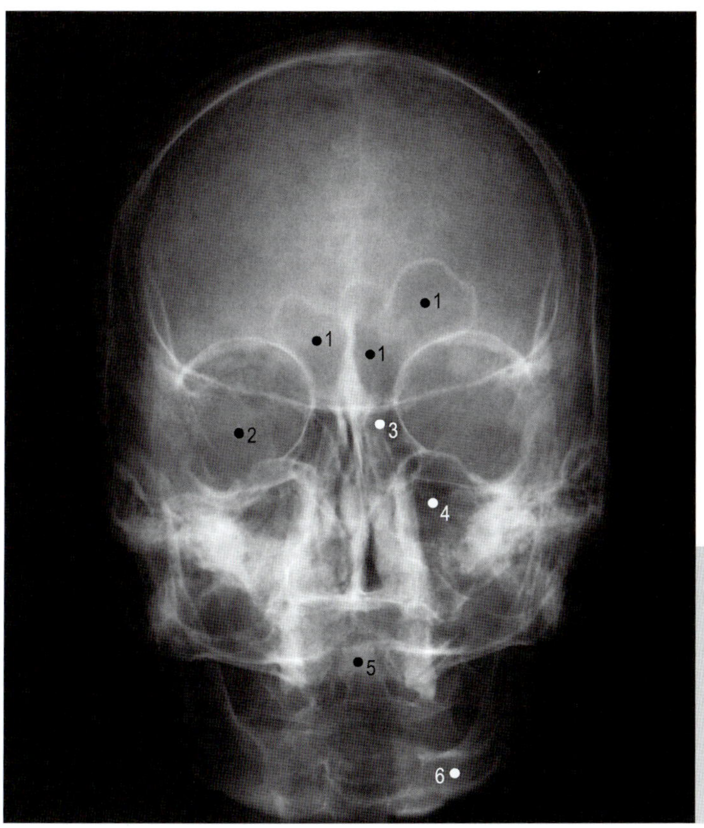

2.5 X-ray

1 전두부비동(Frontal air sinus)
2 안와(Orbit)
3 사골부비동(Ethmoidal air sinus)
4 상악골부비동(Maxillary air sinus)
5 축추의 치상돌기(Odontoid process of axis vertebra)
6 하악골가지(Ramus of mandible)

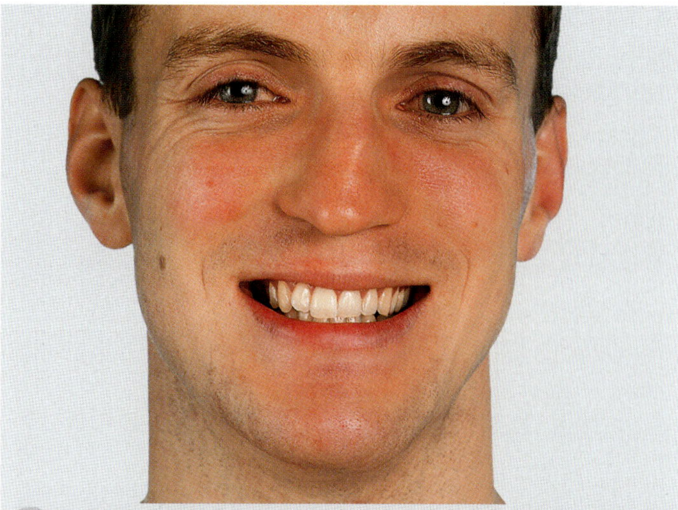

2.7 다양한 얼굴표정을 만드는 근육들(Muscles are used to produce various facial expressions)

(frontonasal suture)은 비근점(nasion)에서 만난다. 안와의 바깥 가장자리는 전두골과 관골(zygomatic bones)에 의해 형성되고, 전두관골봉합(frontozygomatic suture)은 이 가장자리를 따라 촉진할 수 있다. 관골은 상악골과 함께 뺨의 돌출된 부위를 형성하고, 안와의 아래쪽 가장자리를 형성한다. 관골은 후방돌기를 갖고 있어, 측두골(temporal bone)의 관골돌기(zygomatic process)와 관골궁(zygomatic arch)을 형성한다(그림 2.17).

각 상악골의 아래쪽 치조연(alveolar margin)은 치아를 위한 소켓이 있고, 상악골은 상악부비동(maxillary air sinus)을 덮고 있다. 상악골은 또한 코의 바깥쪽 벽과 경구개를 형성하고 있다(그림 2.25). 상악골의 안와하공(infraorbital foramen)은 안와상절흔(supraorbital notch)과 같은 선상에서 안와의 아래쪽 가장자리 1cm 밑에 있고, 안와하신경(infraorbital nerve)이 지나간다.

하악골(mandible)에는 아래치아를 위한 소켓이 있다. 턱끝구멍(mental foramen)에는 턱혈관(mental vessel)들이 지나간다. 출생 시에는 하악골의 가장자리에 위치하다가 성인이 되면 하악골의 치조연(alveolar margin)과 아래 가장자리(inferior margin)의 중앙에 위치한다. 치아가 소실되고 골 재흡수가 되면 위치가 하악골의 위쪽 가장자리에 가까워진다.

얼굴근육(Facial muscles) (그림 2.6)

얼굴의 피부는 얇고 혈관이 풍부하며 예민하고, 남자에서는 털과 땀샘(sweat gland), 피지샘(sebaceous gland)이 풍부하다. 다양한 양의 지방이 있으며 심부근막은 없다. 코 위의 피부는 코연골(nasal cartilage)에 붙어있지만, 비골, 전두골, 상악골에는 붙어있지 않다. 두 개의 비강(nasal cavities)은 가운데 코격막(nasal septum)으로 분리되어 있으며, 콧구멍(nares)에서 전방으로 열려있다. 이 구멍을 펜라이트를 사용해서 검사해보면 확장된 콧망울(ala) 안에서 넓은 코전정(vestibule)과 아래쪽 비갑개골(inferior turbinate bone)의 앞쪽 끝이 보인다. 얼굴표정근(muscles of facial expression)은 안와, 코, 입 주위에서 괄약근(sphincters)과 확장근(dilator) 형태로 배열되어 있다(그림 2.6). 이 근육들의 작용은 개인의 감정과 연결되어 있고, 안면신경(facial nerve, 7번째 뇌신경; 7th cranial)의 지배를 받는다(그림 2.13). 전두근(frontalis muscle)은 후두골 건막(occipital aponeurosis)과 목과 등의 피하조직과 붙은 광경근과 함께 혼합된다.

얼굴 절개를 할 때, 봉합은 피부뿐만 아니라 근육에 위치한다. 절개는 피부주름을 따라한다. 예를 들면 코의 양측과 기저부, 안와의 내측면을 따라, 또는 구강의 점막층을 따라 절개한다. 이들 세 개의 절개선이 그림 2.6에 표시되어 있으며, 다음 구조들의 깊이에도 불구하고, 접형골부비동(sphenoidal air sinus)과 뇌하수체(pituitary gland) 접근시에 사용된다. 현미경, 강한 전등과 길고 미세한 도구가 사용된다.

머리의 측면 Lateral aspect of the head (그림 2.8~2.18)

두개골의 측면은 전두골(frontal), 두정골(parietal), 후두골(occipital bone)로 형성된다. 앞의 두 뼈는 정중선의 정수리점(bregma)에서, 뒤의 두 뼈는 람다(lamda)에서 만난다(그림 2.9). 이 두 곳은 출생 시에는 융합이 안되어 있고, 각각 전방 및 후방 천문(fontanelle)이라고 한다. 삼각형 모양의 후방 천문(lamda)는 출생후 2~3개월 후에 닫히고, 다이아몬드 모양의 전방 천문(bregma)는 18개월 후에 닫힌다. 4개의 뼈(전두골, 두정골, 접형골 대익, 족두린)는 측두부에서 H자 모양으로 만나며, 이리로 중간뇌막동맥(middle meningeal artery)이 지나가고, 이 지점을 관자놀이(pterion)라고 한다. 두개골 골절 시 중간뇌막동맥 손상으로 조절하기 힘든 출혈이 있을 때에 관자놀이 부위를 통해 구멍을 내서 혈종을 제거하게 된다(관자놀이는 대뇌의 외측고랑 또는 실비우스 고랑의 줄기와 겹쳐 있어서 실비우스 지점이라고 한다).

전두골과 관골의 돌기는 안와의 외측 가장자리와 측두와(temporal fossa)를 형성한다. 촉진할 수 있는 측두선(temporal line)은 측두근막(temporalis fascia)의 부착점을 제공한다. 측두근은 이 선의 아래에 부착되어 있고 씹을 때 느낄 수 있다(그림 2.13); 측두근은 하악신경(mandibular nerve)이 지배한다. 측두근막은 아래쪽으로 관골의 측두돌기(temporal process of the zygomatic bone)와 측두골의 관골돌기(zygomatic process of the temporal bone)에 의해 형성되는 관골궁(zygomatic arch)에 부착한다.

교근(masster muscle)은 하악골의 바깥쪽 후하방에서 관골궁의 아래 가장자리를 지나간다. 교근의 모양은 어금니를 꽉 깨물면 더 뚜렷해지며, 교근의 앞쪽 가장자리 바로 앞의 하악골의 아래 가장자리를 지나는 안면동맥(facial artery)은 촉진할 수 있다. 교근은 하악신경의 지배를 받는다.

이하선(parotid gland)은 앞쪽으로는 하악지(ramus of mandible)와 하악골 표면의 교근과 심부의 내익돌근(medial

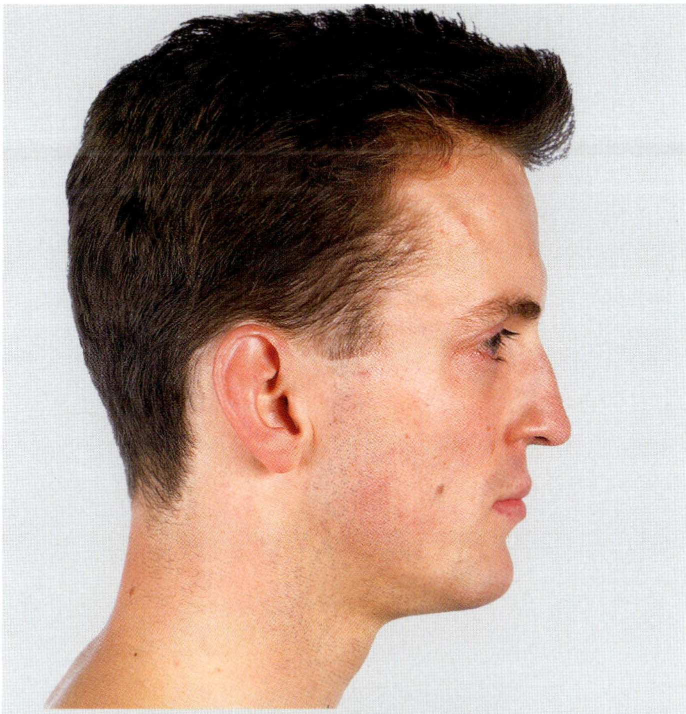

2.8 **머리의 측면(Lateral aspect of the head)**

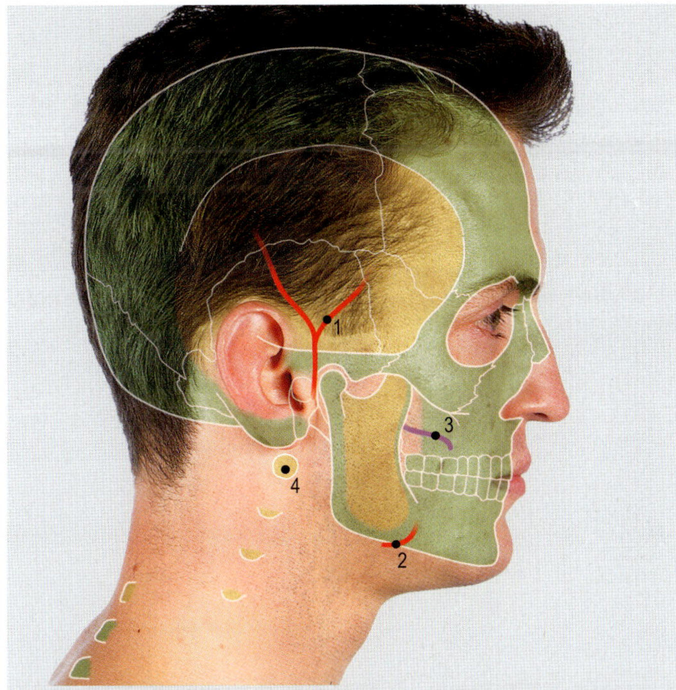

2.10 **머리의 측면: 촉진 가능한 구조(Lateral aspect of the head: palpable structures)**

1 천측두동맥(Superficial temporal artery)
2 안면동맥(Facial artery)
3 상악동맥(Maxillary artery)
4 환추 횡돌기 끝(Tip of transverse process of atlas vertebra)

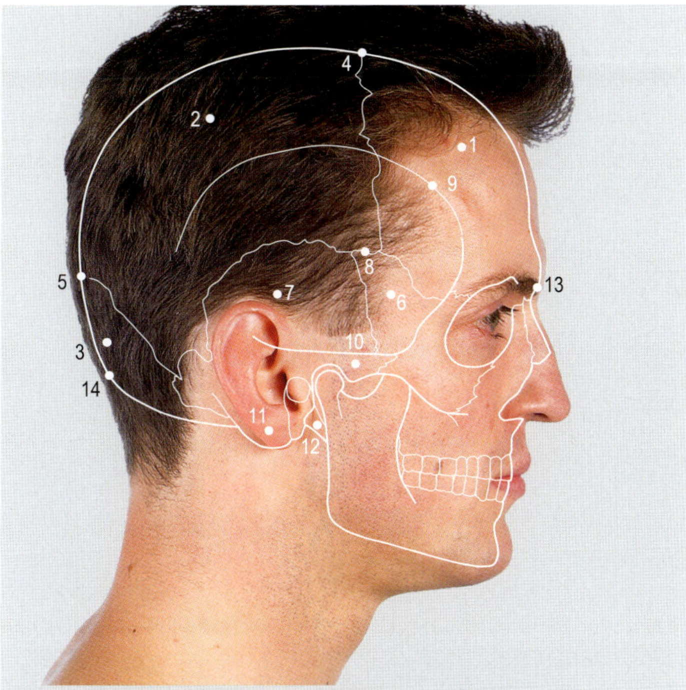

2.9 **머리의 측면: 뼈(Lateral aspect of the head: bones)**

1 전두골(Frontal)
2 두정골(Parietal)
3 후두골(Occipital)
4 정수리점(Bregma, 전방천문; anterior fontanelle)
5 람다(Lamda, 후방천문; posterior fontanelle)
6 접형골대익(Greater wing of sphenoid)
7 측두린(Squamous temporal)
8 관자놀이(Pterion)
9 측두선(Temporal line)
10 관골궁(Zygomatic arch)
11 유양돌기(Mastoid process)
12 경상돌기(Styloid process)
13 미간(Glabella)
14 외후두융기정점(Inion, external occipital protuberance)

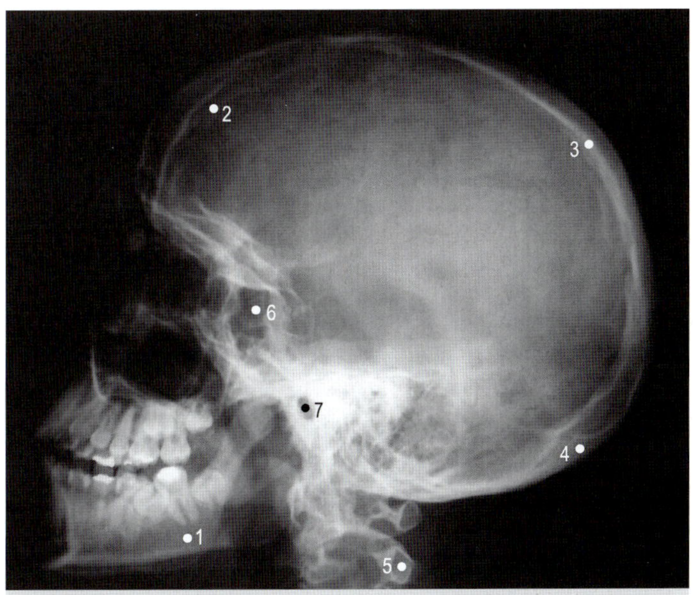

2.11 **두개골 방사선 사진: 측면(Skull radiograph: lateral view)**

1 하악골(Mandible)
2 전두골(Frontal bone)
3 두정골(Prietal bone)
4 외후두융기(External occipital protuberance)
5 두번째 경추의 극돌기(Spine of second cervical vertebra)
6 접형동(Sphenoid air sinus)
7 외이도(External acoustic meatus)

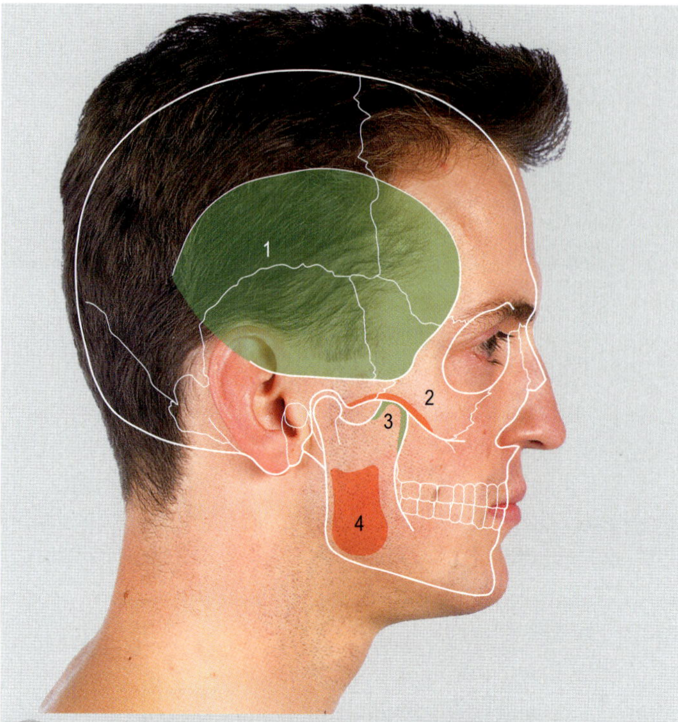

2.12 머리의 측면: 근육 부착점(Lateral aspect of the head: muscle attachments)

1, 3 측두근(Temporalis) 2, 4 교근(Masseter)

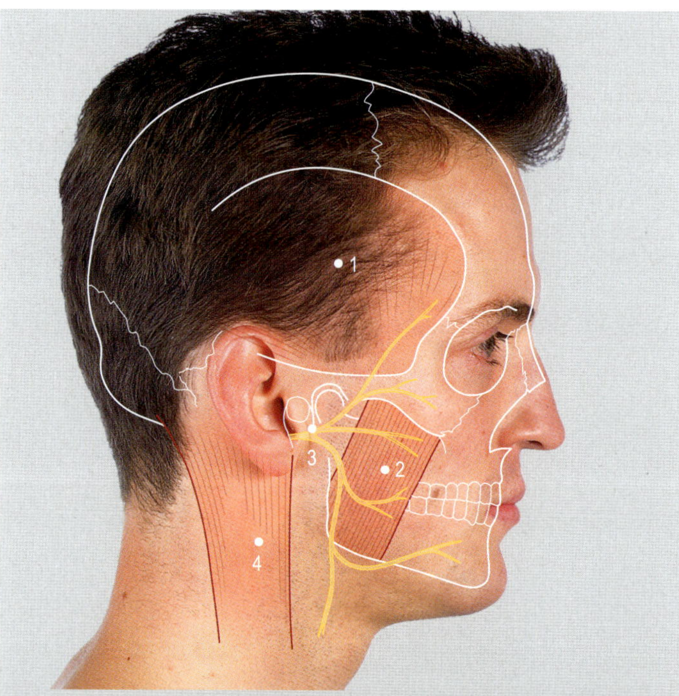

2.13 머리의 측면: 연부조직(Lateral aspect of the head: soft tissues)

1 측두근(Temporalis muscle)
2 교근(Masseter muscle)
3 안면신경의 분지들(Divisions of the facial nerve)
4 흉쇄유돌근(Sternocleidomastoid muscle)

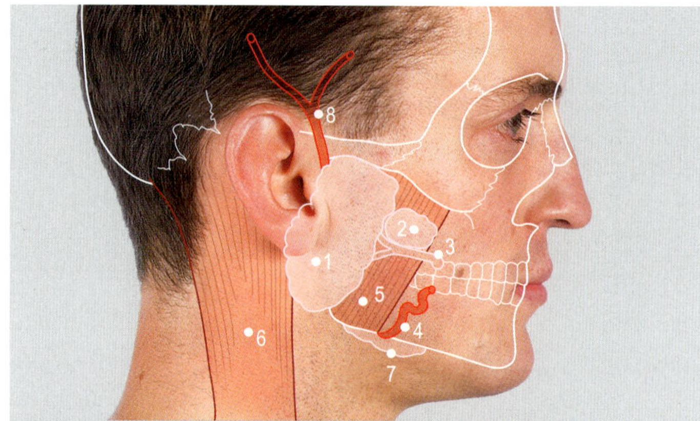

2.14 이하선(Parotid gland)

1 이하선(Parotid gland)
2 부엽(Accessory lobe)
3 이하선관(Parotid duct)
4 안면동맥(Facial artery)
5 교근(Masseter muscle)
6 흉쇄유돌근(Sternocleidomastoid)
7 악하선(Submandibular gland)
8 천측두동맥(Superficial temporal artery)

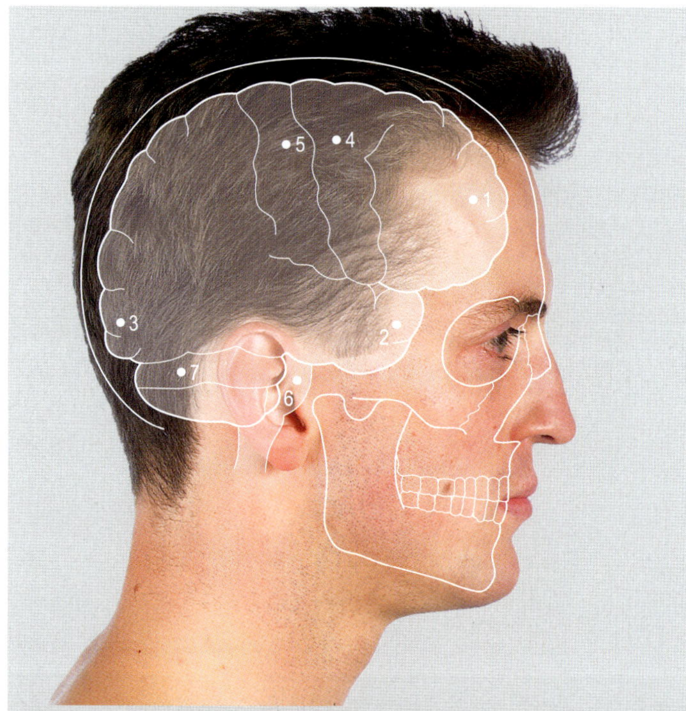

2.15 두개골의 측면: 뇌의 표면도식(Lateral aspect of the skull: the surface markings of the brain)

1 전두극(Frontal pole)
2 측두극(Temporal pole)
3 후두극(Occipital pole)
4 중심앞이랑(Precentral gyrus)
5 중심뒤이랑(Postcentral gyrus)
6 교뇌(Pons)
7 소뇌(Cerebellum)

pterygoid)근육 사이에 끼어져 있다(그림 2.14). 뒤쪽 유양돌기 표층에는 흉쇄유돌근이 심부에는 이복근후복(posterior belly of the digastric muscle)이 있다. 내측으로는 경상돌기(styloid process)(그림 2.9)가 있으며, 경상돌기의 상방에는 연골성 외이도(cartilaginous external acoustic meatus)와 측두하악관절(temporomandibular joint)이 인접해 있다. 이하선의 부엽(accessory lobe)은 교근의 표층에 위치하고, 이하선관(parotid duct)은 수축된 근육의 앞쪽으로 지나는 것을 느낄 수 있다. 이하선관은 내측으로 돌면서 협근(buccinator muscle)을 관통하여 두 번째 윗어금니의 맞은편 구강전정(vestibule of the mouth)으로 개구한다. 이하선 하극(lower pole)의 부종(swelling)은 하악각의 바로 뒤에서 나타날 수 있고, 이를 종종 하악 아래 부위에서 생긴 부종으로 오인할 수 있다.

두개골과 이하선의 수술적 절개선(Surgical incisions of the skull and parotid gland) (그림 2.16)

측두와(temporal fossa)의 골절로 인해 중간뇌막동맥(middle meningeal artery)이 손상을 입으면 응급수술이 필요할 때가 있다. 혈액이 뼈와 경막(dura) 사이에 모이면 그 위에 있는 뼈를 제거해서 경감시킬 필요가 있다. 수직 절개(vertical incision)는 피부, 측두근막과 측두근을 절개한다. 관자놀이(pterion)위의 뼈는 전두관골봉합의 후방 3.5cm, 상방 1.5cm을 중심으로 제거된다. 이 부위에 구멍을 뚫어서 밑의 뇌조직에 대한 생검을 하거나 뼈조각을 들어올리기도(craniotomy) 한다. 이 절개는 뇌의 다른 부위로 접근하기 위한 두개골절개술(craniotomy)을 위한 일반적인 지점이 된다.

이하선의 수술적 접근은 귓바퀴의 앞쪽 가장자리를 따라서 흉쇄유돌근의 앞쪽 가장자리의 위쪽 부위를 지나간다. 피부와 표면조직들은 이하선의 앞쪽으로 제거된다. 안면신경은 이하선을 통해 지나가지만 이하선의 표면부분과 관들은 신경의 손상 없이 제거될 수 있다. 신경은 신경 자극기에 의해 적절한 안면근육의 수축을 관찰함으로써 구분될 수 있다.

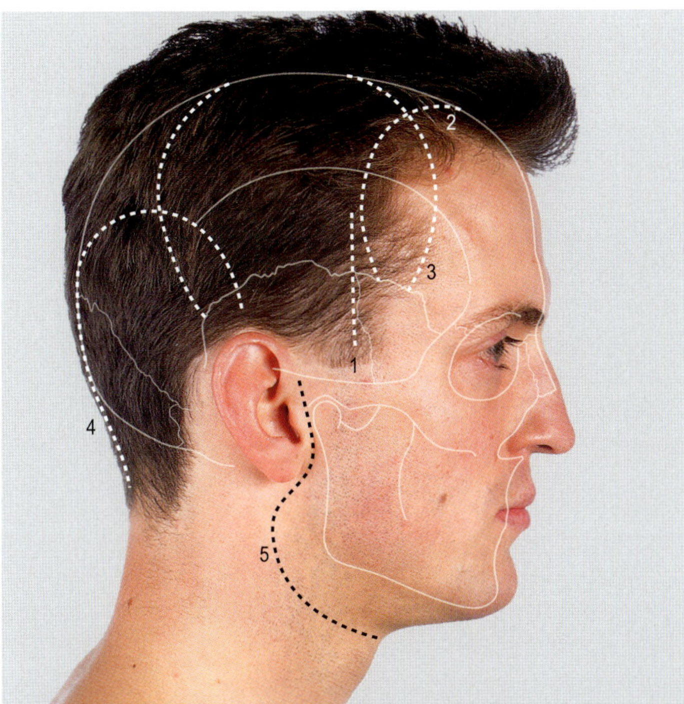

2.16 두개골과 이하선의 수술적 절개선(Surgical incisions of the skull and parotid gland)

1 관자놀이의 수술적 접근(Surgical approach to the pterion)
2~4 전두, 측두정부, 후두부 두개골절개술 절개선(Frontal, temporoparietal and occipital craniotomy incisions)
5 이하선의 수술적 접근을 위한 절개선

측두하악관절(Temporomandibular joint) (그림 2.17)

관골궁의 하후방 가장자리는 측두하악관절의 위쪽 접합을 형성한다. 하악체, 하악각, 하악지는 촉진할 수 있다. 하악골의 관절돌기(condyle)는 측두하악관절의 아래쪽 접합이다. 돌출된 인대 때문에 턱이 닫혔을 때 촉진하기가 쉽지 않지만, 턱을 벌리면 관절돌기가 전방으로 움직이는 것을 촉진할 수 있다(그림 2.18). 측두하악관절은 관절낭 주위에 붙은 섬유연골성 관절원판(fibrocartilaginous disc)에 의해 위와 아래 두 부분으로 나뉘어진다. 하악골의 구상돌기(coronoid process)에 측두근(temporalis muscle)의 부착점을 제공하지만, 관골궁의 심부에 있어 촉진할 수 없다. 하악골의 움직임은 양쪽 측두하악관절을 포함한다. 하강(descent), 상승(elevation),

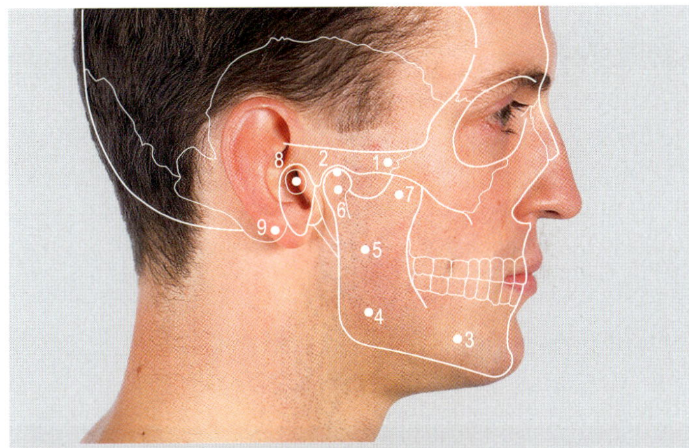

2.17 측두하악관절(Temporomandibular joint)

1 관골궁(Zygomatic arch)
2 측두하악관절 (Temporomandibular joint)
3 하악체(Body of mandible)
4 하악각(Angle of mandible)
5 하악지(Ramus of mandible)
6 하악골의 관절돌기(Condyle of mandible)
7 하악골의 구상돌기(Coronoid process of mandible)
8 외이도(External acoustic meatus)
9 유양돌기(Mastoid process)

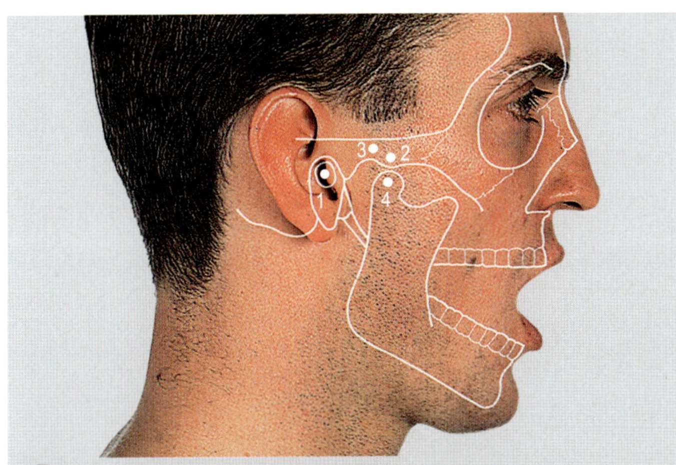

2.18 턱이 열린 상태(Opening the jaw)

1 외이도(External acoustic meatus)
2 관절결절(Articular tubercle)
3 관골궁(Zygomatic arch)
4 하악골의 관절돌기(Condyle of mandible)

전인(protraction), 후인(retraction)을 할 때는 비슷한 움직임이 일어나고, 회전(rotation)과 갈기(grinding)를 할 때는 반대 움직임이 일어난다. 가장 강력한 운동은 깨무는 동작을 할 때 일어나는 상승이며(그림 2.12), 이는 측두근, 교근, 내측익돌근에 의해 발생한다. 내/외측 익돌근이 함께 작용하면 전인(protraction)이 일어난다. 부정교합(abnormalities of dental occlusion)은 통증과 관절면의 변형을 유발할 수 있다. 측두하악관절의 탈구는 앞쪽으로만 일어나며, 입을 벌린 상태에서 외상을 받을 때 생긴다.

외이도(external acoustic meatus)는 관골궁의 뒤쪽 끝에서 열려 있다. 촉진 가능한 유양돌기는 외이도 뒤에서 아래로 향해 돌출되어 있다. 천측두동맥(superficial temporal artery)(그림 2.10)은 외이도의 앞쪽에서 관골궁을 지나는 것을 촉진할 수 있고, 전/후방 분지는 측두부(temporal region) 위에서 촉진에 의해 찾아낼 수 있다.

눈 Eye (그림 2.19~2.21)

안와(orbit)의 전방에는 윗눈꺼풀(upper eyelid)과 좀더 작은 아랫눈꺼풀(lower eyelid)이 있고 이들은 내측, 외측에서 합쳐지면서 눈꺼풀틈새(palpebral fissure)의 경계가 된다(그림 2.19). 각 눈꺼풀은 치밀한 섬유성 눈꺼풀판(tarsal plate)과 수많은 눈꺼풀 피지선(sebaceous glands)을 포함하고 있고 속눈썹의 뒤쪽 가장자리로 개구한다. 눈꺼풀 피지선은 불규칙하게 2~3열로 배열되어 있다. 안쪽으로 눈꺼풀은 분홍색의 융기구조인 눈물언덕(lacrimal caruncle)을 감싸고 있다. 각 눈꺼풀의 내측 끝 융기구조인 눈물유두(lacrimal papilla)는 눈물기관(lacrimal apparatus)으로 눈물을 보내는 눈물점(punctum)이 있다(그림 2.20). 눈꺼풀의 안쪽에 있는 결막은 안구의 앞쪽으로 연속된다. 따라서 눈을 감으면 눈꺼풀이 서로 만나 닫히면서 막힌 강구조(sealed cavity)가 되어서 눈물샘에서 분비된 눈물이 순환되어 결막을 매끄럽게 해주고 눈물소관(lacrimal canaliculi)을 통해 흘러 들어갈 수 있게 된다. 눈꺼풀은 안륜근(orbicularis oculi)에 의해 감기고, 윗눈꺼풀은 위눈꺼풀올림근(levator palpebrae superioris)에 의해 올려진다.

안구는 안와지방(orbital fat)에 묻혀있다. 안구를 지지해 주는 지지인대(suspensory ligament)는 안와의 내측 및 외측 가장자리에 붙어 있으며, 눈의 위치는 외안근(extraocular muscle)에 의해 조절된다. 각 눈의 앞쪽은 양 눈꺼풀 사이의 눈꺼풀열(palpebral fissure)을 통해서 외부에 노출된다. 이는 결막으로 덮여 있고 눈물선의 분비물에 의해 미끄럽게 된다. 분비물은 윗눈꺼풀의 바깥쪽 아래 약 12개의 관을 통해 결막주머니(conjuctival sac)로 들어간다. 눈물구멍(lacrimal puncta)과 코눈물기관(nasolacrimal apparatus)을 통해 코로 흘러들어가는 분비불의 배출은 근육의 깜빡이는 작용에 의해 촉진된다.

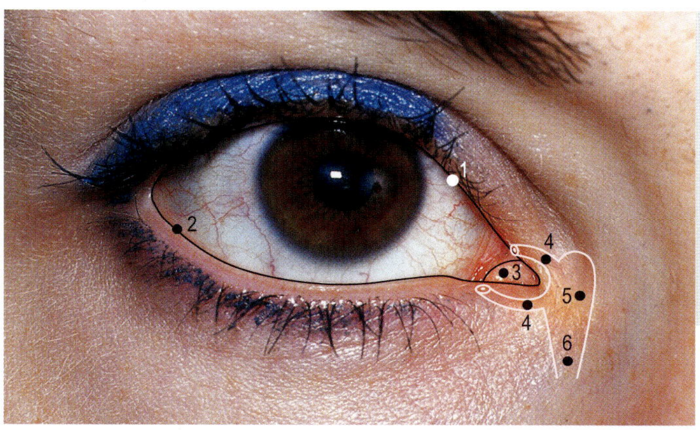

2.19 눈(The eye)
1 윗눈꺼풀(Upper eyelid)
2 아랫눈꺼풀(Lower eyelid) 위/아래 눈꺼풀 사이의 열린 부분은 눈꺼풀틈새(palpebral fissure)이다.
3 눈물언덕(Lacrimal caruncle)
4 눈물소관(Lacrimal canaliculi)
5 눈물주머니(Lacrimal sac)
6 코눈물관(Nasolacrimal duct)

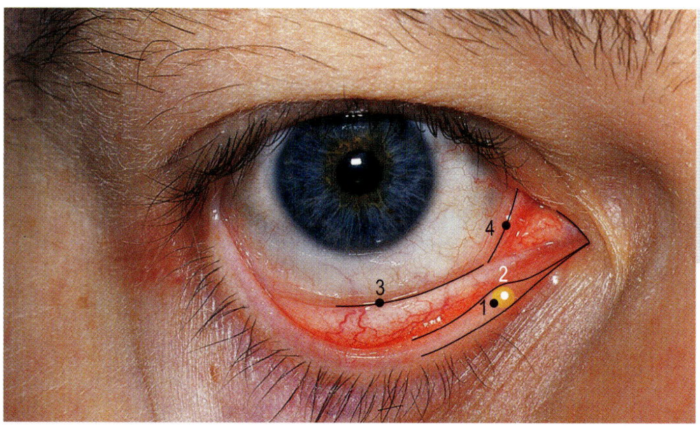

2.20 눈(The eye)
아랫눈꺼풀은 관찰하기 위해 젖혀졌다.
1 눈물유두(Lacrimal papillae)
2 눈물구멍(Lacrimal punctum)
3 결막원개(Conjunctival fornix)
4 결장반달주름(Plica semilunaris)

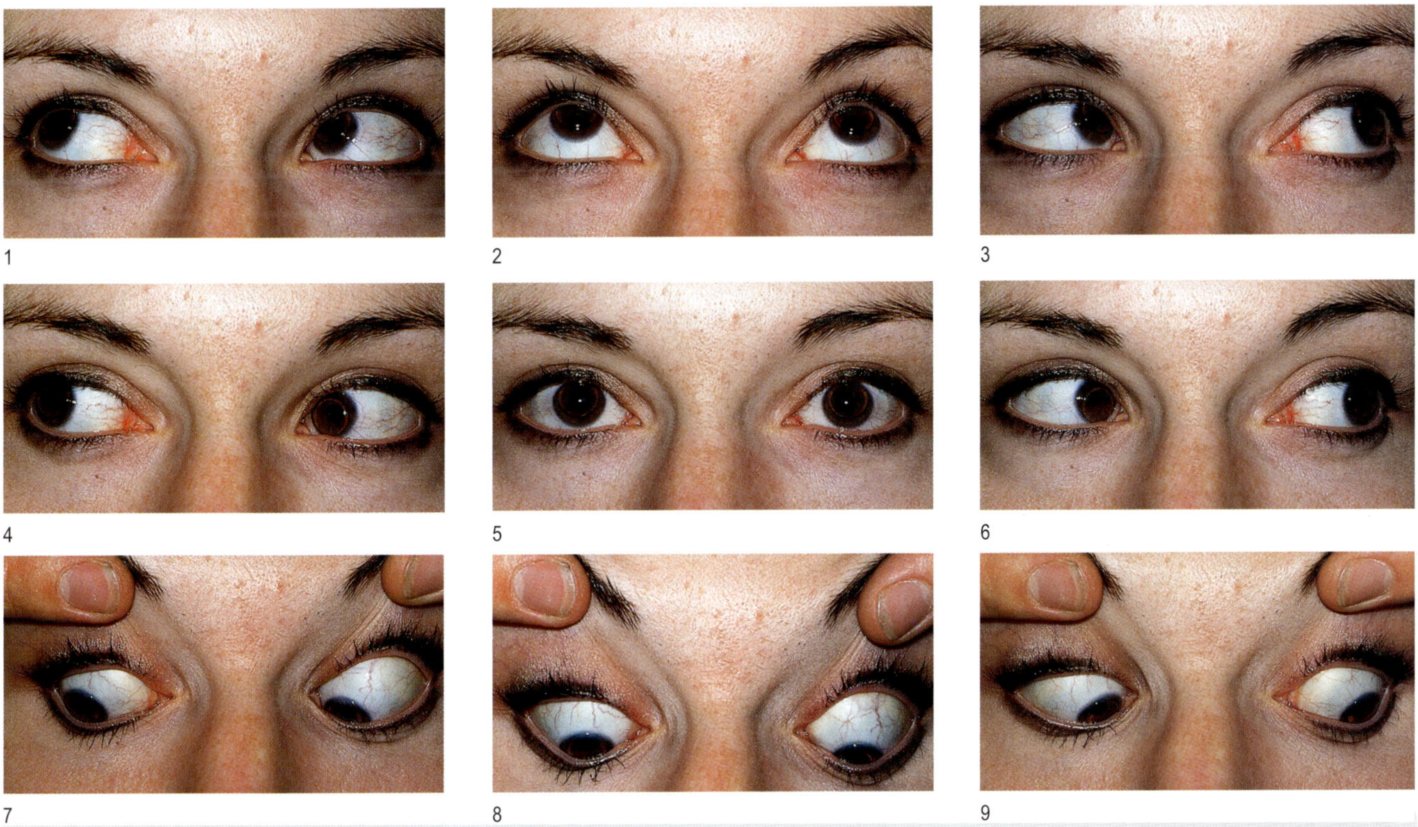

2.21 9가지 주된 응시방향(The nine cardinal positions of gaze)

우측눈에서 외측직근(lateral rectus)의 작용은 4번에서 볼 수 있다. 위경사근(superior oblique)이 독립적으로 작용하면 안구를 하강시키고, 약한 외전근 작용을 한다. 하지만 근육의 경사진 부분은 내전에서 시선축(visual axis)에 인접하여 있다. 그러므로 오른쪽 위경사근의 최대의 하강 효과는 9번 그림이다. 오른쪽 눈이 외전되었을 때, 하강(depression, 7번)은 주로 하직근에 의해 발생하고 위경사근의 경사진 부분의 당김은 시축과 직각을 이룬다. 이 위치에서, 위경사근의 주된 작용은 염전(torsion)으로 눈동자의 위를 코 방향으로 당긴다.

눈의 근육이나 안와강(orbital cavity)내에 생긴 이상을 수술할 때에는 결막낭(conjunctival sac, conjunctival fornices)의 위, 아래 가장자리를 따라 결막의 절개선을 통해 안와(orbit)로 접근할 수 있다.

외안근은 조화로운 방법으로 수축하고 이완하여 두 눈이 물체에 초점을 맞추고 물건을 주시할 수 있다. 왼쪽을 바라볼 때에는 외전신경(abducent nerve, 6번째 뇌신경)의 지배를 받는 왼쪽 외측곧은근(lateral rectus muscle)이 작용한다. 아래를 보면서 왼쪽을 보려면 활차신경(trochlear nerve, 4번째 뇌신경)의 지배를 받는 위경사근(superior oblique muscle)이 작용한다. 다른 외안근들은 동안신경(oculomotor, 3번째 뇌신경)의 지배를 받는다.

비정상적인 주시(gaze)는 두개골 안쪽의 뇌신경(cranial nerve)이나 뇌신경핵(nuclei)의 손상에 의해 발생할 수 있다(그림 2.21)

각막(cornea)를 면봉의 털로 건드리면 눈은 깜박거린다(각막반사, corneal reflex). 동공(pupil)에 밝은 빛을 비추면 자극된 쪽과 반대쪽 눈의 반사적 수축을 한다(동공 반사와 공감반응; puillary reflex and consensual response). 먼 곳을 보다가 가까운 물체를 바라볼 때에도 동공은 수축한다(조절반사, accommodation reflex).

코 Nose (그림 2.22)

피라미드 모양의 바깥코는 두 개의 아래쪽 타원형 구멍(elipsoid aperture)이 콧구멍(nostril, or external nares), 코 끝의 뒤쪽에 있고, 코중격(nasal septum)에 의해 분리되어 있다.

코는 각 콧구멍의 바깥쪽으로 확장되어 콧망울(ala nasi)을 형성한다(그림 2.22). 각 콧구멍은 코중격과 나란히 있는 비강과 연결된다. 코를 지지해주는 구조는 두 개의 비골(nasal bone)이 위쪽으로 있고, 각 상악골(maxilla)의 몸체와 전두돌기(frontal process)가 둘러싸고 있다(그림 2.3 p.10). 나머지 지지구조는 비골연골의 연속체로 구성되어있다. 코는 손상되기 쉽다. 비록 연골들은 제자리로 돌아가는 탄력성을 갖고 있지만, 비골 골절시에는 기형이 유발되어 간혹 교정(refashioning)이 필요하다.

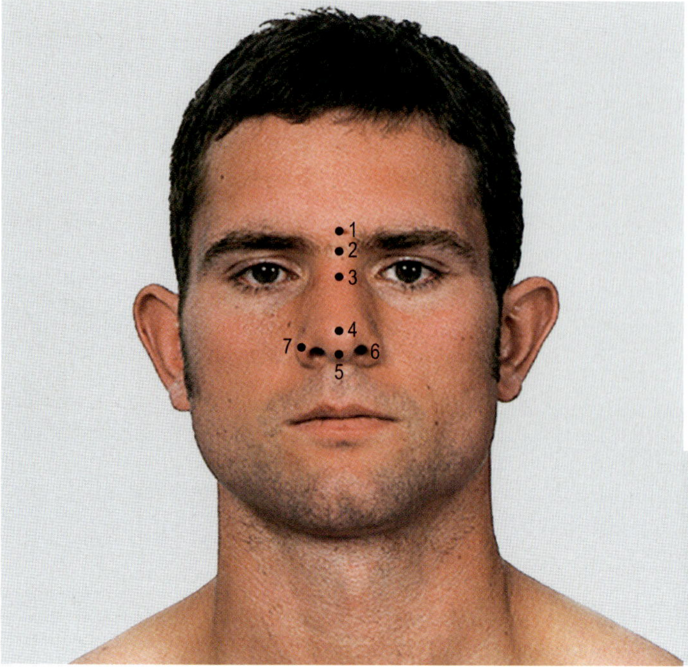

2.22 코(The nose)

1 미간(Glabella)
2 비근점(Nasion)
3 콧등(Bridge of nose)
4 코끝(Tip of nose)
5 코중격(Nasal septum)
6 콧구멍(External nares)
7 콧망울(Ala nasi)

구강 Oral cavity (그림 2.23~2.27)

구강은 소화관(alimentary tract)의 첫 번째 부분이며, 입술에서 목구멍의 협부(isthmus of the fauces)까지 연장된다. 혀와 잇몸(gum)과 치아가 있는 치조궁(alveolar arch)이 있으며 침샘(salivary gland)이 개구한다. 구강의 점막은 입술의 가장자리 붉은 부분에서부터 시작한다. 치조궁과 치아는 구강을 바깥전정(outer vestibule)과 안쪽 구강부(mouth cavity proper)로 나눈다. 전정부는 입술과 치아를 다물고 있을 때 틈새 모양의 강구조를 하고 있는 부위이며, 어금니(molar) 뒤에서 구강과 연결된다(그림 2.23). 이하관(parotid duct)은 두 번째 위쪽 어금니 바로 위 전정부에 개구한다(그림 2.23). 구강(mouth cavity proper) 안에서 천정부는 경구개 및 연구개(hard and soft palate)로 형성되며, 경구개는 상악골과 구개골(palatine bone)의 돌기부위로 형성된다. 연구개는 뒤로 목젖(uvula) 부위에서 끝난다.

구강의 뒤쪽 구멍은 목구멍의 협부(faucial isthmus)이고, 외측 경계는 구개혀주름(palatoglossal fold, 목구멍의 앞쪽 아치; the anterior arch of the fauces), 위쪽은 연구개, 아래쪽은 혀이다(그림 2.24, 2.26). 구개편도(the palatine tonsil)는 구개혀주름 뒤로 구개인두주름(palatopharyngeal fold, 입구멍의 뒤쪽 아치; the posterior arch of the fauces)과 구개혀주름 사이에 있다(그림 2.26). 구개는

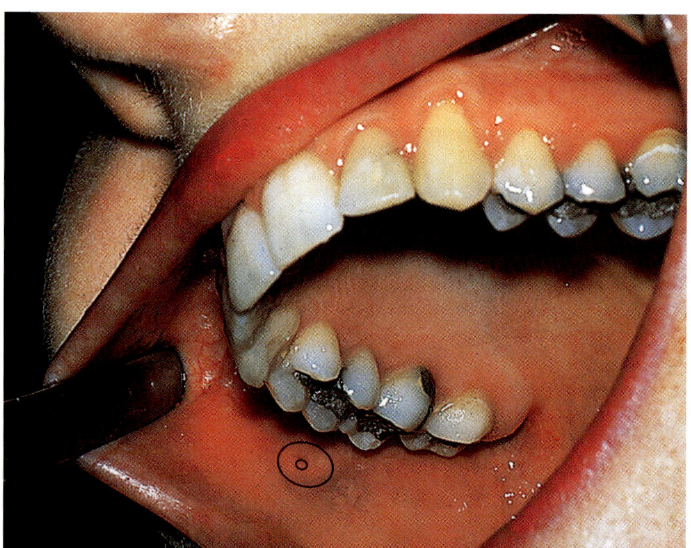

2.23 전정부(The vestibule)
이하관 구멍은 두 번째 위쪽 어금니의 맞은편에서 보인다.

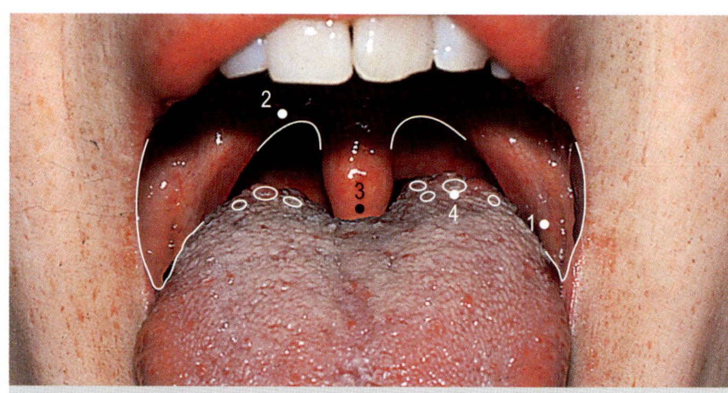

2.24 안정시의 연구개와 목젖(Soft palate and uvula at rest)

1 입구멍의 앞쪽 기둥(Anterior pillar of the fauces)
2 경구개(Soft palate)
3 목젖(Uvula)
4 혀의 앞쪽 2/3과 뒤쪽 1/3 연결부위의 성곽유두(Circumvallate papillae at the junction of the anterior two-third and posterior third of the tongue)

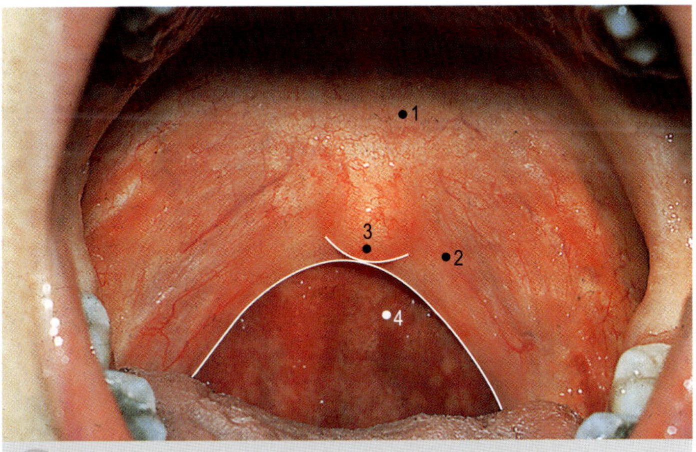

2.25 상승된 연구개와 목젖(Soft palate and uvula raised)

1 경구개(Hard palate)
2 연구개(Soft palate)
3 목젖(Uvula)
4 구강인두(oropharynx)

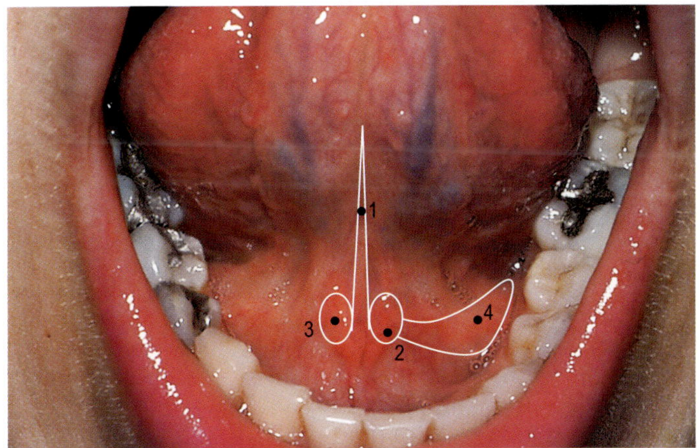

2.27 혀의 밑면(Under surface of the tonge)

1 혀주름띠(Frenulum)
2 하악밑 유두(Submandibular papillae)
3 하악샘관 개구부(Opening of submandibular duct)
4 혀밑샘 주름(Sublingual fold)

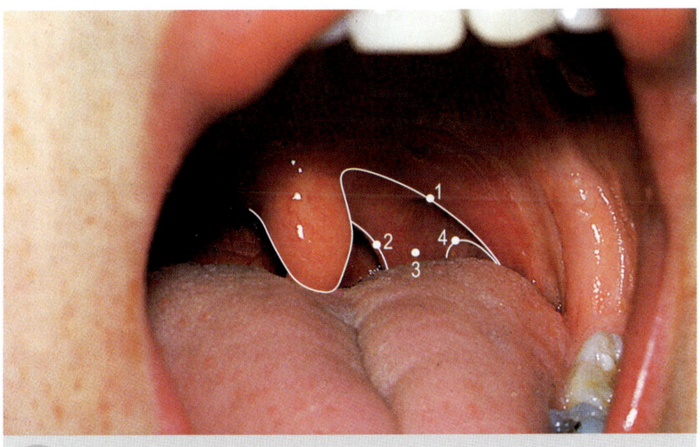

2.26 구개편도(Palatine tonsil)

1 입구멍의 전방아치(Anterior arch of the fauces)
2 입구멍의 후방아치(Posterior arch of the fauces)
3 편도오목(Tonsillar fossa)
4 구개편도의 위쪽 경계(Upper border of the palatine tonsil)

환자가 '아' 라고 할 때 올라간다(그림 2.25).

혀는 입의 바닥에 있다. V자 모양의 혀고랑 끝(sulcus terminalis)에 의해 혀는 전방 2/3 부위와 후방 1/3 부위로 나뉘어 지고, 이들은 서로 다른 발생학적 기원과 신경지배를 받는다. 혀 점막 가운데 주름, 혀주름띠(frenulum)는 혀의 아랫면을 입의 기저부에 연결시킨다. 혀주름띠의 양 옆에 혀밑유두(sublingual papilla)가 있으며 여기로 혀밑샘관(sublingual gland duct)이 개구한다(그림 2.27). 점막의 혀밑주름 양쪽의 혀밑유두에서 뒤쪽으로 지나가며 혀밑샘과 겹쳐진다.

치아 절반부위를 기준으로 위아래 평균 치아가 나는 나이 (*eruption time*)

유치(*Deciduous teeth*)

앞니(Incisors) $\frac{7}{6}\ \frac{8}{9}$ 송곳니(Canines) $\frac{18}{18}$

어금니(Molars) $\frac{12}{12}\ \frac{24}{24}$ 개월

영구치(*Permanent teeth*)

앞니(Incisors) $\frac{7}{7}\ \frac{8}{8}$ 송곳니(Canines) $\frac{12}{12}$

앞어금니(Premolar) $\frac{9}{9}\ \frac{10}{10}$

어금니(Molars) $\frac{6}{6}\ \frac{12}{12}\ \frac{18+}{18+}$ 년

위턱의 치아는 후방 및 상방 치조신경(posterior and superior alveolar nerve)의 지배를 받는다. 위잇몸(upper gums)의 입술면(labial surface)은 안와아래신경(infraorbital nerve)과 후방 치조신경의, 혀쪽면(lingual surface)은 비구개신경(nasopalatine nerve)과 대구개 신경(greater palatine)의 지배를 받는다. 국소마취는 대개 치아 주위에 시행한다. 아래치아는 하방 치조신경(inferior alveolar nerve), 잇몸의 입술면은 턱끝신경(mental nerve)과 볼신경(buccal nerve), 혀쪽면은 혀신경(lingual nerve)의 지배를 받는다. 앞니는 양쪽의 신경지배를 받고 치아 가깝게 주사하여 국소마취를 한다. 하방 치조신경 주변으로 국소 마취는 하방 치조신경관과 인접한 혀신경을 지나기 때문에 아랫잇몸, 치아와 혀를 국소 마취시킨다.

귀 Ear (그림 2.28)

귓바퀴(auricle)는 피부가 단단하게 밀착되어 붙은 불규칙한 모양의 탄력연골(elastic cartilage)이다. 귓바퀴에는 연골이 없는 귓불(lobule)과 외이도(external acoustic meatus)의 개구에 겹쳐있는 앞쪽 귀구슬(tragus)이 있다. 귓바퀴의 다른 부위는 그림 2.28에 표시되어 있다. 귓바퀴의 뒤쪽에 붙은 세 개의 흔적근육(vestigial muscle)은 안면신경(facial nerve)의 지배를 받는다. 외이도의 외측은 연골성이고 내측은 골성이다. 측두골의 고막판(tympanic plate)이 전방과 하방의 뼈 골격을, 측두린이 천정과 위쪽 후방벽을 형성한다. 외이도는 길이가 약 4cm이며 안쪽으로 고막에서 끝난다. 고막은 수많은 귀지샘(ceruminous gland)이 있고, 앞쪽은 이개측두신경(auriculotemporal nerve), 뒤쪽은 미주신경(vagus nerve, 10번째 뇌신경)이 지배한다.

고막의 진동은 과다한 귀지 또는 외이도나 중이(middle ear)의 염증성 변화에 의해 억제될 수 있다. 염증은 통증과 고름(purulent discharge)이 동반된다. 외이도에서의 분비물은 외부로 흘러나온다. 중이의 고름은 유스타키안 관(eustachian tube)을 통해 비인두(nasopharynx)로 배출된다. 하지만 이런 배출이 막히면, 고름은 고막을 뚫고 흘러나올 수 있다.

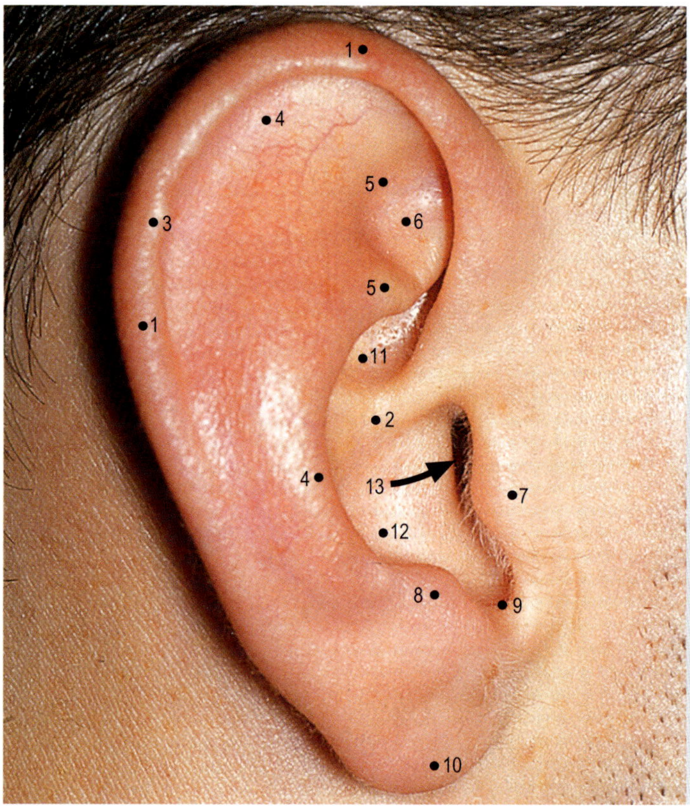

2.28 귀(The ear)

1 귀둘레(Helix)
2 귀둘레다리(Crus of helix)
3 귀결절(Auricular tubercle)
4 귀속둘레(Antihelix)
5 귀속둘레다리(Crura of antihelix)
6 삼각오목(Triangular fossa)
7 귀구슬(Tragus)
8 맞구슬(Antitragus)
9 구슬간 패임(Intertragic incisure)
10 귓불(Lobule)
11, 12 위 및 아래 귀갑개(Upper and lower parts of concha)
13 화살표; 외이도(Arrow leading to external acoustic meatus)

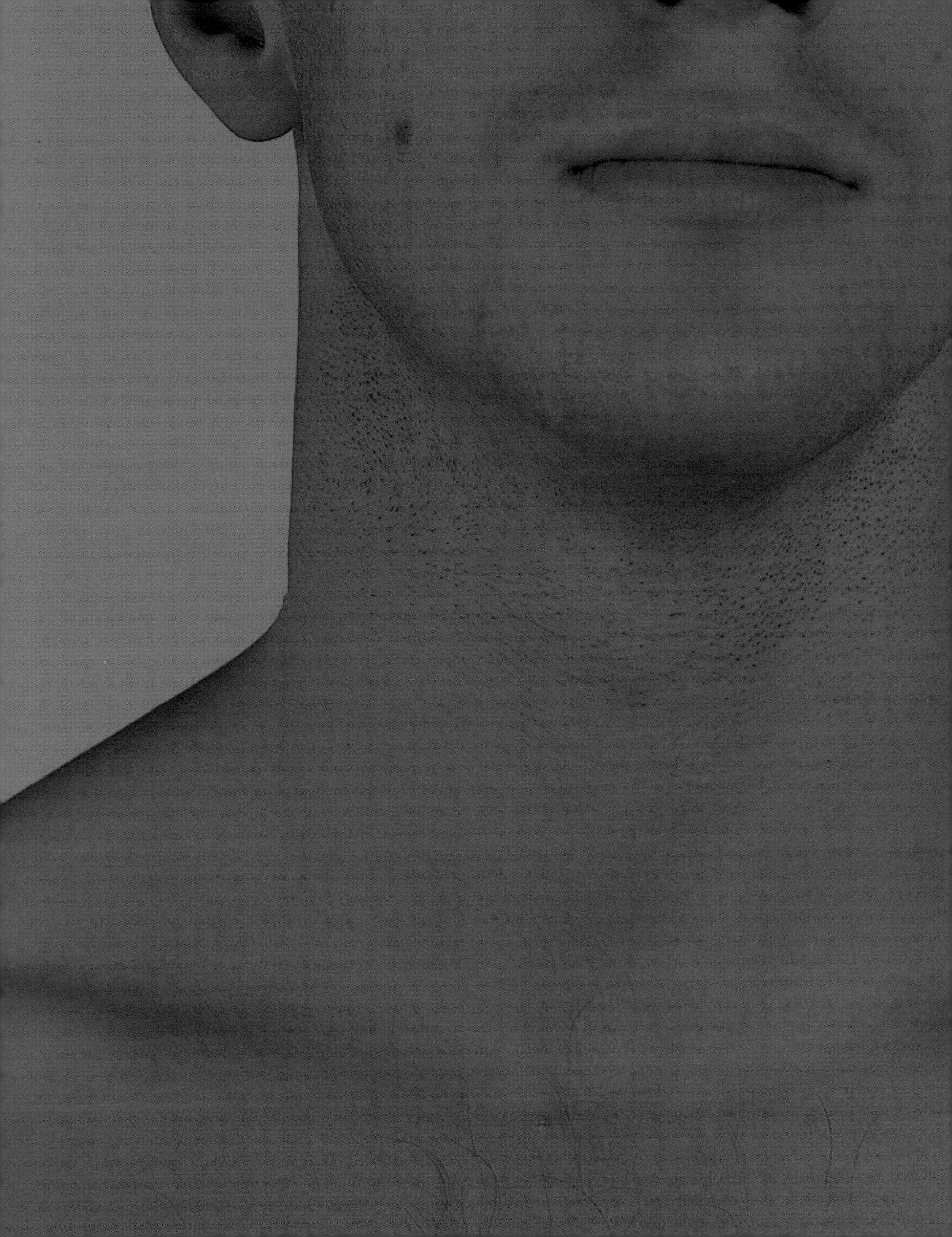

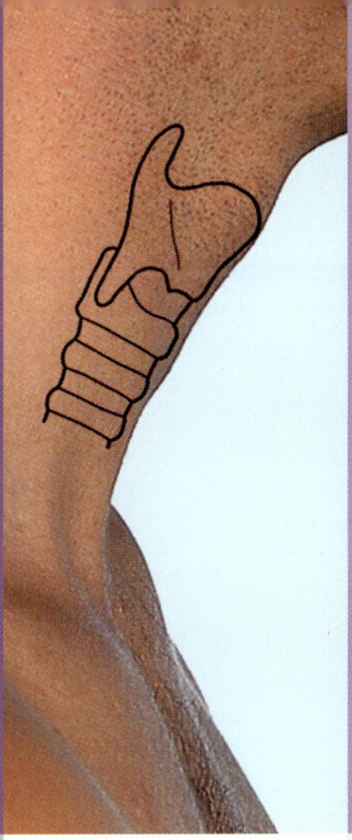

3 목 NECK

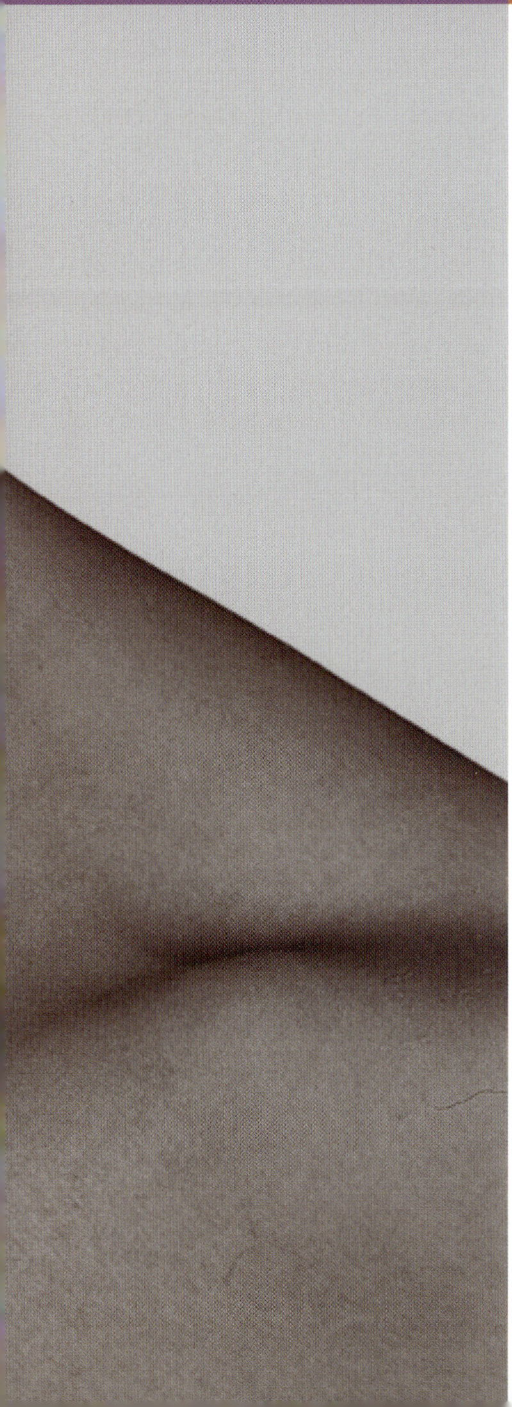

목의 전면 Anterior aspect of the neck (그림 3.1~3.8)

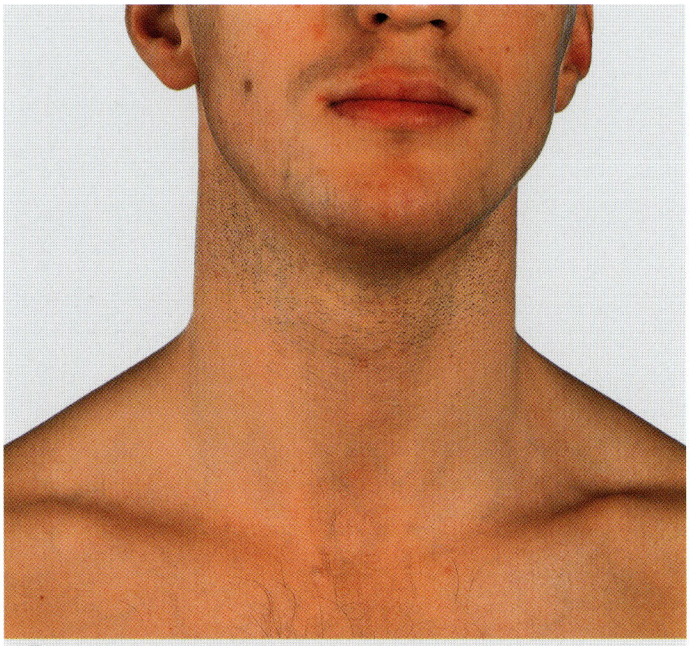

3.1 목의 전면(Anterior aspect of the neck)

목 앞면의 위쪽 경계는 하악골의 몸통과 하악각, 하방경계는 흉골병(manubrium)의 위쪽면과 흉골절흔(sternal notch), 쇄골(clavicle)이다(그림 3.2). 바깥쪽으로는 특별한 경계선 없이 목의 측면과 후면으로 이어진다. 쇄골은 전체가 피하층에 있으며, 내측으로는 흉쇄관절(sternoclavicular joint), 외측으로는 견봉쇄골관절(acromioclavicular joint)을 이루고 있다 (그림 3.13, p.28).

각 흉쇄유돌근(sternocleidomastoid muscle)은 위쪽으로는 측두골의 유양돌기(mastoid process)와 후두골의 상항선(superior nuchal line)에 붙어있고, 아래쪽으로는 흉골두(sternal head)와 쇄골두(clavicular head)를 갖고 있다. 턱끝을 내밀거나 누워서 머리를 올릴 때처럼, 양쪽 흉쇄유돌근이 같이 수축하면 목의 전면에 돌출된 V자 모양이 형성된다. 한쪽이 작용하면, 테이블 아래를 볼 때처럼, 머리를 회전/외측 굴곡시킨다.

후두(Larynx)

후두는 중앙에 위치하며, 피부(skin), 광경근(plstysma muscle), 얕은 근막과 깊은 근막으로만 덮여 있다. 삼키는 동작 시 위로 올라가는 것을 볼 수 있다. 위쪽으로 U자 모양의 설골을 만질 수 있다; 설골체는 두 개의 대각과 연결되어 있다(그림 3.5). 설골은 엄지와 검지손가락 사이로 만질 수 있으며 부드럽게 뒤쪽으로 누르거나 좌우로 움직이면, 대각 부위가 경추체에 마찰되는 것을 느낄 수 있고, 이

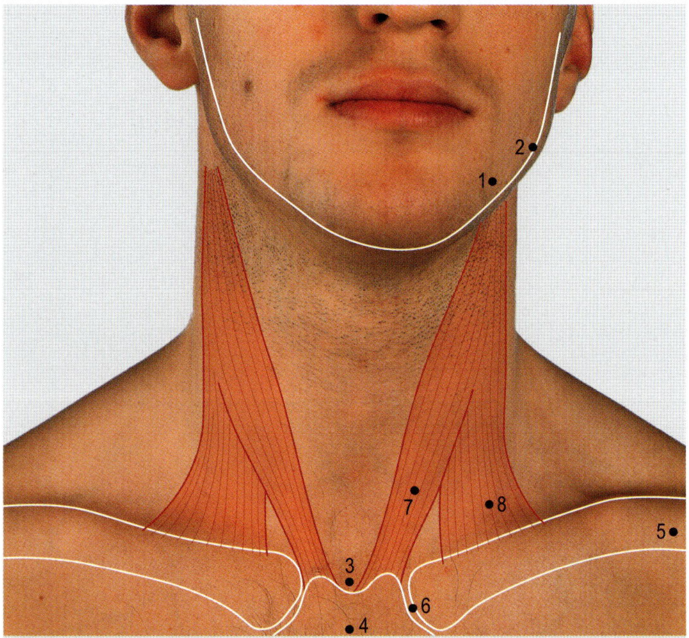

3.2 목의 전면: 뼈와 근육들(Anterior aspect of the neck: bones and muscles)

1 하악골 몸통(Body of mandible)
2 하악골 각(Angle of mandible)
3 흉골절흔(Sternal notch)
4 흉골병(Manubrium)
5 쇄골(Clavicle)
6 흉쇄관절(Sternoclavicular joint)
7 흉쇄유돌근-흉골두 (Sternocleidomastoid-sternal head)
8 흉쇄유돌근-쇄골두 (Sternocleidomastoid-clavicular head)

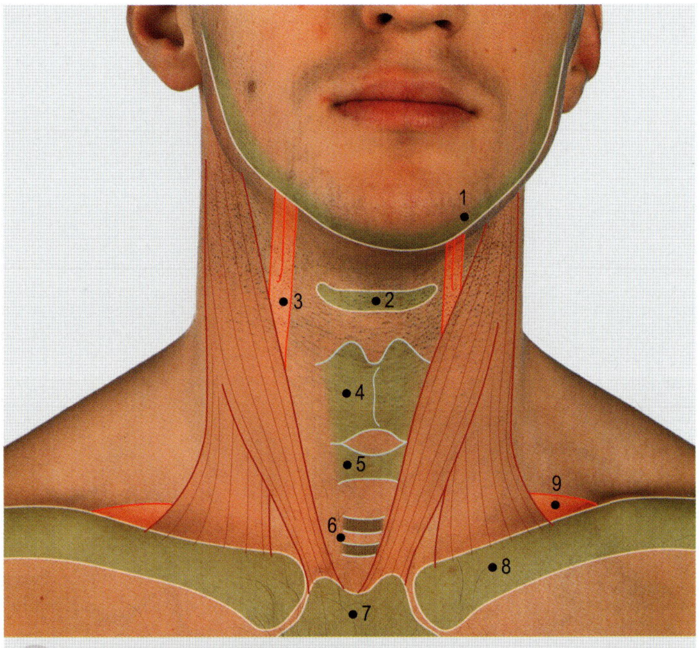

3.3 목의 전면: 촉진 가능한 구조들

1 하악골 몸통(Body of mandible)
2 설골(Hyoid bone)
3 총경동맥 분기(Bifurcation of common carotid artery)
4 갑상연골(Thyroid cartilage)
5 윤상연골(Cricoid cartilage)
6 3,4번째 기관연골고리 기저부 사이(Base between third and fourth tracheal rings)
7 흉골병(Manubrium sterni)
8 쇄골(Clavicle)
9 쇄골하 동맥(Subclavian artery)

것은 단지 얇은 척추앞근육과 인두(pharynx)의 벽이 후두를 척추에서 분리시키고 있다는 것을 알 수 있다. 설골(hyoid bone)은 세 번째 경추 높이에 있다. 설골위근육(suprahyoid muscles)은 인두와 하악골을 지나 혀로 들어간다.

갑상연골(thyroid cartilage)은 중앙에 돌출되어 있고 성인 남성에게서 더욱 분명하게 보인다. 연골의 양측면(날개, alae)이 이루는 각도는 성인 남자는 약 90도(the Adam's apple, 그림 3.6), 여성은 약 120도 정도 된다(그림 3.7). 성대(vocal cord)는 이 돌출부 뒤에 붙어 있으며, 근육들은 연골의 바깥쪽면에서 경사선에 붙어서, 위쪽으로는 설골 아래쪽으로는 흉골병의 뒤쪽으로 붙는다. 하인두수축근(the inferior constrictor muscle of the pharynx)은 갑상연골(thyroid cartilage)과 윤상연골(cricoid cartilage)에 붙는다. 윤상연골은 후두의 아래 경계를 형성하고 호흡기도(respiratory passage) 중 유일하게 완전한 링 모양을 한다. 윤상연골 아래의 기관연골(tracheal cartilage)은 뒤쪽으로는 열려있다. 윤상연골과 갑상연골은 앞쪽으로 윤상갑상막(cricothyroid membrane)에 의해 연결되어 있다. 윤상연골의 아래 가장자리는 6번째 경추 높이에 해당한다.

윤상연골을 척추 방향으로 누르면 인두가 눌리게 되는데, 이는 마취시에 위(stomach)의 내용물이 입인두(oropharynx)와 기도

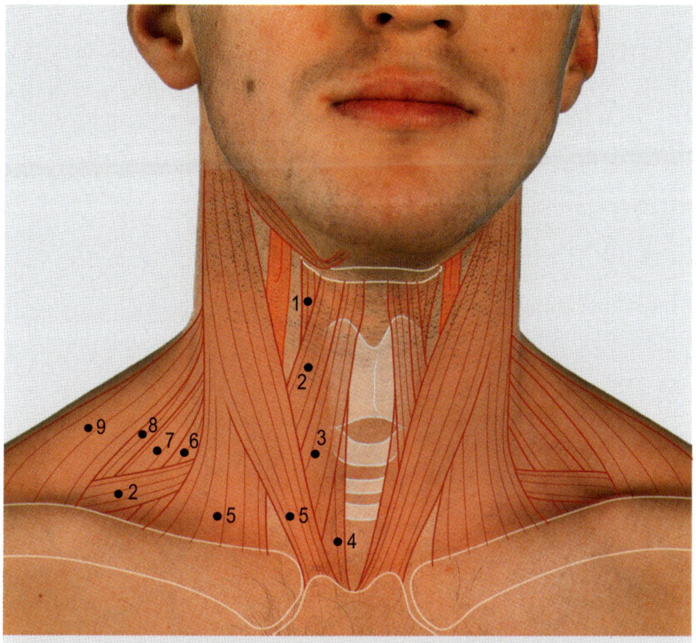

3.4 목의 전면: 근육들(Anterior aspect of neck: muscles)

1 갑상설골근(Thyrohyoid)
2 견갑설골근(Omohyoid)
3 흉골설골근(Sternohyoid)
4 흉골갑상근(Sternothyroid)
5 흉쇄유돌근의 흉골두와 쇄골두 (Sternal and clavicular heads of sternocleidomastoid)
6 전사각근(Scalenus anterior)
7 중사각근(Scalenus medius)
8 견갑거근(Levator scapuli)
9 승모근(Trapezius)

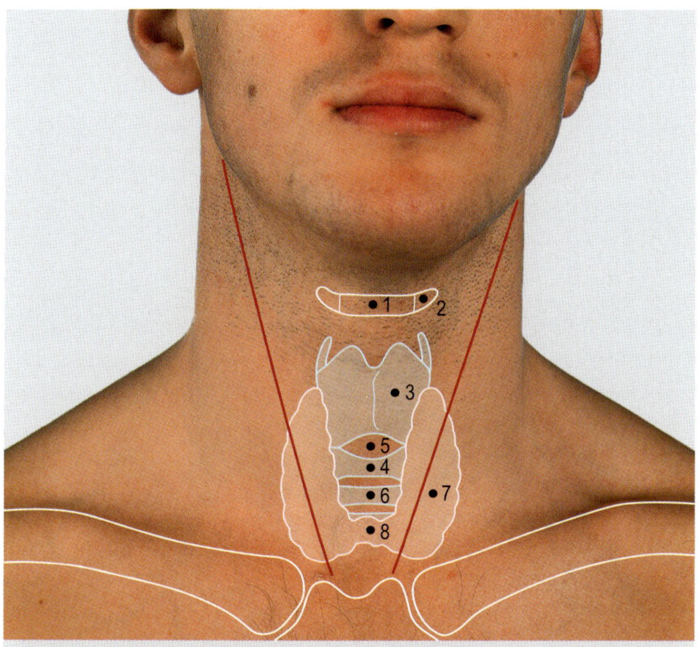

3.5 후두와 갑상선(Larynx and thyroid gland)

1 설골체(Body of hyoid bone)
2 설골대각(Greater horn of hyoid bone)
3 갑상연골(Thyroid cartilage)
4 윤상연골(Cricoid cartilage)
5 윤상갑상막(Cricothyroid membrane)
6 첫 번째 기관연결고리(First tracheal ring)
7 갑상선의 외측엽(Lateral lobe of thyroid gland)
8 갑상선 협부(Isthmus of thyroid gland)

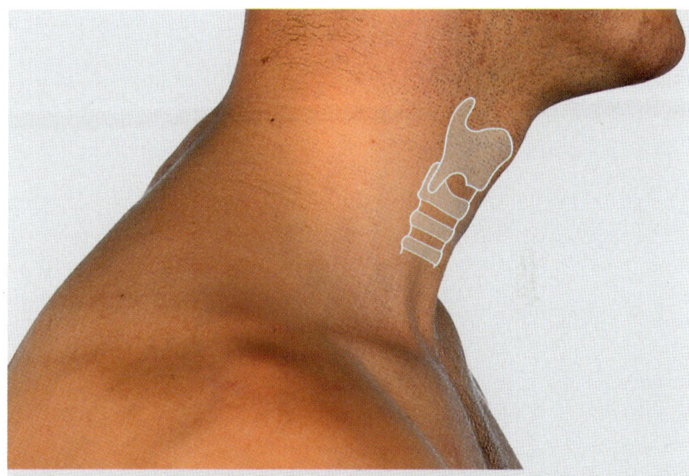

3.6 남성의 후두융기(Laryngeal prominence in the male)

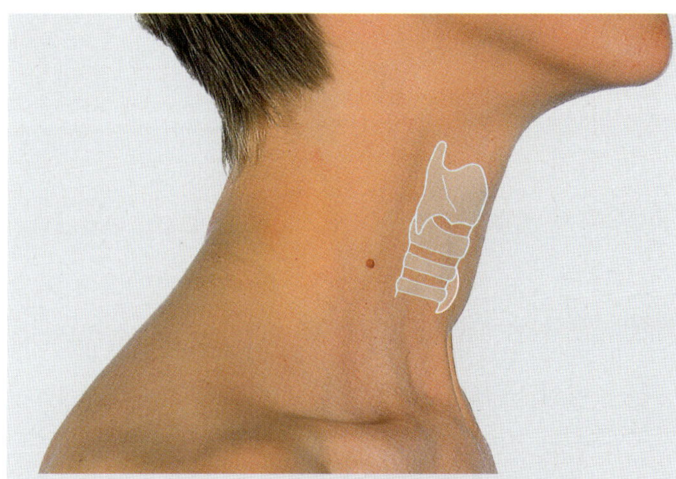

3.7 여성의 후두융기(Laryngeal prominence in the female)

(airway)로 역류하는 것을 방지하는데 유용한 방법이다.

말과 언어는 대뇌피질이 관여해서 일어나는 과정이지만, 발성(phonation) 자체는 에너지와 진동, 공명실(resonating chamber)에 의존하는 과정이다. 에너지는 폐에서 내뱉어지는 공기의 힘에 의해 발생하며, 진동은 성대에 의해 일어난다. 공명실(resonating chamber)은 성대위의 공기 기둥으로 후두(larynx), 인두(pharynx), 비강(nasal cavities)과 입을 포함한다.

모음은 호기(expiration)시에 성대의 급작스러운 열림에 의해 만들어진다. 이 성문음(glottal sound)들은 위쪽에 있는 성대 위 구조물의 좁아짐에 의해 좀 더 조절되어 자음과 합쳐져 다양한 소리로 된다. 예를 들어 'g'와 'k'는 인두와 구개(palate)에 의해, 'd', 's', 'n', 'r'과, 'th'는 혀와 이빨, 'f'와 'v'는 아랫입술과 위치아, 그리고, 'p', 'b', 'o'와 'oo'는 입술에 의해 만들어진다.

갑상선의 각 외측엽은 사선(oblique line) 아래 갑상연골 근방에 위치하며, 견갑설골근(omohyoid), 흉골설골근(sternohyoid), 흉골갑상근(sternothyroid)과 같은 피대근(strap muscles)에 의해 덮여 있다. 외측엽은 일부가 흉쇄유돌근에 덮여 있어서 쉽게 만져지기 어렵다(그림 3.2, 3.5). 하지만, 갑상선이 병적으로 커지거나 국소결절이 생기면 잘 만져지며, 삼키는 동작 시 후두와 함께 같이 움직이는 것을 관찰할 수 있다. 갑상선 검사는 앉아있는 환자 뒤에 서서 쉽게 검사할 수 있다. 갑상선의 협부(isthmus)는 중앙선을 지나 2, 3번째 기관연골 앞에서 양측 외측엽을 연결한다. 첫 번째 기관연골과 협부는 일반적으로 윤상연골 아래 중앙선에서 만져질 수 있다. 갑상선종(goitre)는 요오드 결핍, 호르몬 불균형, 또는 갑상선 안의 종양성 변화(neoplastic change)에 의해 생길 수 있다. 수술적 접근은 가로 목칼라 절개(transverse cervical collar incision)를 하며, 이때 기관(trachea), 반회후두신경(recurrent laryngeal nerves), 또는 부갑상선(parathyroid glands)을 손상시키지 않도록 주의해야 한다.

전방삼각(Anterior triangle) (그림 3.8)

흉쇄유돌근은 목을 전방 및 측면부로 나누며, 양쪽의 앞쪽 부분을 전방삼각(anterior triangle)이라 한다. 설골에 붙는 두 개의 근육(일상생활에서 보이지 않는다)은 전방삼각을 세 개의 삼각(three triangle)으로 더 나눈다. 이복근전복(the anterior belly of the digastric muscle)은 하악골의 후면 중앙선에 근처에 붙어있고, 후복(posterior belly)은 유양돌기에 붙는다. 두 개의 근복은 설골에 매달려 있는 중간힘줄(intermediate tendon)에서 합쳐지고, 하악골의 아래 가장자리와 함께 이복근삼각부(digastric triangle)를 형성한다. 견갑설골근(omohyoid muscle)은 설골에서 흉쇄유돌근의 심부를 지나고, 이 근육의 앞쪽 가장자리와 이복근후복은 경동맥삼각(carotid triangle)을 형성한다. 근삼각(muscular triangle)은 설골에서 흉골까지 견갑설골근, 흉쇄유돌근의 앞쪽 가장자리와 목의 중앙선에 의해 만들어진다.

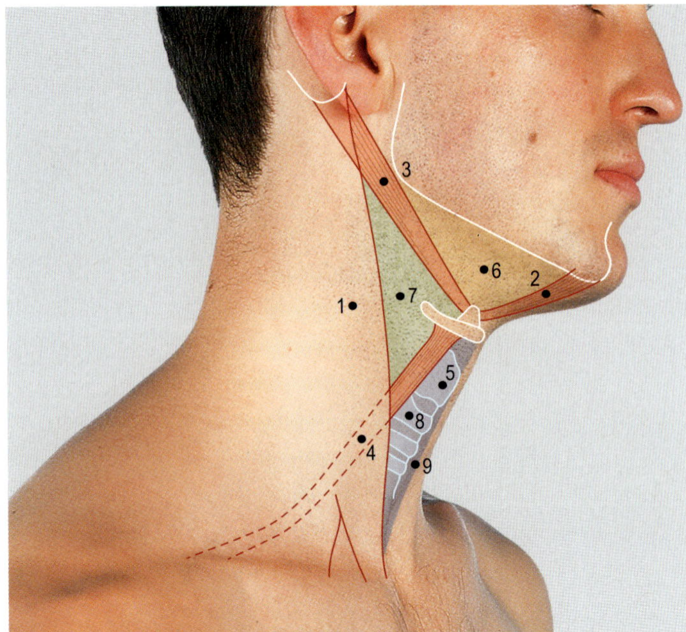

3.8 목의 전방삼각(Anterior triangle of the neck)

1 흉쇄유돌근(Sternocleidomastoid muscle)
2 이복근전복(Anterior belly of digastric muscle)
3 이복근후복(Posterior belly of digastric muscle)
4 견갑설골근(Omohyoid muscle)
5 갑상연골(Thyroid cartilage)
6 이복근 삼각부(Digastric triangle)
7 경동맥 삼각(Carotid triangle)
8 윤상연골(Cricoid cartilage)
9 근삼각(Muscular triangle)

네 번째 삼각, 턱밑(submental),은 중앙선을 넘어간다. 정점(apex)는 하악결합(symphysis menti; 두 개의 원시 하악골이 결합된 중앙선)에 있다. 이것의 외측 경계는 양쪽 이복근의 전복과 설골체의 기저부이다.

하악 아래 부위 Submandibular region (그림 3.9, 3.10)

이복근 삼각부는 악하선(submandibular gland)을 포함한다(그림 3.10). 악하선은 하악설골근(mylohyoid muscle)의 후방가장자리 부근에 있으며, 하악각의 바로 앞 하악골체에 부분적으로 가려져있다. 안면동맥(facial artery)은 악하선의 위쪽 표면 위를 지나 하악골의 하방 가장자리 주위로 주행한다.

악하선은 한 손가락은 입의 바닥에 놓고 다른 손가락은 악하선의 바깥 부위에 놓은 자세로 가장 잘 촉진할 수 있다. 악하선의 표면에는 관련된 많은 림프선들이 있다. 악하선의 수술적 접근은 하악의 아래쪽에서 아래쪽 안면 근육들을 지나는 안면신경의 하악분지 손상을 피하기 위해 하악골 아래에서 2.5cm하방으로 평행한 위치에 절개선을 만든다. 이 절개선은 악하선의 피막(the capsule of the gland)과 그 주변의 돌출된 림프절에 도달하기 위해, 피부, 광경

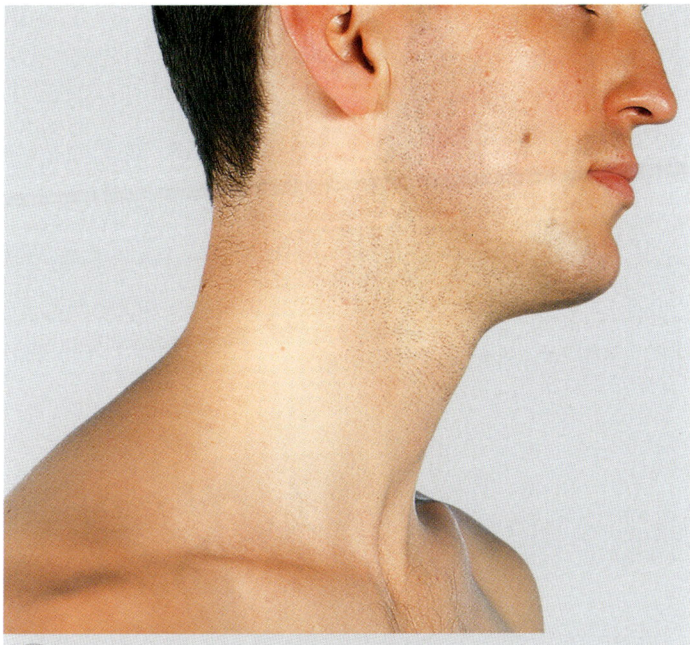

3.9 하악 아래 부위(submandibular region)

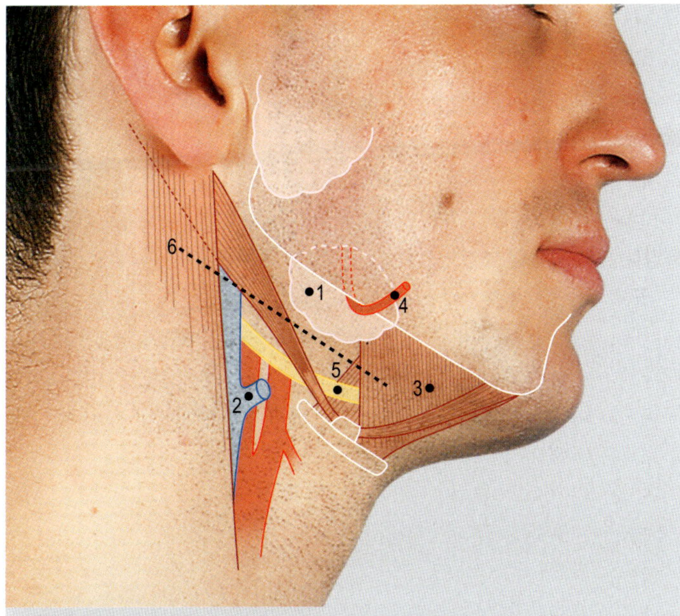

3.10 하악 아래 부위: 연부 조직

1 악하선(Submandibular gland)
2 총안면정맥(Common facial vein)
3 악설골근(Mylohyoid muscle)
4 안면동맥(Facial artery)
5 설하신경(Hypoglossal nerve)
6 악하선의 수술적 접근을 위한 절개선(Incision for the surgical approach to the submandibular gland)

근(platysma)과 표층 및 심부 근막을 나눈다. 이 부위의 림프절 생검이나 경동맥삼각(carotid triangle)의 림프절 생검시에도 같은 절개선을 사용한다.

목의 큰 혈관 Large vessels of the neck

후두의 양 측면은 총경동맥(common carotid artery), 내경정맥(internal jugular vein), 그리고 이 혈관들 뒤로 미주신경(vagus nerve, 10번째 뇌신경, 10th cranial nerve)을 포함하는 실린더 모양의 근막집(fascial sheath, 경동맥초; carotid sheath)에 의해 경계지워진다. 위 두 혈관의 접면부의 많은 부분은 흉쇄유돌근에 의해 덮여 있다. 총경동맥은 근육위로 경추의 횡돌기를 향해 뒤쪽으로 누르면 촉진할 수 있다. 총경동맥은 갑상연골의 위쪽 경계부에서 내경동맥(internal carotid artery)과 외경동맥(external carotid artery)으로 나뉜다. 내경동맥은 내경정맥(internal jugular vein)과 함께 상행하여 뇌에 혈류를 공급한다. 외경동맥은 갑상선, 혀, 얼굴, 두피, 인두, 구개, 턱과 코로 분지를 낸다.

내경정맥은 총경동맥과 내경동맥의 바깥쪽에 위치한다. 정상적인 사람에서, 정맥혈압은 우심방보다 약 11cm 정도 높다. 환자의 위쪽 몸통을 30도 정도 세워지게 누워서 목을 반대쪽으로 돌리면, 내경정맥의 특징적인 박동 모양을 볼 수 있다. 중재적 방사선 시술시 총경동맥으로 바늘을 넣기도 한다. 내경정맥은 흉쇄유돌근의 위

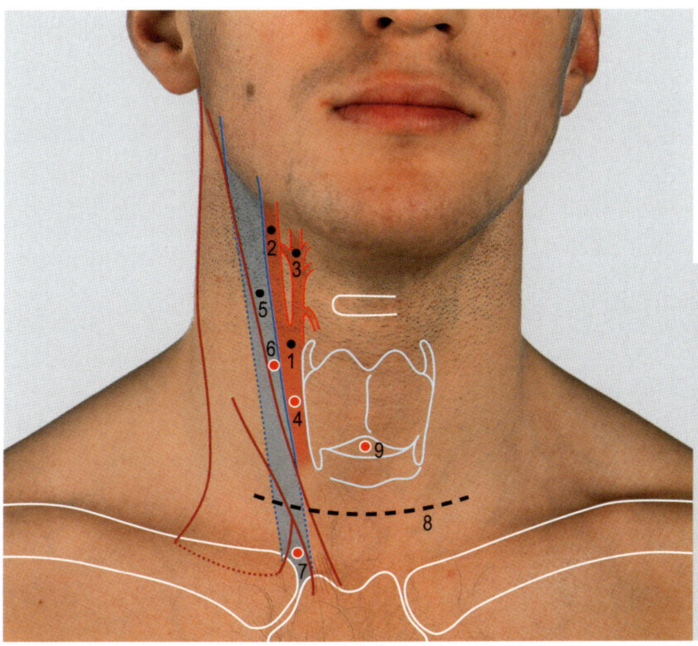

3.11 경동맥, 내경정맥과 응용 해부학

1 총경동맥(Common carotid artery)
2 내경동맥(Internal carotid artery)
3 외경동맥(External carotid artery)
4 총경동맥 접근점(Point of access to common carotid artery)
5 내경정맥(Internal jugular vein)
6 흉쇄유돌근 두갈래 사이의 내경정맥 접근점(Point of access to internal jugular vein between the heads of the sternocleidomastoid muscle)
7 목절개선(Collar incision)
8 윤상갑상 천공지점(Cricothyroid puncture site)

쪽 또는 흉골두와 쇄골두 사이로 접근한다.

이 부위의 일반적인 수술은 갑상선의 양성 혹은 악성 종양의 부분적 또는 완전한 제거 수술이다. 목깃 절개 시 피부, 광경근, 표피/심부 근막은 그림 3.11에서 보이는 선을 따라 나뉘어 진다. 피대근(strap muscle)사이의 기관 앞 근막들을 수직 혹은 가로로 젖히면서 갑상선에 도달한다. 선택은 갑상선의 크기와 필요한 접근방법에 달려있다. 후두(larynx) 질환이나 호흡곤란 환자들은 일시적 혹은 영구적으로 기관절개(tracheostomy)가 필요할 수 있다. 피부절개는 대개 목깃 절개의 중앙 1/3부위 혹은 수직-중앙 부위에서 한다. 기관을 열 때는 대개 2번째 혹은 3번째 기관링에서 하게 되며, 이때에 갑상선의 협부를 절개해야 하는 경우도 있다. 윤상갑상막(cricothyroid membrane)의 절개나 바늘천공(needle puncture)은 성대 밑의 후두부위로 들어가고, 이는 기도를 확보하기 위한 대안법이 된다. 특히 상부기관(upper trachea)으로의 접근이 어려운 소아에서 유용하다.

경동맥(carotid artery)에 대한 수술시에는 흉쇄유돌근의 전방 가장자리에서 피부, 광경근, 표면/심부 근막을 통해 경동맥초(carotid sheath)를 절개하면서 접근한다. 이 절개선의 위쪽 끝 부위로는 하악 아래부위 림프절에 접근을 할 수 있다(그림 3.19, p.31). 전방 또는 후방에서 경동맥초까지 내측 절개는 위쪽으로는 인두, 아래쪽으로는 식도에 접근할 수 있다.

목의 측면 Lateral aspect of the neck (그림 3.12~3.19)

측면으로, 위쪽 경계는 하악골 각, 하악골체, 하악지 그리고 측두하악관절(temporomandibular joint)이다(그림 2.17, p.15). 이 뒤로 외이도(external acoustic meatus), 유양돌기, 상항선(superior nuchal line)이 있다(그림 3.12). 환추(atlas)의 횡돌기끝은 유양돌기와 하악각 사이에서 부드럽게 안쪽으로 누르면 만질 수 있다.

아래 경계는 어깨의 끝을 형성하는 쇄골과 견봉이다. 두 뼈는 견쇄관절(acromioclavicular joint)을 이룬다.

후방삼각(Posterior triangle) (그림 3.16)

흉쇄유돌근의 후방외측 가장자리, 쇄골의 내측 1/3, 승모근의 앞쪽 가장자리는 목의 후방삼각의 경계를 형성한다. 마른사람이 머리를 반대쪽으로 돌리고 굴곡하면, 후방삼각을 가로지르는 견갑설골근(omohyoid muscle)을 볼 수 있다. 전사각근(scalenus anterior)의 외측 경계도 볼 수 있다. 후방삼각의 전하방각(anteroinferior angle)은 흉쇄유돌근의 쇄골두의 크기에 따라 다양할 수 있다. 폐의 첨부는 쇄골 중간 1/3 부위에서 위로 3cm정도에 위치한다. 쇄골하동맥(suclavian artery)은 전사각근 뒤의 폐와 폐첨부 늑막 뒤에서 폐위를 아치를 그리며 주행하고, (쇄골 아래를 깊게 지나 액와동맥(axillary artery)이 되기 전, 첫 번째 늑골의 바깥쪽 경계), 경추-액

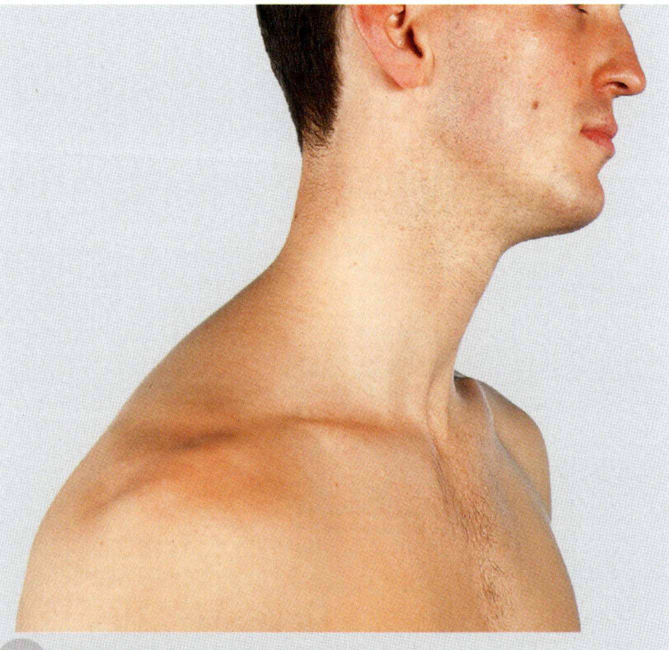

3.12 목의 측면(Lateral aspect of the neck)

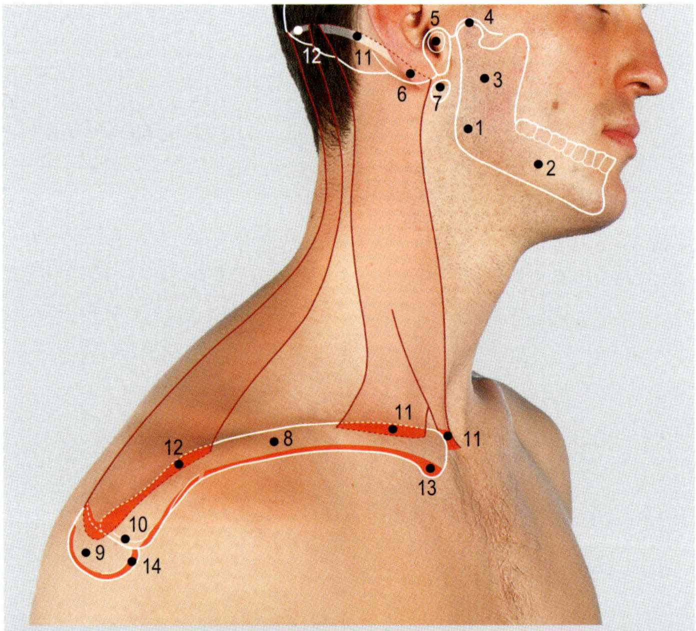

3.13 목의 측면: 뼈와 견갑대 근육의 부착(Lateral aspect of neck: bones and attachments of shoulder girdle muscle)

1 하악각(Angle of mandible)
2 하악골체(Body of mandible)
3 하악지(Ramus of mandible)
4 측두하악관절(Temporomandibular joint)
5 외이도(External acoustic meatus)
6 유양돌기(Mastoid process)
7 환추의 횡돌기 끝(Tip of transverse process of atlas vertebra)
8 쇄골(Clavicle)
9 견봉(Acromion)
10 견쇄관절(Acromioclavicular joint)
11 흉쇄유돌근(Sternocleidomastoid)
12 승모근(Trapezius)
13 대흉근(Pectoralis major)
14 삼각근(Deltoid)

와관(cervicoaxillary canal)을 통해 팔로 들어간다(그림 3.17). 쇄골하동맥은 쇄골의 중앙 뒤쪽에서 첫 번째 늑골을 향해 아래로 누르면 만져볼 수 있다.

쇄골하정맥(subclavian vein)은 전사각근의 앞쪽, 쇄골하동맥의 약간 아래에 있고, 쇄골에 가려져 있다.

이 정맥은 혈관접근(vascular access)에 자주 사용된다. 주로 아래쪽으로 접근하지만 바늘은 위쪽에서 삽입할 수 있다. 아래쪽으로 향하는 바늘의 포인트는 폐의 첨부를 찌르지 않기 위해서 쇄골의 바로 뒤에 바짝 붙여서 삽입한다.

상완신경총(brachial plexus)의 트렁크(trunk)들은 후방삼각의 전후방각을 지나 외측으로 비스듬히 주행하는 것을 촉진할 수도 있다; 하지만, 아래쪽 트렁크(lower trunk)는 쇄골하동맥의 뒤쪽으로 깊숙이 위치하고 있다. 트렁크들은 쇄골의 뒤에서 나뉜다.

국소 마취제(local anaesthetic)는 팔을 마취하기 위해 상완신경총 주변에 주입될 수 있다. 바늘은 전사각근의 외측 가장자리를 따라 깊게, 척추앞 근막(prevertebral fascia) 아래로 삽입된다. 바늘이 더 바깥쪽으로 가면 폐의 첨부를 찌를 수 있다.

부신경(the accessory nerve, 11번째 뇌신경; 11th cranial nerve)은 환추의 외측괴(lateral mass)의 앞쪽을 지나 흉쇄유돌근을 통해 하행하고 흉쇄유돌근의 후방외측 가장자리의 중앙에서 나타나, 후방삼

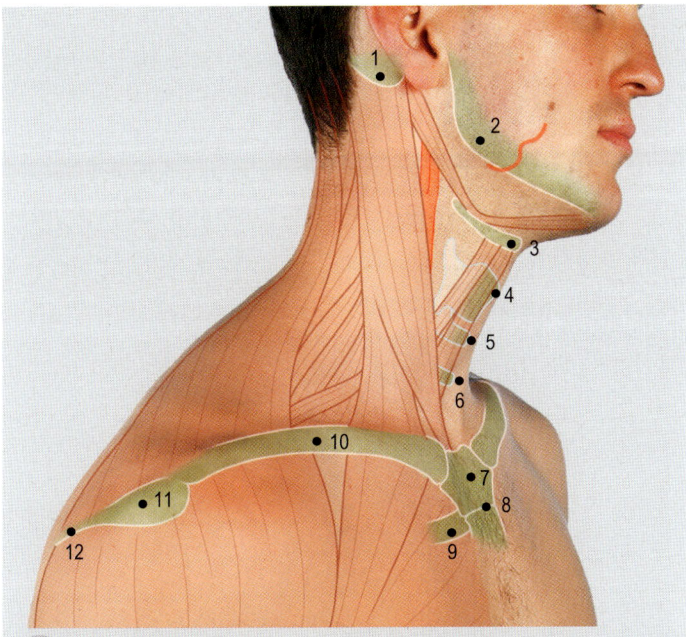

3.14 목의 측면: 촉진 가능한 구조들(Lateral aspect of the neck: palpable structures)

1 유양돌기(Mastoid process)
2 하악각(Angle of mandible)
3 설골(Hyoid bone)
4 갑상연골의 후두융기(Laryngeal prominence of thyroid cartilage)
5 윤상연골(Cricoid cartilage)
6 기관고리(Tracheal ring)
7 흉골병(Manubrium sterni)
8 흉골병연골결합(Manubriosternal joint, angle of Louis)
9 두 번째 늑연골(Second costal cartilage)
10 쇄골(Clavicle)
11 견봉(Acromion)
12 견갑골극(Spine of scapula)

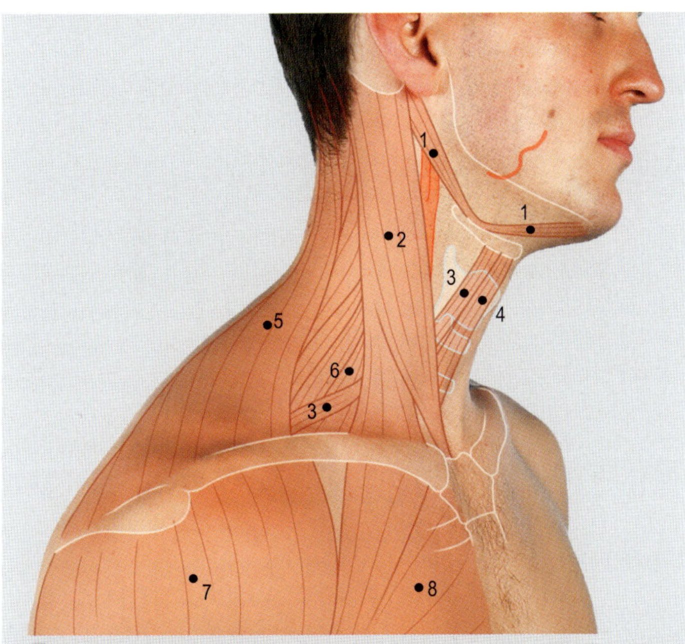

3.15 목의 측면: 근육들(Lateral aspect of the neck: muscles)

1 이복근의 후복/전복(Posterior and anterior bellies of digastric)
2 흉쇄유돌근(Sternocleidomastoid)
3 견갑설골근(Omohyoid)
4 흉골설골근(Sternohyoid)
5 승모근(Trapezius)
6 전사각근(Scalenus anterior)
7 삼각근(Deltoid)
8 대흉근(Pectoralis major)

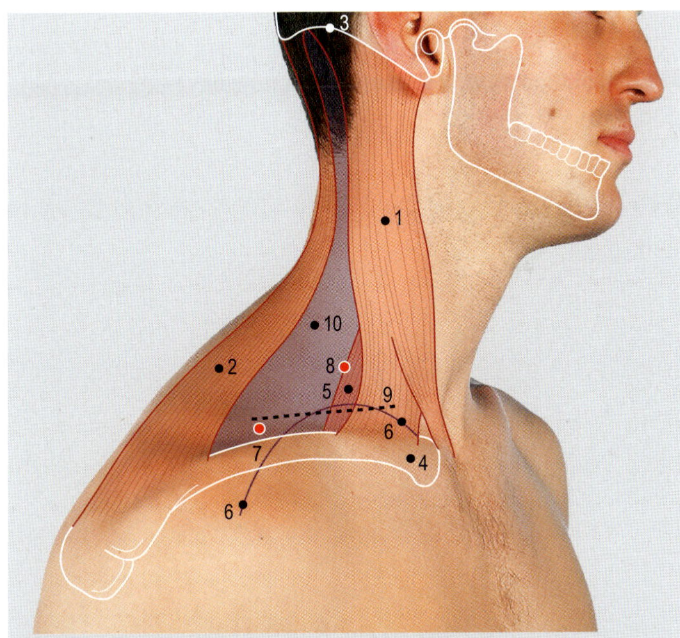

3.16 목의 후방삼각(Posterior triangle of the neck)

1 흉쇄유돌근(Sternocleidomastoid muscle)
2 승모근(Trapezius muscle)
3 상항선(Superior nuchal line)
4 쇄골(Clavicle)
5 전사각근(Scalenus anterior muscle)
6 폐첨부(Apex of lung)
7 상완신경총 마취시 바늘 삽입점(Needle insertion point for brachial plexus anaesthesia)
8 사각근 부위 마취시 바늘 삽입점(Needle insertion point for scalene regional anaesthesia)
9 쇄골하동맥, 첫 번째 늑골경과 주변구조 접근시 쇄골상 절개(Supraclavicular incision to approach subclavian artery, neck of first rib and adjacent structures)
10 목의 후방삼각(Posterior triangle of neck)

각을 지나 승모근에 도달한다. 부신경은 이 두 근육을 지배한다.

쇄골상 절개(supraclavicular incision)는 쇄골상 림프절 생검과 쇄골하 동맥, 상완신경총, 경추교감신경절(cervical sympathetic chain) 접근에 사용된다. 경추교감신경절은 첫 번째 늑골경을 지나 심부에 위치한다. 이 절개는 피부, 광경근, 표면/심부 근막과 견갑설골근을 나눈다. 지방층(fat pad)이 견갑설골근, 쇄골상 및 가로경추혈관(transverse cervical vessels)들을 감싸고 있다. 쇄골하동맥과 상완신경총으로 접근할 때에는 전사각근을 절개해야 한다. 이때에 전사각근을 가로지르는 횡경막신경(phrenic nerve)과 전사각근 뒤의 폐첨부가 손상되지 않도록 주의를 해야 한다.

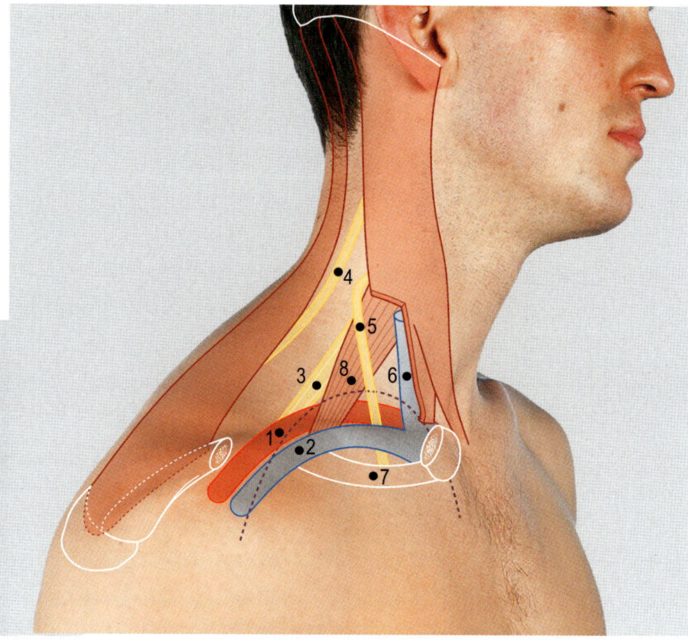

3.17 쇄골하 혈관 및 상완신경총(Subclavian vessels and brachial plexus)

1 쇄골하 동맥(Subclavian artery)
2 쇄골하 정맥(Subclavian vein)
3 상완신경총(Brachial plexus upper trunk)
4 부신경(Accessory nerve, 11번째 뇌신경; 11th cranial nerve)
5 횡격막신경(Phrenic nerve)
6 내경정맥(Internal jugular vein)
7 첫 번째 늑골(First rib)

머리와 목의 피부신경지배 Cutaneous innervation of the head and neck (그림 3.18)

삼차신경(the trigeminal nerve, 5번째 뇌신경; 5th cranial nerve)은 그림 3.18의 두꺼운 실선 앞쪽의 얼굴 부위를 지배한다. 나머지 부위는 경추신경(cervical nerve)이 지배하며, 후근(dorsal root)은 점선의 뒤쪽 피부를 지배한다. 대후두신경(the greater occipital nerve)은 두 번째 경추신경에서 기시한다. 첫 번째 경추신경은 후두하근의 운동을 지배하지만, 피부감각을 지배하는 분지는 내지 않는다. 복측근(ventral root)는 경부신경총(cervical plexus)을 형성하고, 그림에서 보여지는 것처럼 지정된 분지들과 경추 피부분절(dermatome)을 통해 점선의 앞쪽 피부를 지배한다.

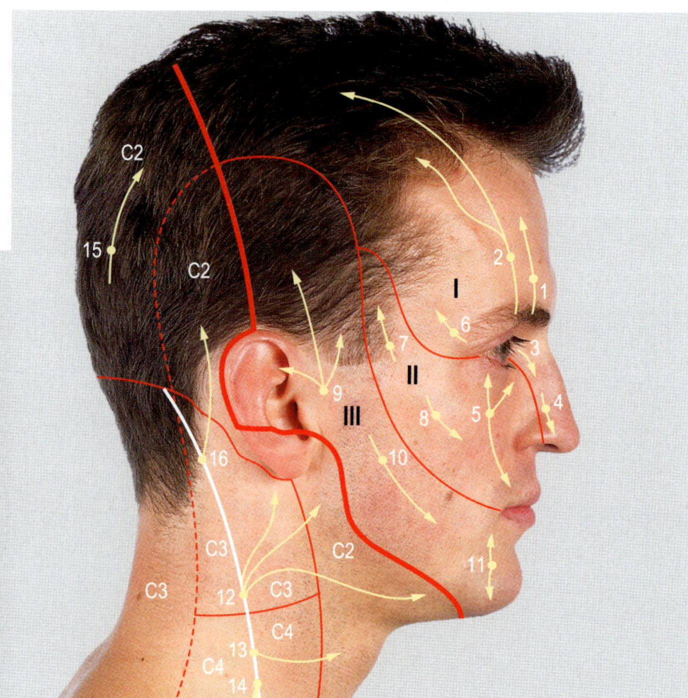

3.18 머리와 목의 피부신경지배(Cutaneous innervation of the head and neck)

1 활차위신경(Supratrochlear)
2 안와위신경(Supraorbital)
3 활차아래신경(Infratrochlear)
4 바깥비신경(External nasal)
5 안와아래신경(Infraorbital)
6 눈물신경(Lacrimal)
7 관골측두신경(Zygomaticotemporal)
8 관골안면신경(Zygomaticofacial)
9 이개측두신경(Auriculotemporal)
10 볼신경(Buccal)
11 턱끝신경(Mental)
12 큰이개신경(Greater auricular)
13 가로목신경(Transverse cervical)
14 쇄골위신경(Supraclavicular)
15 대후두신경(Greater occipital)
16 소후두신경(Lesser occipital)

삼차신경(Trigeminal nerve)의 I, II, III 안신경(Ophthalmic), 상악신경(Maxillary), 하악신경(Mandibular) 분지들

머리와 목의 림프절 Lymph nodes of the head and neck (그림 3.19)

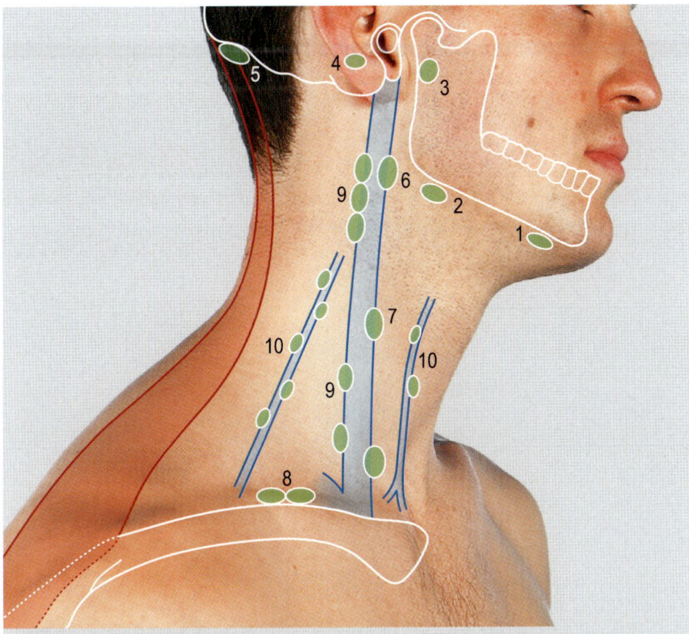

3.19 머리와 목의 림프절(Lymph nodes of the head and neck)

1 턱끝림프절(Submental)
2 턱밑림프절(Submandibular)
3 귀밑림프절, 표재/심부(Parotid, superficial and deep)
4 귀바퀴뒤림프절(Posterior auricular)
5 후두림프절(Occipital)
6 경정맥이복근림프절 (Jugulodigastric)
7 경정맥-견갑설골근림프절(Jugulo-omohyoid)
8 쇄골상림프절(Supraclavicular)
9 내경정맥 주변의 심부경추림프체인(Deep cervical lymph chain around the internal jugular vein)
10 바깥 및 전방 경정맥 주변의 표재경추림프체인(Superficial cervical lymph chains around external and anterior jugular veins)

머리와 목의 림프유출(lymphatic drainage)은 두개골저 주변의 표재/심부의 림프고리와 경추 림프 체인을 통해서 이루어진다. 입(oro-)과 비인두(nasopharynx) 주위의 심부 림프고리는 구개편도(palatine tonsil)를 포함한다. 표재 림프고리는 후두(occipital), 귀바퀴뒤(posterior auricular), 표재/심부 귀밑(parotid), 턱밑(submandibluar)과 턱끝밑(submental) 절(node)로 이루어진다. 심부 경추 림프 체인은 내경정맥, 경동맥삼각(carotid triangle)에 있는 돌출된 절, 이복근과 견갑설골근 주위, 쇄골의 후방삼각에 위치한다. 표재 림프 체인은 바깥 및 앞쪽 경정맥(external and anterior jugular vein)을 따라 있다.

비대해진 경추림프절은 임상에서 보여지는 가장 흔한 목의 종괴(lumps)이다. 이는 편도(tonsilar)나 상기도(upper respiratory tract)의 감염과 관련이 있지만, 비강(nasal cavities), 갑상선, 폐와 유방암으로부터의 전이장소이기도 하다. 가끔 상복부 암은 좌측 쇄골상림프절(supraclavicular lymph node)의 비대를 만들 수 있다.

경추림프절의 촉진 순서는 중요하지 않지만 모든 그룹들이 포함되어야 한다. 검사는 앞에서부터 또는 갑상선 검사를 위해 뒤에서부터 할 수 있다. 앞에서부터 하는 경우, 양손의 2, 3, 4번째 손가락 끝을 사용하여 동시에 검사한다. 다음에는 후두(occipital), 귀바퀴뒤(posterior auricular), 표재/심부 귀밑(parotid), 턱밑(submandibluar)과 턱끝밑(submental) 절(node)을 검사한다. 흉쇄유돌근의 앞쪽 가장자리를 따라 쇄골까지 내려오면서 내경림프체인(internal jugular lymph chain)을 촉진한다.

흉쇄유돌근의 아래쪽 끝 심부의 커진 림프절은 이 부위를 엄지와 검지로 쥐어짜듯이 하면서 잘 만지지 않으면 놓칠 수 있다. 이 부위에서 뒤로 가면서 쇄골상림프절(supraclavicular node)을 검사하고, 흉쇄유돌근의 뒤쪽 가장자리를 따라 올라가면서, 외경림프체인(external jugular lymph chain)을 검사한다. 후두(larynx)의 전방과 앞쪽 경정맥을 따라 부가적인 림프절이 존재할 수도 있다.

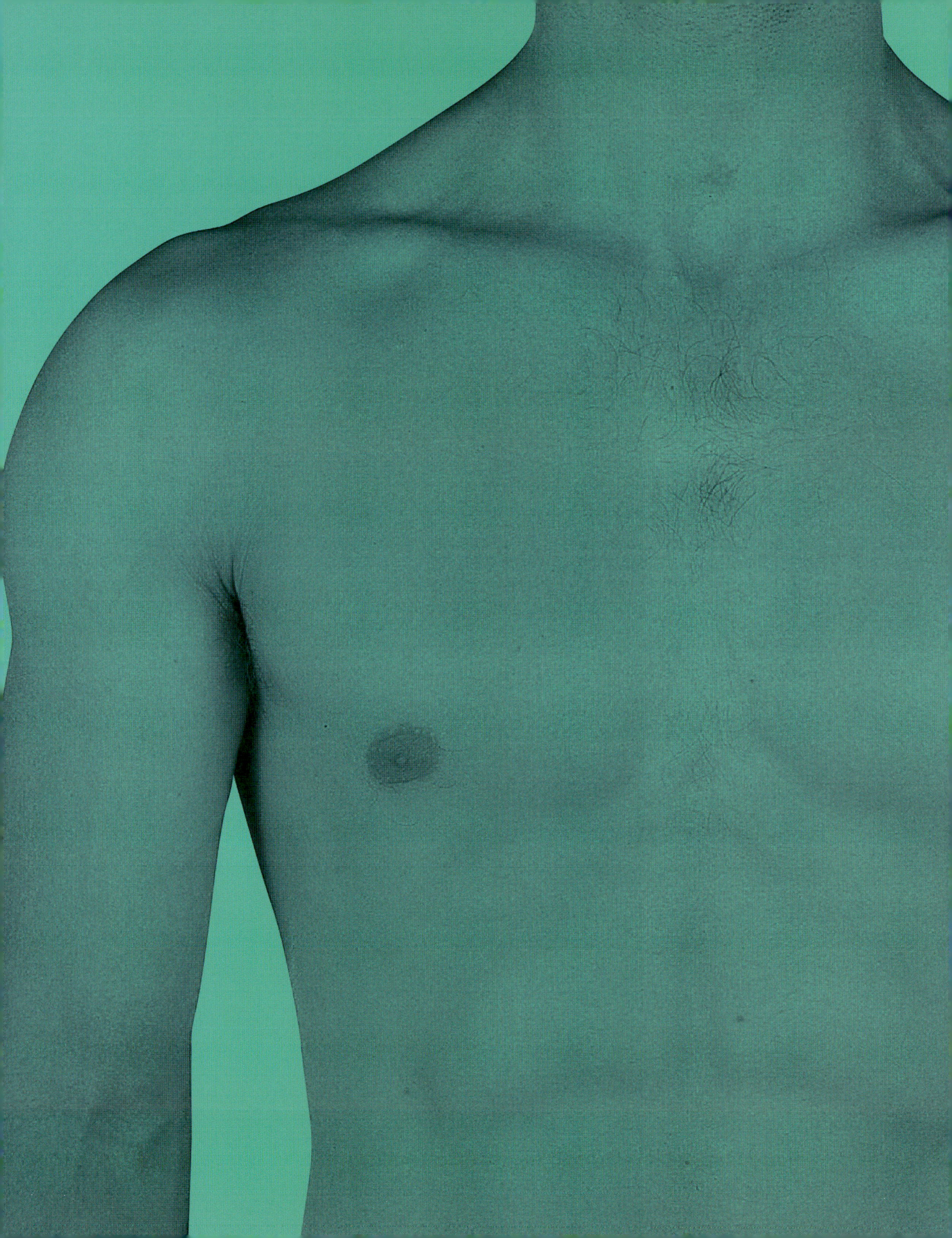

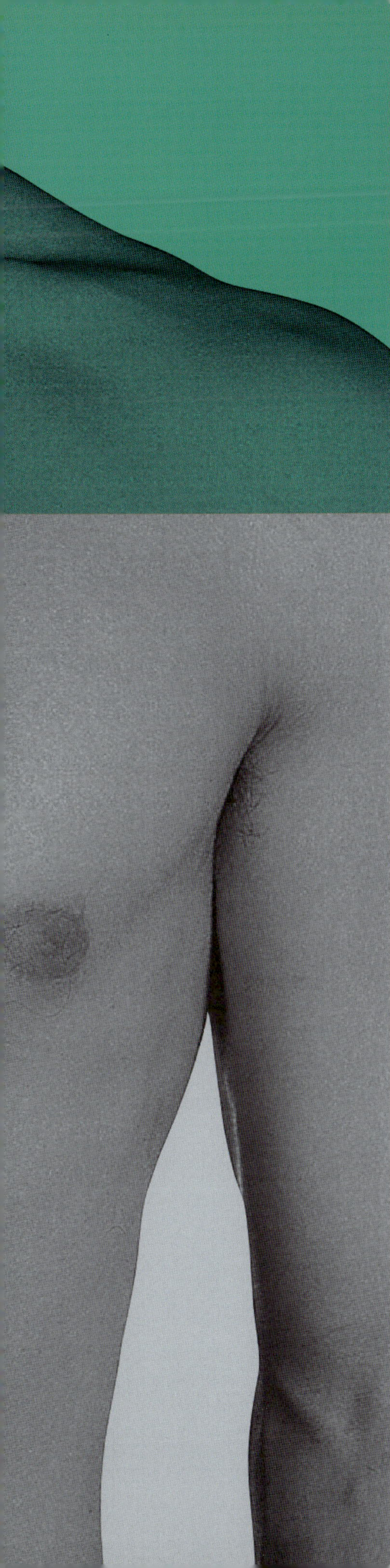

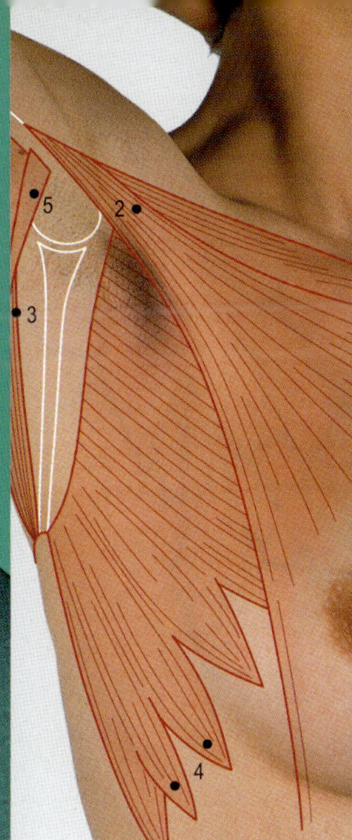

4 흉곽 THORAX

앞가슴벽 Anterior chest wall (그림 4.1~4.6)

가슴(chest)은 위로는 쇄골, 밑으로는 아래늑골경계(inferior costal margin)까지의 부위이다. 가슴은 늑골과 늑연골, 흉골과 관련된 근육들로 구성되어 있으며, 가슴의 양쪽은 일반적으로 대칭적이다. 호흡수, 깊이, 특징은 심장의 왼쪽에 심첨박동(apex beat)을 통해 관찰할 수 있다. 중앙의 흉골은 위에서 아래로 흉골병(manubrium), 몸통(body), 검상돌기(xiphisternum)로 구성되어 있다(그림 4.2). 흉골병의 위쪽 부분의 흉골상절흔(suprasternal notch)은 촉진할 수 있다. 흉골병과 몸통 또한 그 전체 길이를 촉진 가능하며 흉골각(sternal angle, the angle of Louis)을 이루는 2차연골 관절(secondary cartilaginous joint)로 결합되어있다. 흉골각은 4번째 흉추체의 아래가장자리에 해당하며, 가슴 내부의 구조물을 정의하는데 중요한 지표(landmark)가 된다. 이곳은 항상 촉진이 가능해서 늑골을 이곳에서부터 셀 수 있다: 두번째 늑연골이 양쪽 흉골병연골결합(manubriosternal joint)에 연결되어 있다. 검상돌기는 복직근(rectus abdominis)에 의해 덮혀있고, 쉽게 만져지지 않는다. 길이가 다양하며 때로는 아주 길어서 비정상적으로 보이기도 한다. 흉골검상결합부(xiphisternal joint)는 9번째 흉추체 높이에 해당한다.

늑곽(rib cage)은 12쌍의 늑골로 구성되어 있고, 각각 후방외

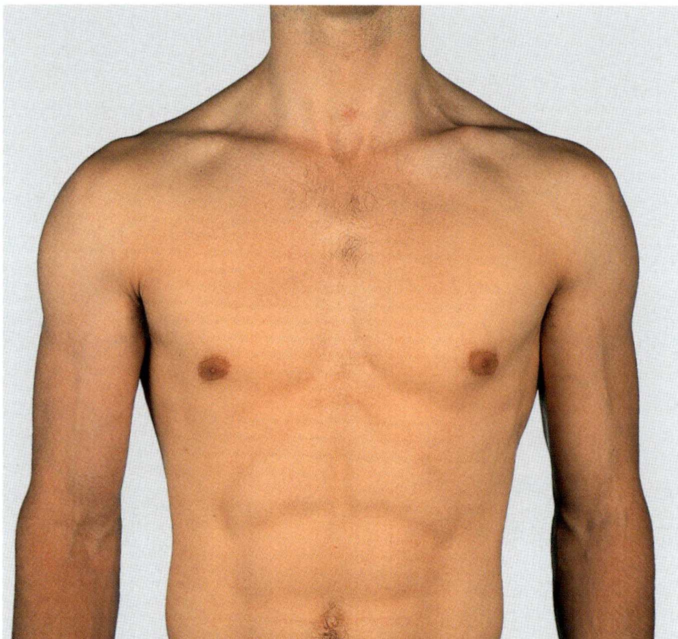

4.1 앞가슴벽(Anterior chest wall)

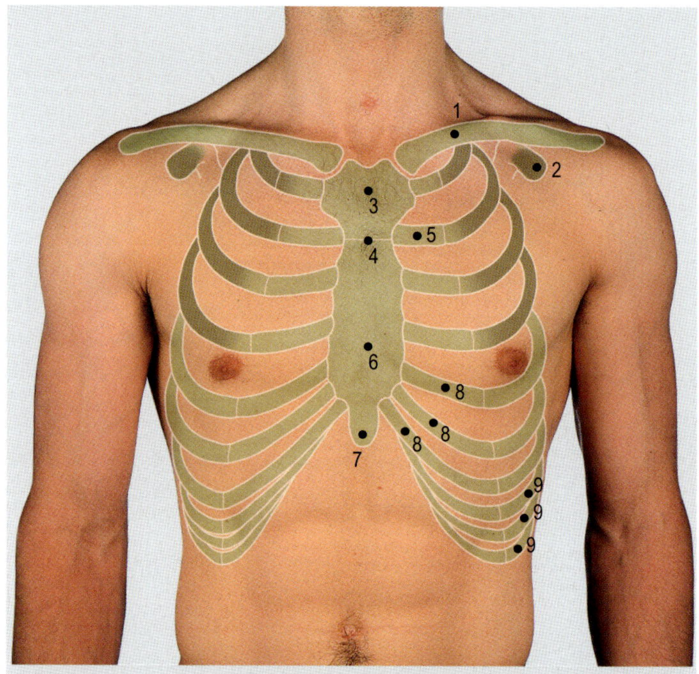

4.3 앞가슴벽: 촉진가능한 구조(Anterior chest wall: palpable structures)

1 쇄골(Clavicle)
2 견갑골의 오훼돌기(Coracoid process of scapula)
3 흉골병(Manubrium sterni)
4 흉골병연골결합(Manubriosternal joint, angle of Louis)
5 두 번째 늑연골(Second costal cartilage)
6 흉골체(Body of sternum)
7 검상돌기(Xiphisternum)
8 5, 6, 7번째 늑연골(진늑골)(5th, 6th, and 7th costal cartilage, true ribs)
9 8, 9, 10번째 늑골(가늑골)(8th, 9th, and 10th (false) ribs)

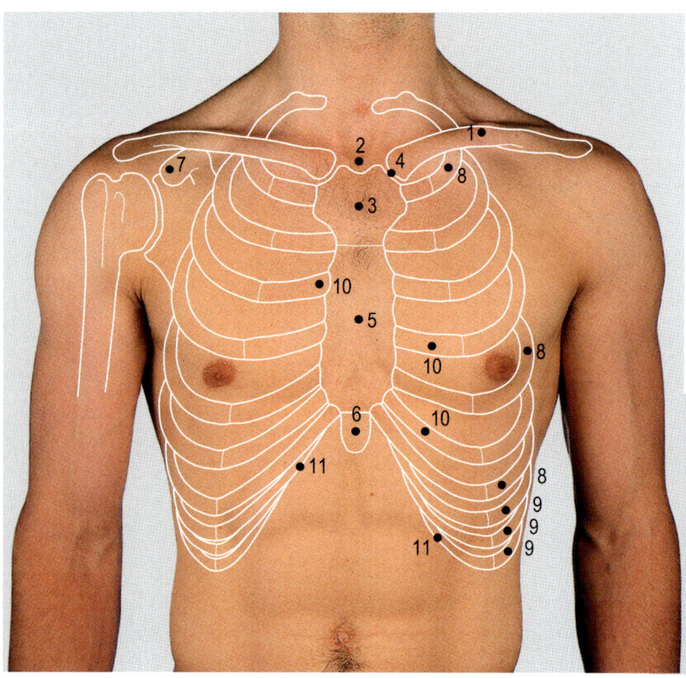

4.2 앞가슴벽: 뼈(anterior chest wall: bones)

1 쇄골(Clavicle)
2 흉골상절흔(Suprasternal notch)
3 흉골병(Manubrium)
4 흉쇄관절(Sternoclavicular notch)
5 흉골체(Body of sternum)
6 검상돌기(Xiphisternum)
7 오훼돌기(Coracoid process)
8 진늑골 1~7(True ribs 1~7)
9 가늑골 8~10(False ribs 8~10)
10 늑연골(Costal cartilage)
11 늑골경계(Costal margin)

측의 늑골과 앞면의 늑연골 부위로 이루어져 있다(그림 4.2). 마른 남자에서 많은 갈비뼈를 볼 수 있지만, 근육, 지방, 가슴조직들에 덮여 있어 확실하지 않다. 이러한 구조들은 촉진으로 늑골의 수를 세는 것을 어렵게 한다. 첫 번째 늑골은 쇄골과 대흉근 섬유에 깊게 있어 촉진하기가 쉽지 않다. 두 번째 늑골은 흉골병연골결합(manubriosternal joint)과 두 번째 늑골의 연골 결합 때문에 확실하게 촉진할 수 있다. 위쪽 7개의 늑골(진늑골)은 그들의 늑연골을 통해 흉골과 직접 관절을 이룬다. 하지만 8번째에서 10번째 늑골(가늑골)은 각각 바로 위의 늑연골부위와 연골 부위끼리 관절을 이룬다. 11번째와 12번째 늑골(부유늑골)은 그림 4.9(p.37)에 나타나 있다. 아래쪽 늑골 경계는 아래쪽 6개의 늑골과 그들의 늑연골로 이루어진다. 늑골과 갈비사이공간(intercostal space)의 수는 흉벽과 흉강의 정상과 비정상 소견을 묘사할 때 쓰인다. 갈비사이공간은 인접한 늑골에 붙어있는 늑간근(intercostal muscle)에 의해 채워져 있다.

쇄골은 그 전체 길이가 촉진 가능하고 내측으로 흉쇄관절을 이루고 있다. 측두하악관절과 같이, 흉쇄관절은 표면은 섬유연골조직이 덮여 있으며 섬유연골성 디스크를 갖고 있다. 대흉근은 안쪽으로 쇄골, 위쪽 5~7개의 늑연골과 상응하는 흉골, 그리고 복직근초에 부착되어있다(그림 4.6). 대흉근 섬유는 외측으로 주행하여 상완골의 이두근고랑(bicipital groove)의 바깥쪽에 부착하고, 앞 겨드랑 주름(anterior axillary fold)의 주요한 부분을 형성한다(그림 4.14, p.40).

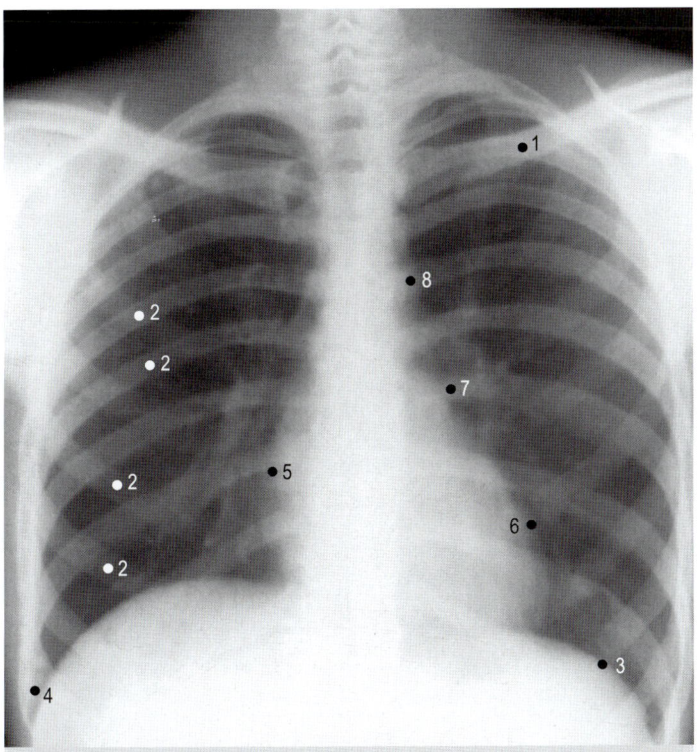

4.4 흉부 X선: 전면(Chest radiograph: anterior view)

1 쇄골(Clavicle)
2 늑골(Ribs)
3 좌측횡격막 돔(Left dome of diaphragm)
4 우측횡격막 돔(Right dome of diaphragm)
5 우측 심장경계(Right border of heart)
6 좌측 심장경계(Left border of heart)
7 폐동맥원뿔(Pulmonary conus)
8 대동맥마디(Aortic knuckle)

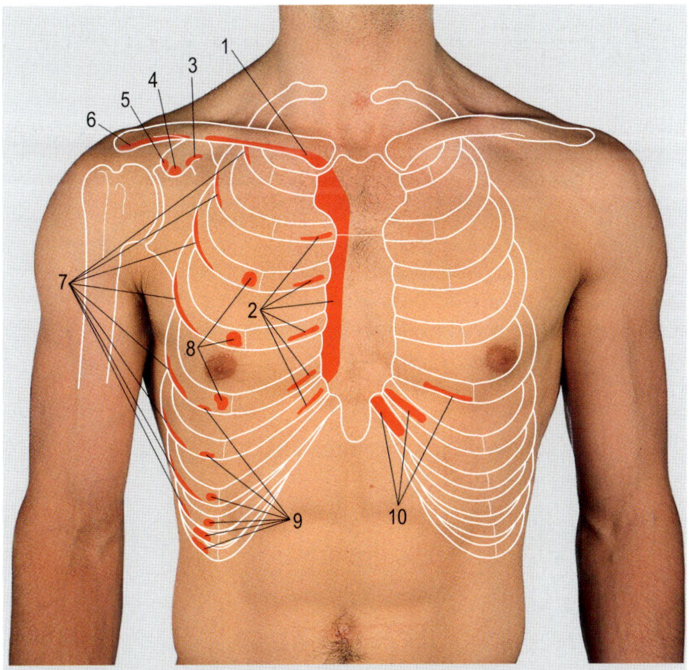

4.5 앞가슴벽: 근육 부착점(Anterior chest wall: muscle attachments)

1, 2 대흉근(Pectoralis major)
3, 8 소흉근(Pectoralis minor)
4 오훼상완근(Coracobrachialis)
5 이두근의 단두(Short head of biceps)
6 삼각근(Deltoid)
7 전거근(Serratus anterior)
9 외복사근(External oblique)
10 복직근(Rectus abdominis)

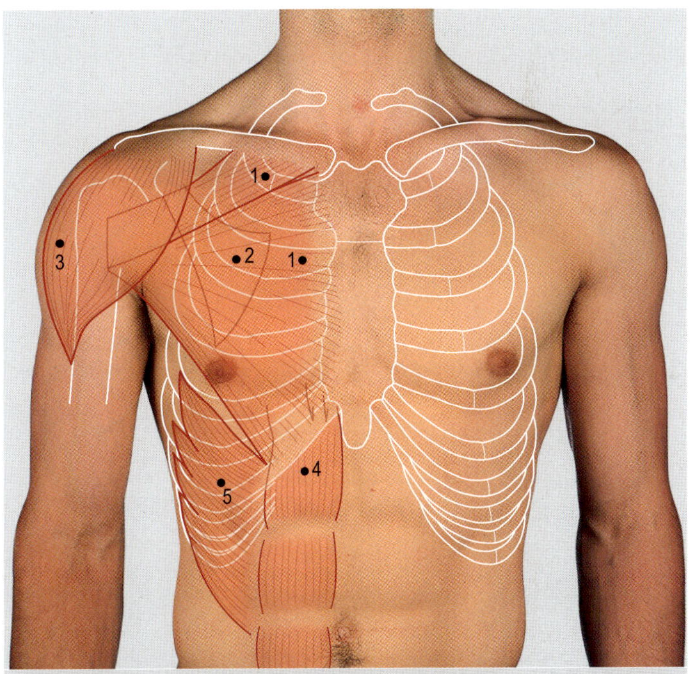

4.6 앞가슴벽: 근육(Anterior chest wall: muscles)

1 대흉근(Pectoralis major)
2 소흉근(Pectoralis minor, 대흉근의 심부에 위치)
3 삼각근(Deltoid)
4 복직근(Rectus abdominis)
5 외복사근(External oblique)

소흉근은 대흉근에 의해 덮여있지만 소흉근건은 오훼돌기(coracoid process)로 향하기 때문에 앞쪽 겨드랑 벽(anterior axillary wall)의 높은 곳에서 촉진할 수 있다. 오훼돌기는 쇄골 1cm아래, 삼각근의 앞쪽 섬유의 안쪽에서 깊은 촉진을 통해 느낄 수 있다.

삼각근(deltoid muscle)은 어깨관절 위에서 어깨의 둥그런 모양을 형성한다. 복벽(abdominal wall)의 근육들은 하부늑골과 늑연골에 넓게 부착되어 있고, 그림 5.4(p.45)에 나타나 있다.

흉벽의 심한 외상은 늑골을 골절시킬 수 있다. 이것은 비록 통증이 있지만, 골성 결합(bony union)은 합병증을 수반하지 않는다. 하지만 골절된 뼈의 끝은 폐에 손상을 줘서 흉막강(pleural cavity)으로 공기가 새게 만들거나(기흉, pneumothorax), 인접한 다른 장기, 특히 간이나 비장을 찢을 수 있다.

뒤쪽 흉곽 (그림 4.7), 흉막과 폐 (그림 4.8, 4.9) Posterior thorax, pleura and lungs

3개의 하부경추와 모든 흉추는 중심선에서 촉진할 수 있다. 견갑골극(spine)과 견봉(acromion)은 피부 아래에 위치하고, 견갑골의 상각, 중앙각, 하각은 팔이 움직이는 동안 관찰하고 촉진할 수 있다. 해부학적 자세에서, 견갑골은 흉벽의 후외측에서 두 번째에서 일곱 번째 늑골 위에 위치한다. 외측으로는 쇄골 및 상완골과 관절을 이루지만, 내측으로는 뼈의 부착이 없어서 상지가 움직이는 동안 흉벽에서 자유롭게 움직인다(그림 7.16, p.74). 등 뒤에서는 강력한 척추기립근에 덮여 있어서 대부분의 늑골은 만져지지 않는다. 11번째 및 12번째 부유늑골(floating rib)은 각각 해당 척추와 관절을 이루지만, 외측으로는 떠 있고 그 끝을 촉진하고 움직임을 확인할 수 있다.

승모근과 광배근은 몸통에 근육 부착점을 갖고 있다. 이들의 주된 기능은 견갑대를 움직이는 것이다. 그림 7.16(p.74)에 나타나 있다. 삼각근은 어깨의 둥그런 모양을 형성하고, 쇄골과 견갑골에 부착한다(그림 7.10, p.71).

흉막과 폐(Pleura and lungs) (그림 4.8, 4.9)

각 흉막강(pleural cavity)는 쇄골의 안쪽 1/3의 가운데 3cm위쪽으로 확장되어 있고, 목 수술을 하는 동안 손상 받을 수 있는 가능성이 그림 3.17(p.30)에 나타나 있다. 흉막강의 앞쪽 경계는 흉골각(sternal angle)의 중심선에 도달한다. 왼쪽은 4번째 늑연골에서, 오

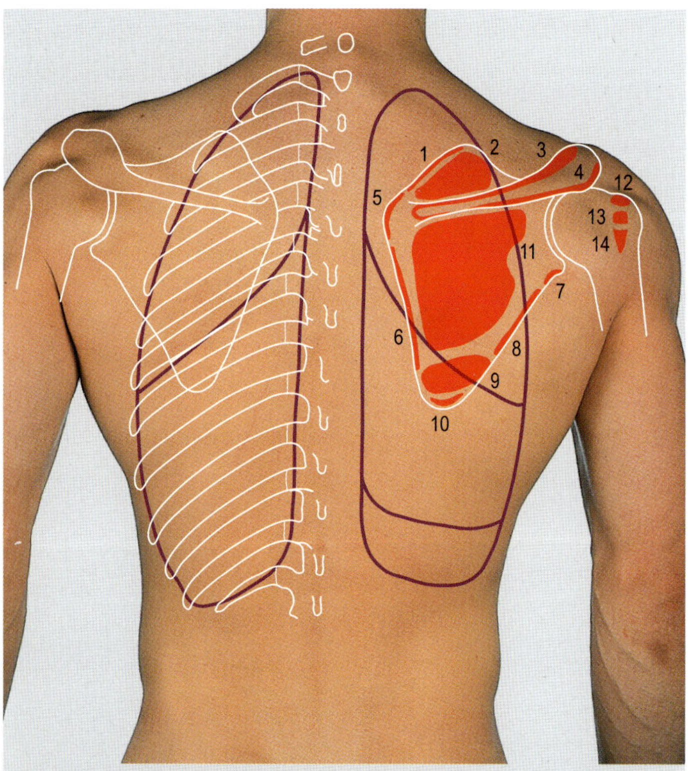

4.7 뒤쪽 흉벽: 근육 부착점(Posterior chest wall: muscle attachments)

1 견갑거근(Levator scapulae)
2, 12 극상근(Supraspinatus)
3 승모근(Trapezius)
4 삼각근(Detoid)
5 소능형근(Rhomboideus minor)
6 대능형근(Rhomboideus major)
7 삼두근의 장두(Long head of triceps)
8, 14 소원근(Teres minor)
9 대원근(Teres major)
10 광배근(Latissimus dorsi)
11, 13 극하근(Infraspinatus)

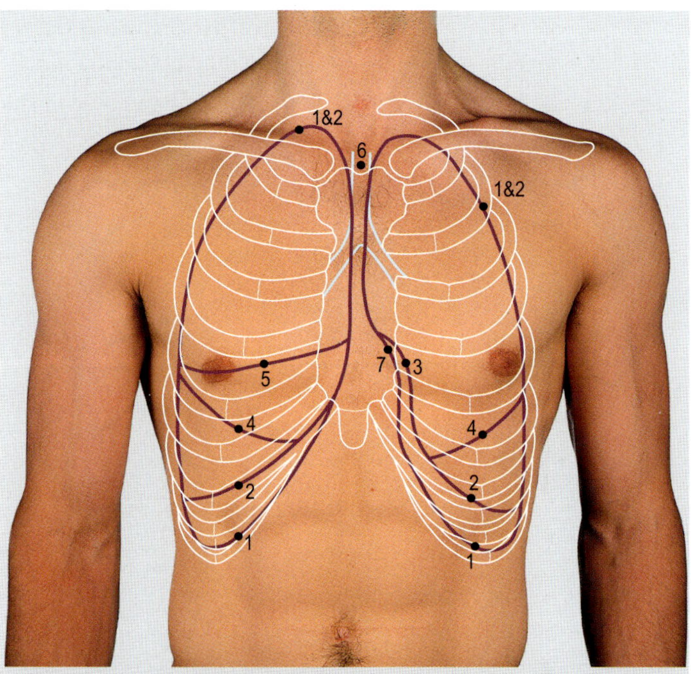

4.8 폐와 흉막의 표면 마킹(Surface markings of the lungs and pleura)

1 흉막 표식(Pleural markings)
2 폐 표식(Lung markings)
3 심장절흔(Cardiac notch)
4 경사열(Oblique fissure)
5 수평열(Horizontal fissure)
6 기도(Trachea)
7 종격 흉막 오목(Mediastinal pleural recess)

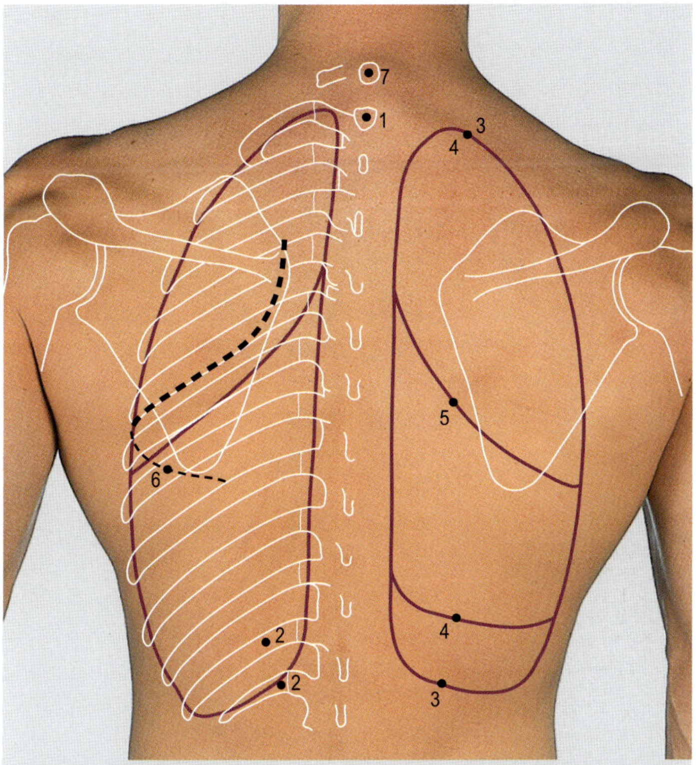

4.9 뒤쪽 흉벽: 늑골, 폐, 흉막(Posterior chest wall: ribs, lungs and pleura)

1 첫 번째 흉추의 극돌기(Spine of first thoracic vertebra)
2 부유늑골 11, 12(Floating ribs 11 and 12)
3 흉막 표식(Pleural markings)
4 폐 표식(Lung markings)
5 경사열(Oblique fissure)
6 후외측 개흉술 절개선(Posterolateral thoracotomy incision)
7 7번째 경추(Vertebra prominens)

른쪽은 6번째 늑연골에서 멀어지며 움직이고, 양쪽은 8번째 늑연골에서 쇄골중간선(midclavicular line)을, 10번째 연골에서 액와중간선(midaxillary line)을 넘어 12번째 늑골의 뒤쪽선을 따라 지나간다(정확한 숫자를 기억해야 한다). 이 표식은 바깥쪽 흉벽 주위의 흉막의 확장을 나타낸다. 횡격막은 아래에서 각 흉막의 위쪽으로 부풀고, 오른쪽은 4번째 갈비사이공간, 왼쪽은 5번째 갈비사이공간 높이까지 올라온다. 4번째 늑연골 위치의 왼쪽 심장절흔(cardiac notch)은 심장에 의해 만들어 진다. 심장은 양쪽 흉막강의 안쪽면으로 부풀어 오지만 왼쪽이 더 두드러진다.

폐 표식(the lung marking)은 아래쪽으로 가쪽오목(lateral recesses)으로 확장되지 않고 대략 두 개의 늑골 공간보다 높은 것을 제외하곤 위의 흉막과 같다. 각 폐의 경사열(oblique fissure)은 폐를 상엽과 하엽으로 나누고 3번째 흉추에서 6번째 늑연골 접합부(costochondral junction) 연결선을 따라간다. 수평열(horizontal fissure)은 오른쪽 상엽과 중간엽으로 나누고 경사열에서 오른쪽 4번째 늑연골까지 수평선을 따라간다. 목에서 기관(trachea)의 위치는 폐와 흉막강을 검사할 때 항상 확인되어 진다. 기관은 흉골절흔의 중앙선 깊이 위치해야 하고, 기관의 어느쪽이든 약간 속이 빈 곳으로 손가락 하나가 지나간다. 기관은 흉각(sternal angle)에서 갈라진다.

엄지가 가운데로 향하도록 양손을 쭉 펴서 흉벽에 대면 호흡운동을 느낄 수 있다. 숨을 내쉴 때 보다 들이마실 때 손이 더 벌어지고 늑골은 더 수평으로 위치하는 것을 알 수 있다. 또 환자가 말을 하고 있는 동안에 손에 반향음(reverberation)이 느껴지는 것을 진동촉감(tactile vocal fremitus)이라고 하며 일부 폐질환에서 더 증가된다. 폐는 타진 시에 공명하고 쇄골 위, 가슴 상부, 겨드랑 부위에서 볼 수 있다. 왼쪽 겨드랑에서부터 중앙을 향해 타진 시 소리가 점점 둔탁해지며 심장의 왼쪽 경계를 느낄 수 있다. 심장의 오른쪽 경계는 대개 흉골 근처에 위치하며 정상인에서는 확인하기 어렵다. 타진 시 공명음에서 둔탁한 소리로 바뀌는 것으로 심장의 경계를 찾는 것이 더 쉽다. 오른쪽에서 쇄골로부터 아래로 타진을 해 가면 4번째 갈비뼈사이공간 근처의 간 부위에서 둔탁음을 느낄 수 있다.

청진기의 벨쪽을 액와중간선(midaxillary line)에서 상부폐 부위에 갖다 대면 흡기시 공기가 폐로 들어가는 소리가 들리며 이 소리는 숨을 내쉬는 처음 순간까지 들리다가 나머지 호기시에는 멈춘다.

이런 정상 패턴을 폐포호흡음(vesicular breathing)이라 한다. 청진기를 후두 근처에 갖다 대면 흡기와 호기시의 사이에 끊어져서 잡음이 들린다. 이를 기관지호흡음(bronchial breathing) 이라 한다. 일부 폐질환에서는 이런 소리가 흉벽의 주변에서도 들리게 된다. 청진하는 동안 환자가 말을 하면 소리가 흉벽을 통해 전달이 되는 것을 성대공명음(vocal resonance)이라 하고 일부 폐질환에서는 변화가 온다. 질환이 생기면 호흡패턴에 잡음이 생길 수 있다. 폐에 염증(폐렴, pneumonia)이 생겨서 폐포에 농이 차면 산소이동에 장애가 와서 호흡곤란(dyspnoea, breathlessness)이 온다. 경화된 폐(consolidated lung)에서는 호흡음이 더 분명해진다. 폐의 일부가 붕괴되거나(무기폐, atelectasis), 체액(fluid, 삼출; effusion)이나 공기(기흉, pneumothorax)가 흉막강에 모이면 호흡음이 감소된다.

앞쪽 흉곽, 심장과 큰 혈관들 Anterior thorax, heart and great vessels (그림 4.10~4.12)

흉곽은 중앙(종격, mediastinum)과 양쪽에 폐를 싸고 있는 흉막강(pleural cavity)으로 나눈다. 종격은 기술적인 목적으로 위종격, 중간종격, 앞종격과 뒤종격으로 나눈다. 흉각과 T4 흉추체의 아래 경계를 잇는 선위는 위종격이라 한다. 위종격 아래로 심장을 포함하고 있는 중간종격, 심장의 앞을 앞종격, 뒤를 뒤종격이라 한다. 심첨부(apex of the heart)의 위치는 대개 5번째 갈비사이공간에서 왼쪽 쇄골중앙선이 만나는 지점에 위치한다(그림 4.10). 심장의 아래 경계는 패첨부위에서 앞흉벽의 중간선(midline)을 지나는 수평선

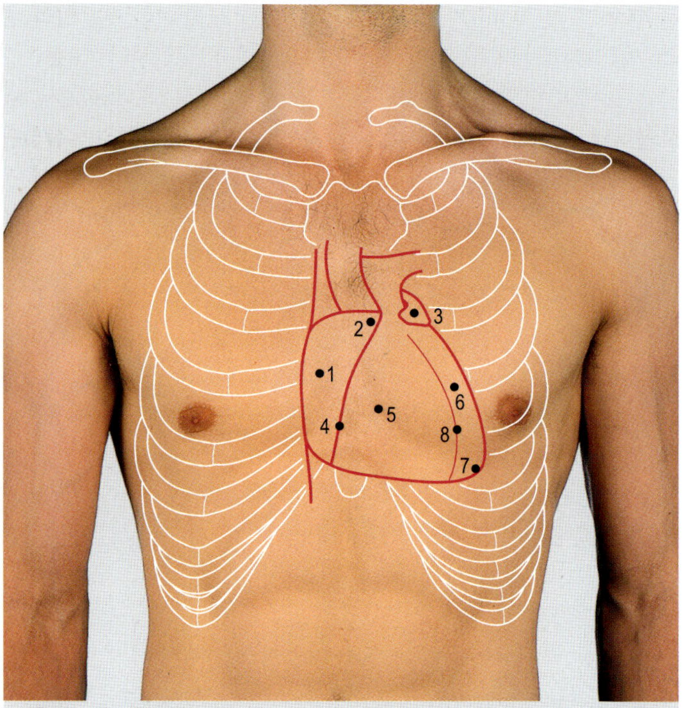

4.10 심방의 표면 마킹(Surface markings of the chambers of the heart)

1 우심방(Right artrium)
2 우측심방귀(Right auricular appendage)
3 좌측심방귀(Left auricular appendage)
4 앞쪽 방실사이(관상) 고랑[Anterior atrioventricular(coronary) sulcus]
5 우심실(Right ventricle)
6 좌심실(Left ventricle)
7 심장의 첨부(Apex of heart)
8 앞쪽 심실사이 고랑(Anterior interventricular sulcus)

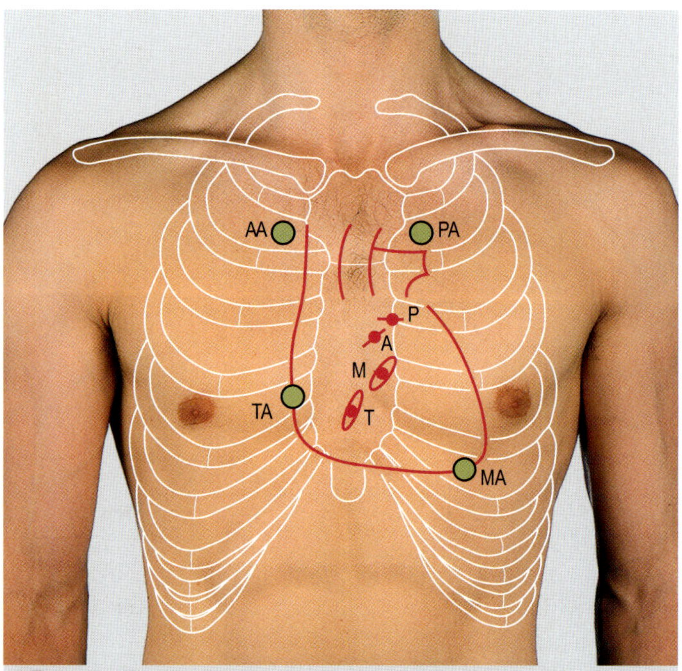

4.11 심장판막의 표면 표식과 청진시 이상적인 위치(Surface marking of the cardiac valves and their optimal sites for auscultation)

T 삼첨판막(Tricuspid)
P 폐동맥판막(Pulmonary)
M 승모판막(Mitral)
A 대동맥판막(Aortic)

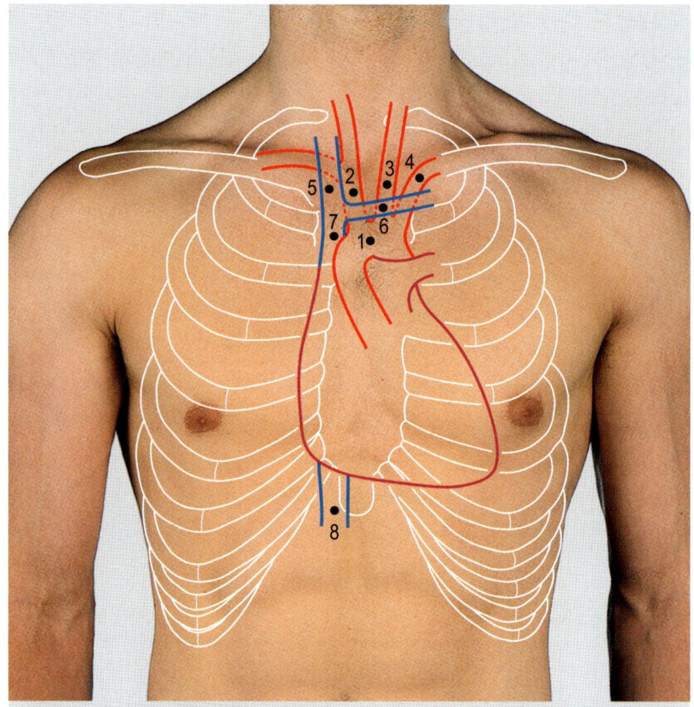

4.12 위중격 큰 혈관의 표면 마킹(Surface marking of the great vessels of the superior mediastinum)

1 대동맥궁(Aortic arch)
2 무명(팔머리)동맥 [Innominate(brachiocephalic) artery]
3 좌측총경동맥(Left common carotid artery)
4 좌측쇄골하동맥(Left subclavian artery)
5 우측팔머리정맥(Right brachiocephalic vein)
6 좌측팔머리정맥(Left brachiocephalic vein)
7 상대정맥(Superior vena cava)
8 하대정맥(Inferior vena cava)

정도이며, 오른쪽 경계는 흉골의 오른쪽 경계를 따라 약간 외측으로 볼록 나와 있다. 심장의 왼쪽 경계는 심첨부에서 위로 구부러지며 올라가서 2번째 갈비사이공간 위치에서 흉골 근처에서 끝난다. 그림 4.10은 이상의 심장경계를 구성하는 심방과 심실, 고랑(sulci), 큰 혈관들을 나타낸다. 심장판막의 표면 표식은 심방심실 연접부(atrioventricular junction), 대동맥과 폐동맥의 기시부를 나타낸다(그림 4.11). 동맥궁(aortic arch)은 뒤-왼쪽으로 휘어지며 위종격에 위치한다.

무명동맥(the innominate artery)의 분기점(bifurcation)은 오른쪽 흉쇄관절(sternoclavicular joint) 뒤에 위치하며 쇄골하동맥은 양쪽 폐첨부 위에 아치를 만든다(그림 4.12). 팔머리정맥(brachiocephalic vein)은 내경정맥(internal jugular vein)과 쇄골하정맥(subclavian vein)이 만나서 형성되고 흉쇄관절의 바로 외측에 위치한다. 오른쪽 정맥은 수직으로 흉골의 오른쪽 경계를 따라 주행하며 왼쪽 정맥은 흉골병 뒤로 비스듬하게 주행한다. 두 개의 정맥은 흉골각 부위에서 만나 상대정맥(superior vena cava)을 형성한다. 횡격막을 통과하는 하대정맥(inferior vena cava)의 개구부는 8번째 흉추 높이의 검상돌기 바로 오른쪽 부위에 위치한다. 하행 흉대동맥(descending thoracic aorta)과 식도는 뒤종격에 위치하며 각각 12번째 및 10번째 흉추 높이에서 횡격막을 통과한다. 이상의 구조에서 흉추 높이의 표식이 큰 차이(8th, 10th, 12th)가 나는 것은 횡격막의 경사가 급한 반돔 구조(앞면은 높고 뒷면은 낮음)인 것과 이러한 구멍들의 위치가 상대적으로 앞쪽에서 뒤쪽으로 위치하는 것을 나타낸다. 심첨부에서의 심박동은 왼쪽 5번째 갈비사이공간에서 쇄골중앙선이 만나는 부위에 손을 갖다 대면 느낄 수 있다.

심장박동을 청진해 보면 각 박동의 시작에서 함께 근접한 2개의 분명한 소리를 들을 수 있다. 이 소리들을 일반적으로 "럽–덥, lubb-dupp"이라 한다. 첫 번째 소리는 승모판과 삼첨판이 닫힐 때 나며, 2번째 소리는 대동맥판과 폐동맥판막이 닫힐 때 난다. 각 판막은 앞쪽 가슴의 특정한 부위에서 가장 분명하게 들린다. 전신의 순환에서 두 판막은 대부분의 잡음을 제공한다. 승모판막에서 나는 소리는 심첨부에서 가장 잘 들린다. 만일 손으로 못 느끼면, 청진기를 왼쪽 5번째 갈비사이공간에서 젖꼭지 선(쇄골중앙선)을 따라 댄다. 이 부위의 청진시 여성은 유방을 들어올리도록 한다. 대동맥판막 소리는 첫 번째 갈비사이공간에서 흉골의 바로 오른쪽에서, 폐동맥판막의 소리는 같은 위치에서 왼쪽 부위에서 청진한다. 삼첨판막에서 나는 소리는 4번째 늑연골 높이에서 흉골의 오른쪽에서 청진한다. 심장과 판막의 기형은 심음을 변화시키거나 추가적인 심음을 만들어 낸다.

관상동맥질환이 생기면 심근으로의 혈류장애가 온다. 운동시에 심근으로 가는 혈류가 부족해서 흉통이 생기는 것을 협심증(angina)이라 한다. 심근에 혈류 공급의 심각한 부족은 심근의 일부를 죽게 만든다(심근경색, myocardial infarction, MI). 심근경색이 오면 심장수축의 장애, 심전도계의 장애가 와서 치명적인 부정맥이 생길 수 있다.

흉부절개와 접근점 Thoracic incision and access points (그림 4.13)

대부분의 심장수술은 흉골 중앙선 분리절개선(midline sternal splitting incision)을 통해서 이루어진다. 피부와 피하지방을 절개하고 뼈는 진동톱이나 특수 뼈 절단기로 분리한다. 흉골을 반으로 자른 후 흉벽과 늑막강을 외측으로 당겨 심장막(pericardium)과 큰 혈관들을 노출시킨다. 좌측 팔머리정맥(left brachiocephalic vein)이 위종격으로 지나가며 이 과정에 의해 당겨질 수 있으므로 손상되지 않도록 주의한다.

심실, 승모판막, 폐동맥들도 왼쪽 5번째 늑골 앞외측면의 절개를 통해 노출시킬 수 있다. 절개는 피부와 피하지방을 지나 늑골에 도달하고, 골막은 늑골의 바깥쪽을 따라 나뉘어진다. 늑골의 아래 가장자리에서부터 골막을 벗겨내면, 늑골의 바닥면에서 흉막강으로 들어가는 골막과 벽측흉막(parietal pleura)을 통해 절개선을 더 만들 수 있다. 이 절개선에서 늑골은 제거되지 않고, 뒤쪽으로 분리되거나 더 큰 노출을 위해 절개선은 흉골을 지나 수평으로 만들어 진다.

폐문(hilum)을 노출시키려면 환자가 반대로 눕고, 견갑골을 늑골의 앞쪽으로 당기기 위해 팔을 구부린 자세에서 흉벽의 뒤외측을 통해 절개를 해 들어간다. 절개는 4번째 늑골, 승모근을 따라가고 광배근은 이 절개선과 함께 나뉘어진다(그림 4.9, p.37). 뒤종격의 노출은 7번째 또는 8번째 늑골의 바닥면을 통해 들어간다. 이 절개선은 위–식도 접합부(gastro-oesophageal junction) 수술시에 복강을 열기위해 늑골연(costal margin)을 지나 계속 이어질 수 있다.

심장내로의 주사시에는 5번째 갈비사이공간의 내측을 통해 들어간다. 바늘을 검상돌기의 옆을 따라 흉골체의 심부를 향해 넣으면 심낭강(pericardial cavity)으로 들어간다.

늑간신경(intercostal nerve)은 각 늑골의 아래경계 심부로 주행하며 통증 치료 목적으로 국소마취를 시행할 수 있다. 이때 주로 사용되는 주사접근 포인트는 1개나 그 이상 늑골의 아래 가장자리에서 후액와선(posterior axillary line)을 따라 심부로 접근한다.

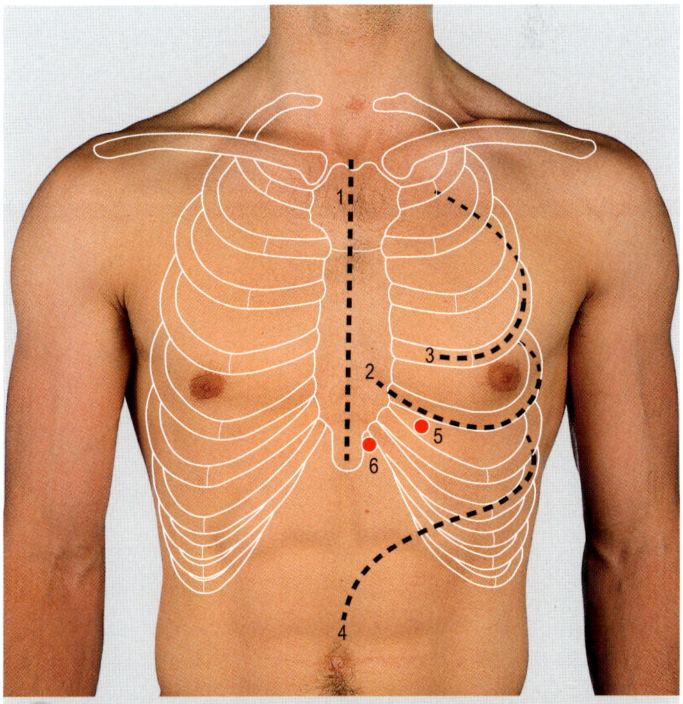

4.13 앞쪽 흉벽의 응용 해부학(Applied anatomy of the anterior chest wall)

1 중격으로의 접근을 위한 중앙선 흉골절개술(Midline sternotomy approach to the mediastinum)
2 5번째 늑골의 바닥면을 통한 좌측 전외측 개흉술(Left anterolateral thoracotomy through bed of fifth rib)
3 4번째 늑골의 바닥면을 통한 후외측 개흉술(Posterolateral thoracotomy through bed of fourth rib)
4 흉–복부 절개(Thoraco–abdominal incision)
5 심실의 주사 삽입점(Point for insertion of a needle into ventricle)
6 응급 심장막천자를 위한 심막강 안으로의 주사 삽입점(Point for insertion of a needle into pericardial cavity for emergency pericardiocentesis)

외측 흉벽, 유방, 겨드랑 Lateral chest wall, breast and axilla (그림 4.14~4.17)

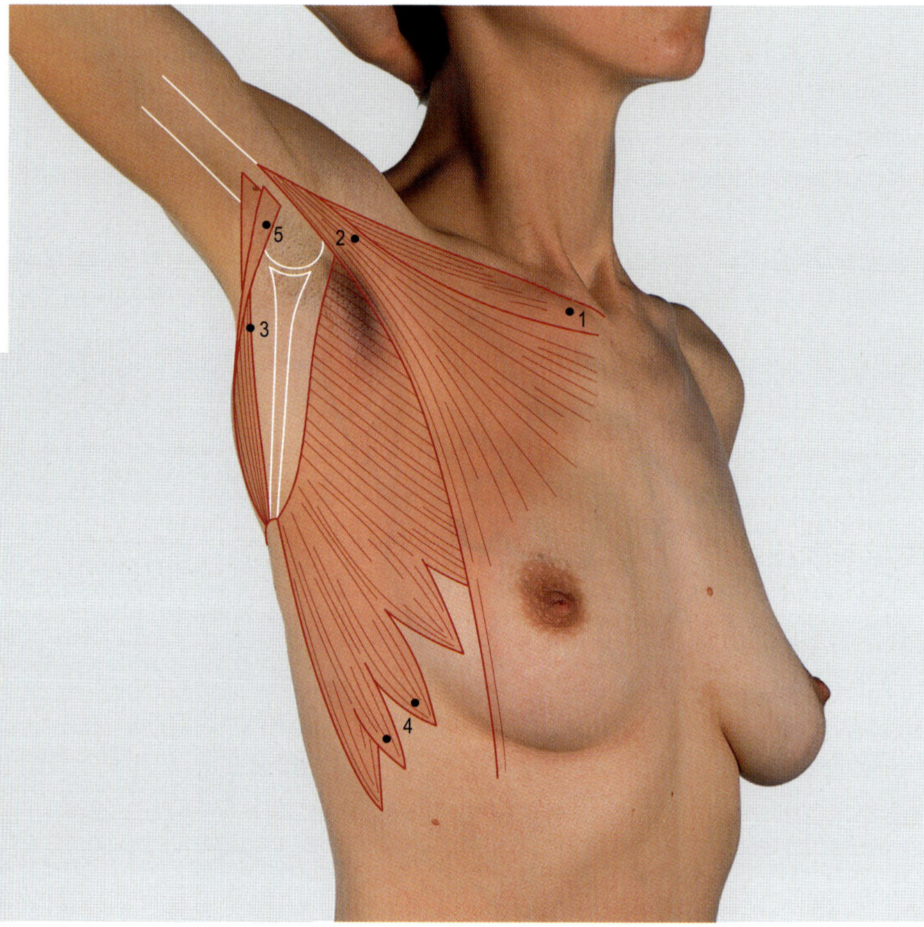

4.14 외측 흉벽과 겨드랑(Lateral chest wall and axilla)

1 쇄골(Clavicle)
2 대흉근의 쇄골두와 흉늑두에 의해 만들어 지는 전방 겨드랑주름(Anterior axillary fold made up primarily of clavicular and sternocostal heads of pectoralis major muscle)
3 대원근과 주변을 감싸고 있는 광배근건에 의해 만들어 지는 후방 겨드랑주름(Posterior axillary fold formed by teres major, with the tendon of latissimus dorsi wrapping around it)
4 늑골의 외측을 지나는 전거근 가지(Slips of the serratus anterior passing onto lateral aspect of ribs)
5 광배근(Latissimus dorsi)

외측 흉벽은 흉곽(rib cage)에 의해 이루어진다. 아래로는 늑골연, 위로는 겨드랑까지 올라간다. 흉벽 외측의 경계는 특별한 경계선은 없이 앞 및 뒤흉벽으로 이어진다(그림 4.14). 늑골은 이 벽을 따라 촉진할 수 있지만, 겨드랑 부위에 있는 제일 상부의 늑골은 불분명하므로 개수를 셀 때는 부유늑골이나 흉골 부위에서부터 늑골을 촉진해가도록 한다. 전거근(serratus anterior)은 견갑골의 앞내측연에 붙으며 외측으로 주행하면서 여덟 갈래로 갈라지면서 상부 8개의 늑골에 붙는다. 근육 갈래들은 마른 사람에서는 육안으로도 잘 나타나며 5, 6, 7, 8 늑골 부위에서 외복사근(external oblique)과 교차하는 것도 볼 수 있다. 상완신경총(brachial plexus)에서 나온 장흉신경(long thoracic nerve)의 지배를 받는다.

여성 유방의 경계는 2~7번째 늑골, 흉골의 외측경계에서 앞 겨드랑 주름까지이다. 대흉근, 전거근, 외복사근의 위를 덮고 있다(그림 4.16). 유방의 겨드랑쪽 꼬리(axillary tail)는 대흉근의 아래쪽 가장자리 주위에서 상외측(superolaterally)으로 뻗어 겨드랑으로 들어간다. 여성유방의 크기와 유두의 높이는 사람마다 다르다. 남자에서 유두의 높이는 4번째 갈비사이공간에서 쇄골중앙선(midclavicular line)에 위치한다.

겨드랑은 지방으로 찬 피라미드 모양의 강(cavity)으로 가슴과 팔을 분리시킨다. 그 내벽은 상부 6개의 늑골로 구성되며 앞 및 뒤벽은 외측을 향해 모이면서 위쪽 상완골체(shaft of the humerus)로 합쳐진다. 앞/뒤 벽은 엄지와 손가락 사이에서 느낄 수 있으며, 앞쪽 벽이 더 높게 위치하며 주로 대흉근으로 구성된다(그림 4.16). 뒤쪽 벽은 주로 견갑골의 내측연에서 시작하여 상완골의 이두근구(bicipital groove)의 안쪽에 붙는 대원근(teres major)으로 구성되고 광배근건은 대원근의 아래경계 주위를 감싼다(그림 4.14). 겨드랑의 첨부는 경추–액와관(cervico-axillary canal) 이라 불리는 좁은 개구부를 통해 목 안으로 통한다. 이 관을 통해 겨드랑 혈관들(axillary vessels)과 상완신경총의 코드(cords of brachial plexus)가 지나간다. 동맥은 뒤겨드랑벽의 외측에서 촉진할 수 있다. 상완신경총의 코드들은 액와초(axillary sheath)내에 겨드랑 동맥과 비슷하게 적용된다. 국소마취제는 액와초를 통해 주사하면 약물이 퍼지면서 부분마취가 이루어진다. 겨드랑에는 많은 림프선이 있고, 흉벽에서 팔까지 피부에 의해 덮여있다.

손의 편평한 면을 흉벽에 대해 누르면서 유방의 종괴(abnormal masses) 유무를 촉진할 수 있다. 유방의 가동성은 환자에게 양손을 양 고관절(hips)에 올려놓고 누르게 하면서 평가할 수 있다. 유방의 악성종양(malignancy)은 겨드랑의 림프선으로 전이될 수 있

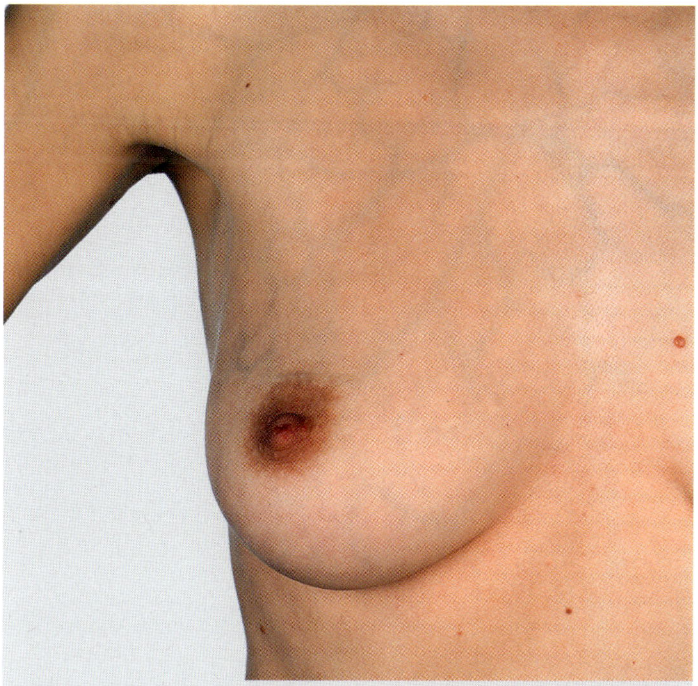

4.15 여성 유방(Female breast)

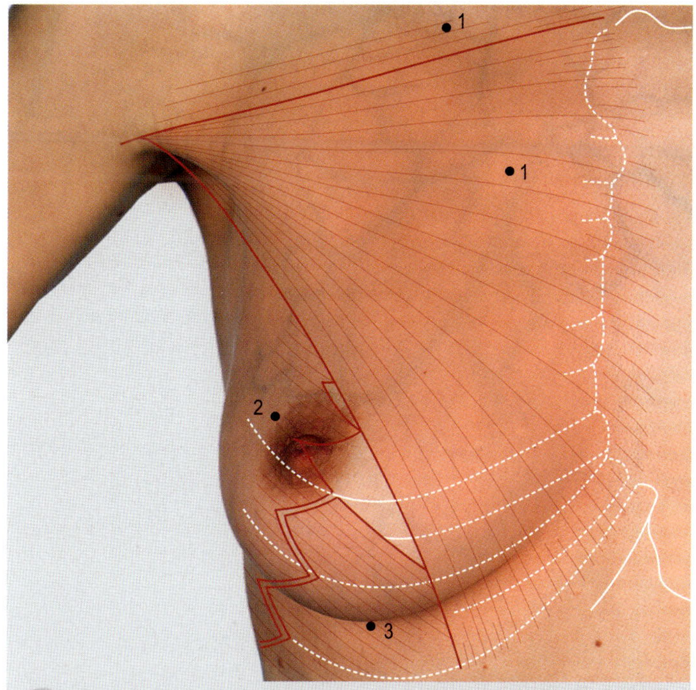

4.16 여성 유방: 흉벽과의 관계(Female breast: relation to the chest wall)

1 대흉근(Pectoralis major)
2 전거근(Serratus anterior)
3 외복사근(External oblique)

다. 이 림프선들은 감염이나 다른 부위의 악성종양이 있을 때에도 포함될 수 있다. 림프선은 전방(anterior), 후방(posterior), 내측(medial), 외측(lateral), 정상(apical) 그룹으로 나뉜다. 정상 그룹은 겨드랑의 높은 곳에 위치하며 경추-액와관을 통해 쇄골하림프절(infraclavicular node)와 쇄골상림프절(supraclavicular node)과 교통하고 이러한 림프관(lymph channel)은 쇄골하림프관(subclavian lymph trunk)을 형성한다(그림 4.17). 정상적으로 겨드랑 림프선은 'shotty node'라 불리는 주로 지름이 4~8mm 정도의 작은 결절로 만져질 수 있다.

겨드랑 내의 구조물들은 환자의 손은 가슴에 올려놓고 팔꿈치는 구부리고 팔은 약간 외전시킨 자세에서 촉진이 가능하다. 환자의 오른쪽겨드랑은 검사자의 왼손으로, 왼쪽겨드랑은 검사자의 오른손으로 만져볼 수 있다. 이때 검사자의 반대 손은 환자의 팔꿈치를 잡고 팔의 무게를 지지해 주도록 한다. 정상&내측 림프선(apical & medial node)은 손을 컵 모양처럼 해서 겨드랑의 외측에서 위쪽으로 올라오면서 촉진할 수 있고, 흉벽에 대해서 손을 아래로 당기면서 겨드랑의 내용물을 느낄 수 있다. 그 외의 다른 림프선군은 앞뒤 겨드랑벽과 외측으로는 상완골을 향해 누르면서 촉진할 수 있다.

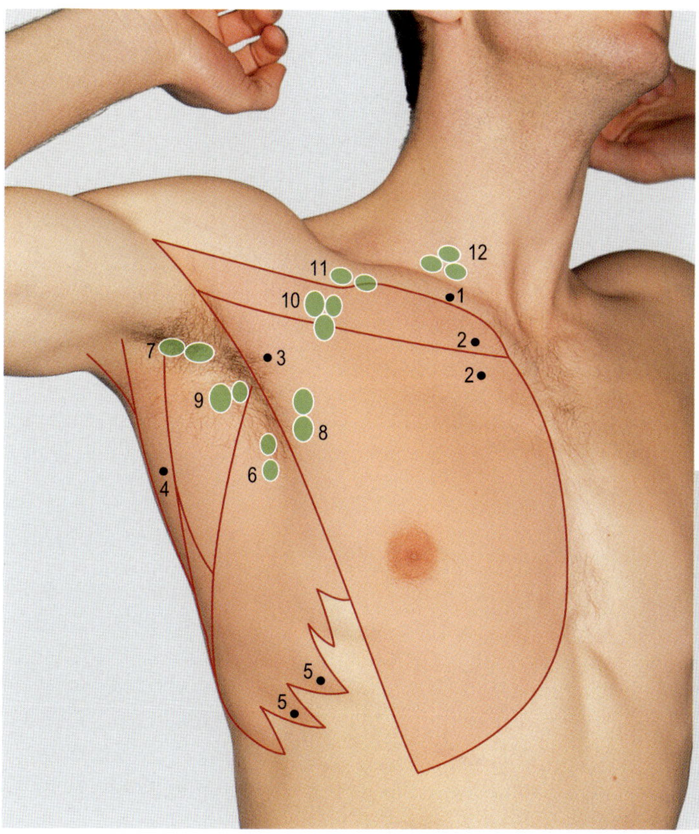

4.17 겨드랑 림프선(Axillary lymph node)

1 쇄골(Clavicle)
2 대흉근(Pectoralis major)
3 전방 겨드랑주름(Anterior axillary fold)
4 광배근건(Tendon of latissimus dorsi)
5 전거근(Serratus anterior)
6~10 림프선 그룹(Groups of nodes)
6 내측(Medial)
7 외측(Lateral)
8 전방(Anterior)
9 후방(Posterior)
10 정상(Apical)
11 쇄골하(Infraclavicular)
12 쇄골상(Supraclavicular)

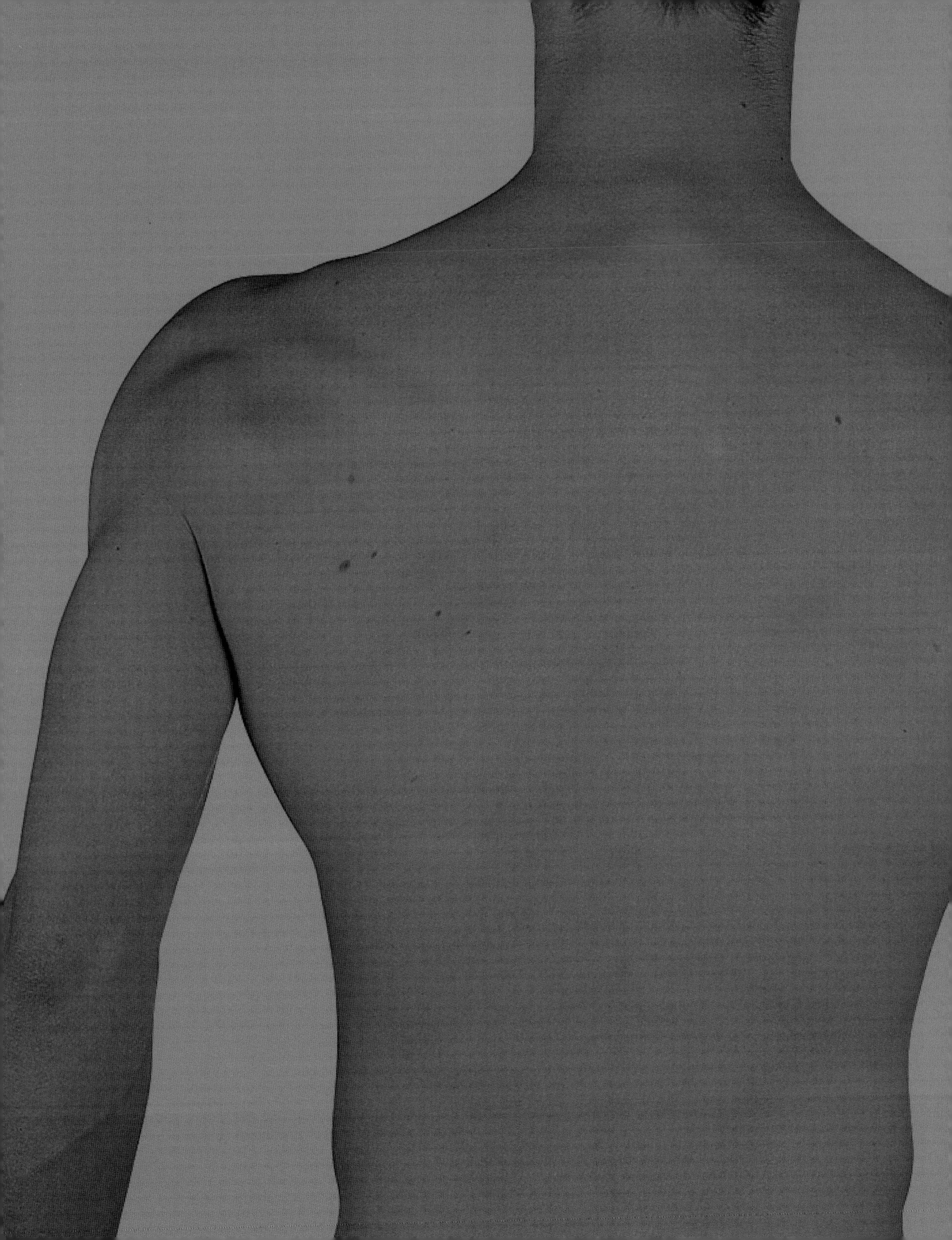

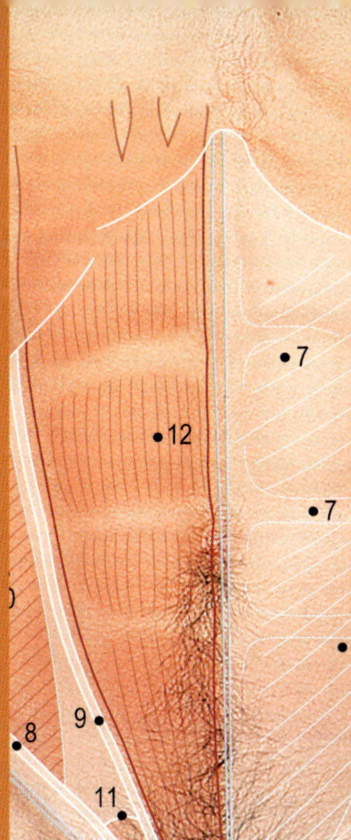

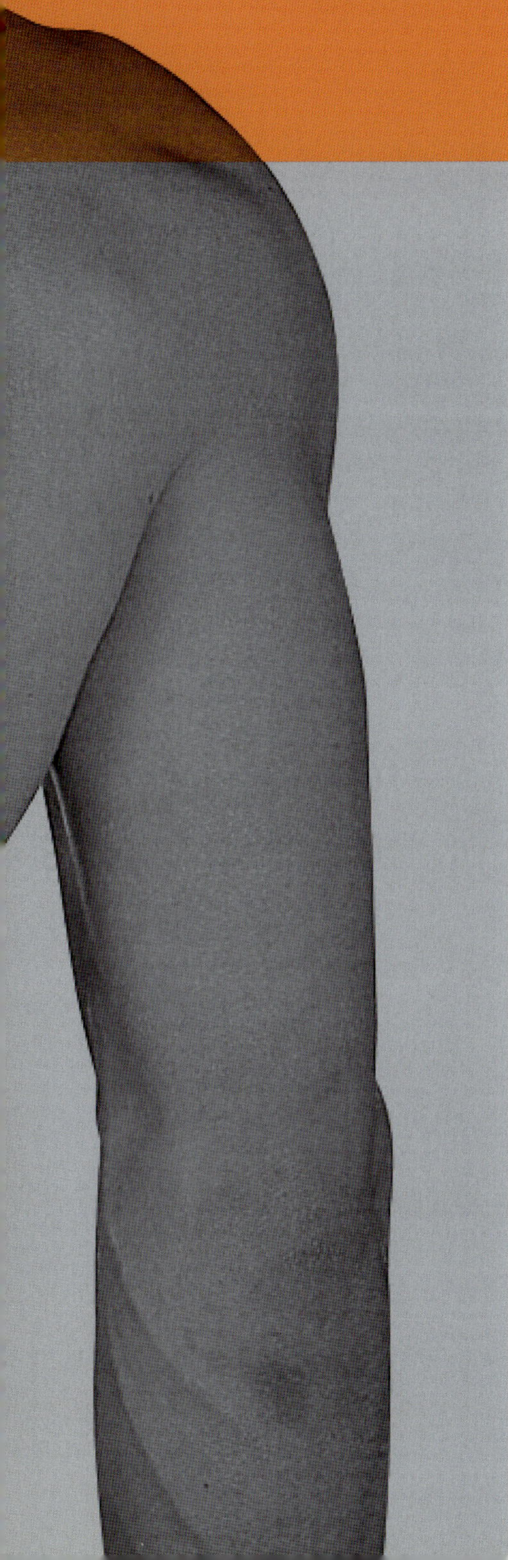

5 복부와 골반

ABDOMEN AND PELVIS

전 복벽 Anterior abdominal wall (그림 5.1~5.8)

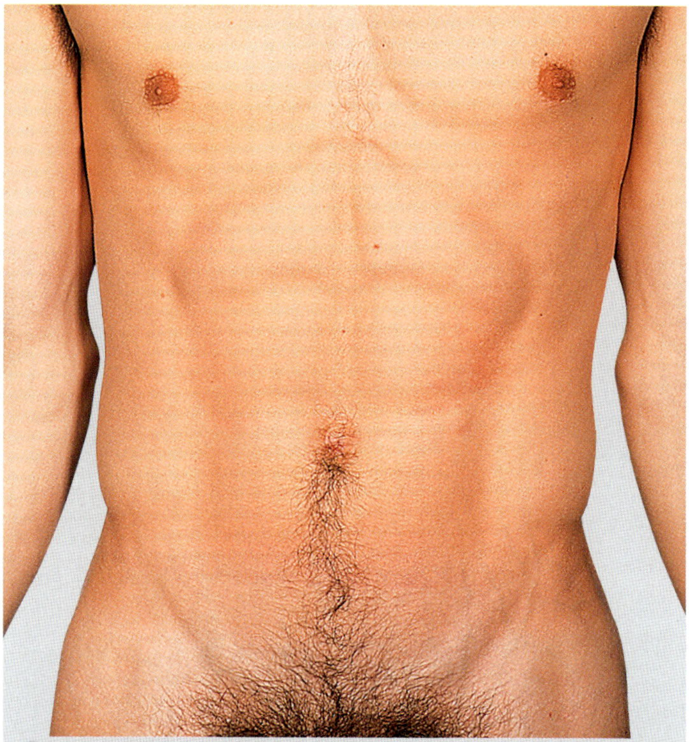

5.1 전 복벽(Anterior abdominal wall)

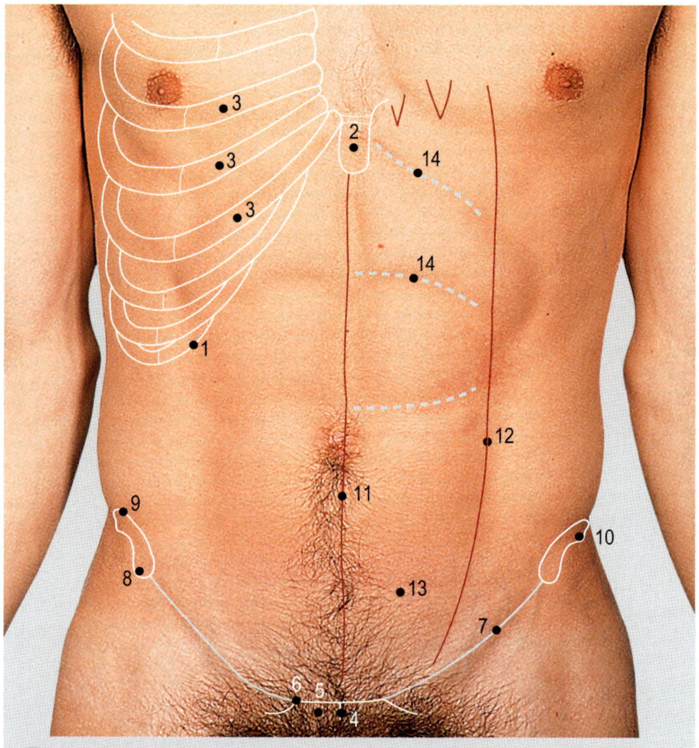

5.2 전 복벽: 뼈(Anterior abdominal wall: bones)

1 늑골경계(Costal margin)
2 검상돌기(Xiphisternum)
3 5~7번째 늑연골(Fifth, sixth and seventh costal cartilages)
4 치골결합(Symphysis pubis)
5 치골몸통(Body of pubis)
6 치골결절(Pubic tubercle)
7 서혜인대(Inguinal ligament)
8 전상장골극(ASIS)
9 장골능(Iliac crest)
10 장골결절(Iliac tubercle)
11 백색선(Linea alba)
12 반월선(Linea semilunaris)
13 복직근(Rectus abdominis)
14 나눔 건(Tendinous intersection)

전 복벽의 상 경계는 늑골 아래 가장자리이며, 아래 경계를 이루는 구조물은 내측에서부터 외측으로 치골결합(pubic symphysis), 치골결절(pubic tubercle), 서혜인대(iguinal ligament), 전상장골극(ASIS), 장골능(iliac crest)이다(그림 5.2). 복벽은 세 개의 편평한 근육으로 구성되어 있으며 이들은 내측에서 합쳐져 섬유집(fibrous sheath)을 만드는데 이것이 가운데 양쪽에서 수직으로 가로지르는 복직근(rectus abdominis)이다. 이 섬유집이 가운데서 만나 줄을 형성한 것을 백색선(linea alba)이라 한다. 이 섬유집 앞면의 복직근에 세 개의 가로 나눔선이 있다. 이 선은 복근이 발달한 경우에 배꼽 위에서 잘 볼 수 있으며; 이를 나눔 건(tendinous intersection)이라 한다(그림 5.1). 복직근의 상부 끝은 외측에서 내측으로 흉곽의 앞면을 지나 5~7번째 늑연골에 부착한다. 복직근이 전 복벽 외측에 형성한 선을 반월선(linea semilunaris)이라 한다.

세 개의 복근 중에서 가장 얕은 층의 근육은 외복사근(external oblique)이다; 이 근육은 위로는 아래 여덟 개의 늑골 외측 그리고 가운데 네 개의 늑골에서는 전거근(serratus anterior)과 교차하면서 부착되어 있으며 내측에서는 복직근 섬유집(sheath)의 일부를 구성하며, 아래로는 치골결합, 치골결절, 전상장골극과 장골능의 전방 1/2 부위에 부착하고 있다. 이 근육은 건막(aponeurotic)으로 광범위하게 자리 잡고 있는데, 이 선은 9번째 늑골에서 배꼽까지 아래 방향 수직으로 내려와서는 외측으로 곡선을 그리며 전상장골극에 부착한다. 전상장골극과 치골결절 사이에서 건막 언저리(aponeurotic edge) 부분이 다시 곡선을 그리며 서혜인대를 형성한다. 이 근육은 뒤 경계면이 있으나 생명체인 상태에서는 보이거나 촉진되지 않는다. 앞 복벽의 근육은 아래 다섯 개의 늑간신경(intercostal nerve), 하늑골신경(subcostal nerve), 그리고 1번째 요추신경(lumbar nerve)이 지배한다.

전 복벽의 각 부위를 기술하기 위한 목적으로 두 개의 수평선(subcostal, transtubercular)과 쇄골의 중앙을 수직으로 지나면서 9번째 늑연골과 서혜인대 중앙 지점을 지나는 두 개의 수직선에 의한 아홉 개의 부위로 나눈다(그림 5.5 – 이 선은 9번째 늑연골의 끝 부위에서 늑골 가장자리와 서혜인대 중앙 부위를 가로지른다). 늑골 아래면(subcostal plane)은 3번째 요추의 아래 부분을 지나며, 장골결절 횡단면(transtubercular plane)은 장골결절과 5번째 요추를 지난다. 이들 선에 의해 형성되는 중앙의 세 부위는 상 복부(epigastrium), 배꼽 부위(umblical), 치골 상부(suprapubic)이며 양면에는 늑골아래 부위(hypochondrium), 요부(lumbar), 그리고 장골부(iliac)로 나누어진다. 가끔 임상적으로 인용되는 또 다른 선은 십이지장의 1번째 부위를 수평으로 지나는 십이지장 횡단선이며, 이는 1번째 요추의 아래 부분 높이에 해당한다. 전면에서 유문 횡단면(transpyloric plane)은 검상돌기–흉골 접합부(xiphisternal joint)

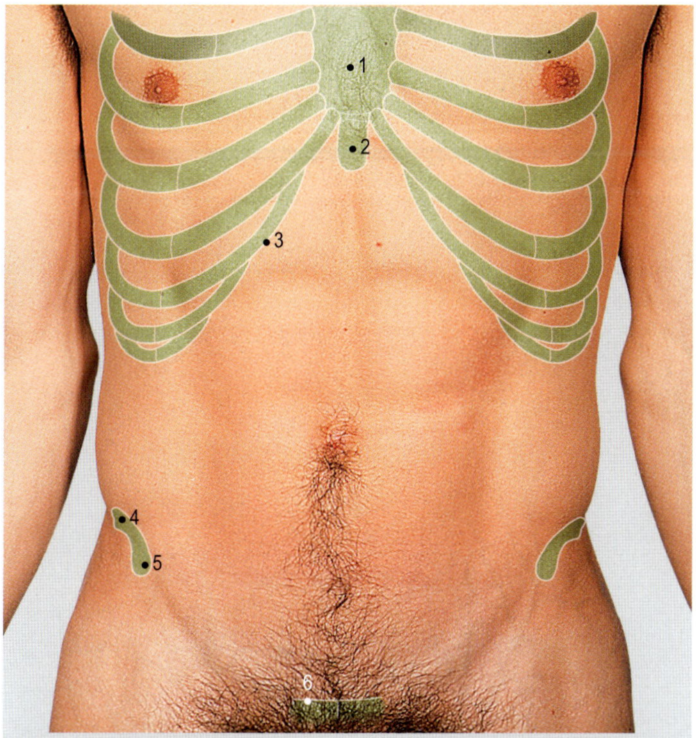

5.3 전 복벽: 촉진 가능한 구조(Anterior wall: palpable structures)

1 흉골 몸체(Body of sternum)
2 검상돌기(Xiphisternum)
3 늑골경계(Costal margin)
4 장골결절(Tubercle of ilium)
5 전상장골극(ASIS)
6 두 개의 치골 상부, 중앙에 치골 결합에 의해 연결(Upper border of two pubic bones, united by midline symphysis pubis)

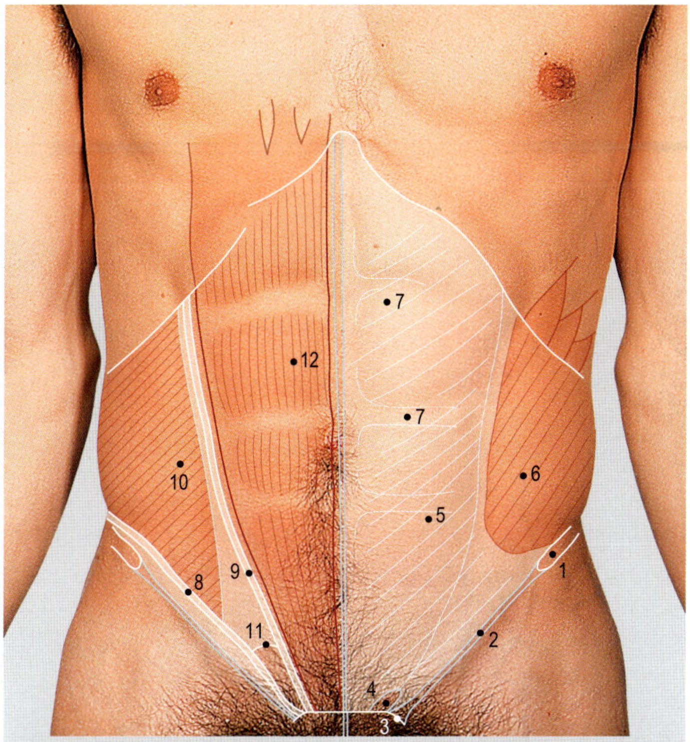

5.4 전 복벽: 근육(Anterior abdominal wall: muscles)

1 전상장골극(ASIS)
2 서혜인대(Inguinal ligament)
3 치골결절(Pubic tubercle)
4 서혜인대 표면 링(Superficial inguinal ring)
5 외복사근 건막(External oblique aponeurosis)
6 외복사근 섬유(External oblique muscle fibres)
7 복직근 나눔 건(Tendinous intersections of rectus abdominis)
8, 9 외복사근의 절단면(Cut edges of external oblique)
10 내복사근(Internal oblique fibers)
11 결합인대(Conjoint tendon)
12 복직근(Rectus abdominis muscle)

와 배꼽의 가운데에 위치한다. 복강은 위로는 횡경막 아래의 하부 늑골 뒤에서부터 아래로는 골반 횡경막(항문거근으로 형성)에까지 확장되어 있다.

소화기 계통의 표면 마킹(Surface markings of the alimentary tract) (그림 5.6)

식도는 10번째 흉추 높이에서 중앙의 바로 외측으로 횡경막을 통과한다. 십이지장의 시작 부위는 다양하며 중앙의 우측에서 시작되지만 간혹 유문 횡단면(transpyloric plane)의 내측이나 혹은 훨씬 더 아래에서 시작한다. 위장의 크기는 다양하며 상 복부(epigastrium) 부위를 채우고 일부는 흉곽에 덮여 있다. 십이지장은 우측으로 볼록한 C자 모양으로 굽어지며 십이지장 공장 굴곡(duodenojejunal flexure) 부위에서 끝나는데 이 위치는 몸의 중앙이며 거의 늑골 아래 면이 된다. 소장 장간막(mesentery)의 근원은 이 굴곡 부위에서 우측 장골와(iliac fossa)를 향해 비스듬하게 주행하며, 복부의 중앙과 골반의 상부는 소장의 루프(loop)로 채워져 있다.

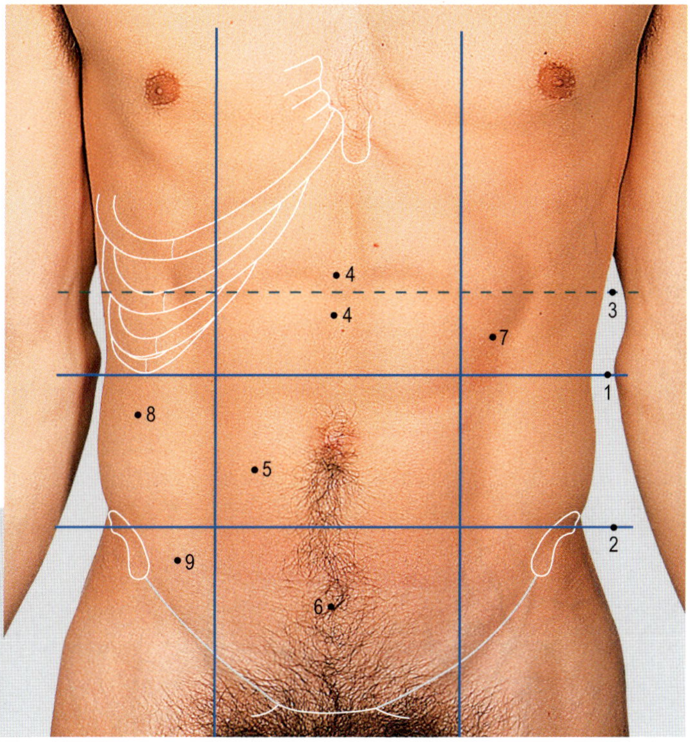

5.5 복부(Regions of the abdomen)

1 늑골 아래면(Subcostal plane)
2 장골결절 횡단면(Transtubercular plane)
3 유문 횡단면(Transpyloric plane)
4 상 복부(Epigastrium)
5 배꼽 부위(Umbrical)
6 치골 상부(Suprapubic)
7 늑연골 하부(Hypochondrium)
8 요부(Lumbar)
9 장골부(Iliac)

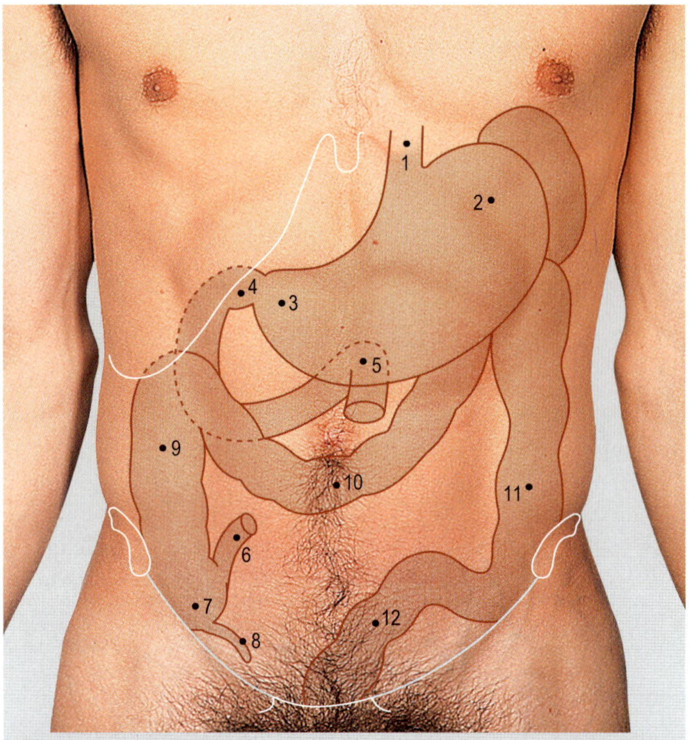

5.6 소화기 계통의 표면 마킹(Surface markings of the alimentary tract)

1 식도(Oesophagus)
2 위(Stomach)
3 유문부위(Pyloric antrum)
4 십이지장(Duodenum)
5 십이지장공장 굴곡 (Duodenojejunal flexure)
6 회장 말단부(Terminal ileum)
7 맹장(Cecum)
8 충수돌기(Appendix)
9 상행결장(Ascending colon)
10 횡행결장(Transverse colon)
11 하행결장(Descending colon)
12 S자 결장(Sigmoid colon)

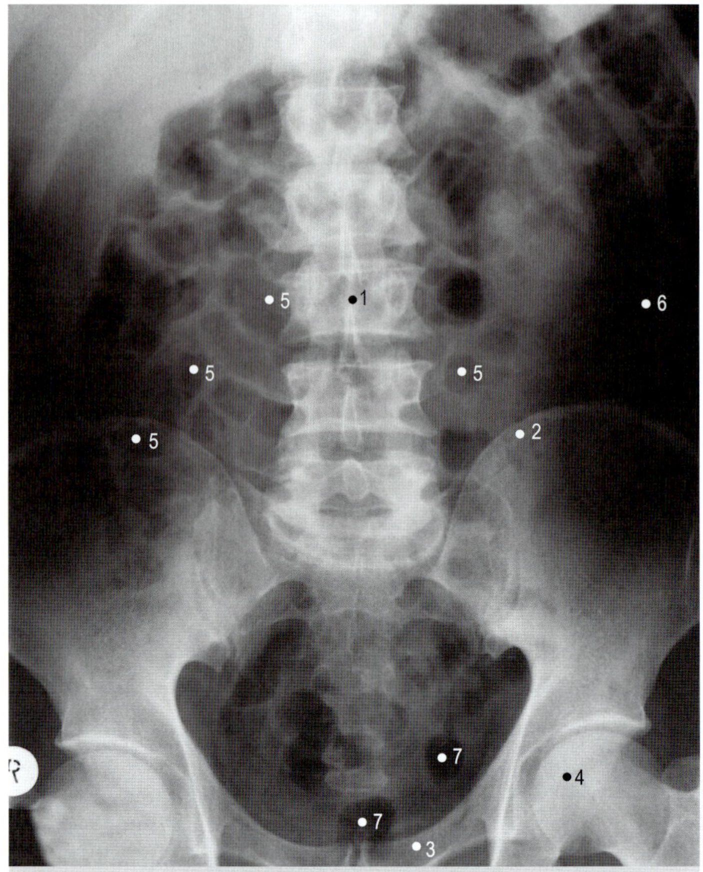

5.7 복부의 X-ray(Abdomen: plain abdominal radiograph)

1 3번째 요추
2 장골(Ilium)
3 상 치골지(Superior ramus of pubis)
4 대퇴골두(Femur head)
5 소장 가스 음영(Gas shadows in small gut)
6 좌측 결장 가스 음영(Gas shadow in left colon)
7 직장의 가스 음영(Gas shadow in rectum)

충수돌기의 베이스는 우측 장골와(iliac fossa)에 위치하며, 표면 마킹(surface marking)은 전상장골극(ASIS)과 배꼽을 잇는 선의 내측 1/3 지점과 외측 1/3 지점이 만나는 곳이다. 염증 초기에는 배꼽 주위로 전이통(10번째 흉추신경 피부분절)이 생기다가 점점 심해져서 복막(peritoneum)으로 염증이 퍼지면 우측 장골와에 국소 압통이 심해진다. 충수돌기의 선단 부분은 맹장의 외측 아래 또는 뒤에 위치하는 것이 보통이지만 때로는 골반 아래에 까지 위치하거나 회장 말단부 근처에 있는 경우도 있다. 맹장, 상행결장 그리고 간 굴곡 부위, 비장 굴곡 부위는 후복막(retroperitoneum) 구조물이지만 가로결장과 S자 결장은 장간막(mesentery)을 가지고 있으며 그 위치가 다양하다(그림 5.6).

소화기에 발생한 염증으로 인한 통증은 초기에는 전이통증 일

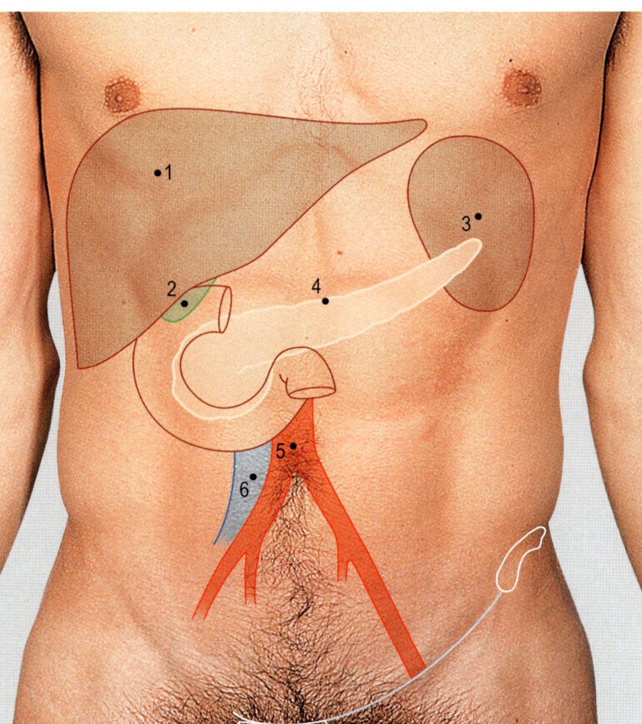

5.8 복부 비소화 장기의 표면 마킹(Surface marking of non-alimentary abdominal viscera)

(3~6번의 구조물은 후 복벽에 위치해 있는 것이다)

1 간(Liver)
2 담낭(Gall bladder)
3 비장(Spleen)
4 췌장(Pancreas)
5 대동맥 분기(Aortic bifurcation)
6 하대 정맥 형성부(Formation of inferior vena cava)

수 있지만(소장과 충수돌기는 배꼽 주위, 대장은 치골 상부 주위) 진행되면 병변이 생긴 소화기에 국소 압통이 생긴다.

비소화기 장기의 표면 마킹(Surface markings of non-alimentary tract viscers) (그림 5.8, 5.11)

간은 늑골경계(costal margin) 상부의 우측 하늑연골(hypochondrium) 내에 위치한다. 간의 상부 경계면은 횡경막으로 볼록 솟아 있으며 4번째 늑간의 위치에 해당한다. 간의 좌엽은 상 복부를 지나 검상돌기(xiphisternum)의 깊은 층에 위치한다. 담낭은 쇄골 중앙선이 늑골 경계를 지나는 부위(9번째 늑골에 해당)에서 간의 바로 밑에 위치한다. 비장은 좌측 9~12번째 늑골선을 따라 그 뒤에 위치한다. 신장은 후 복벽에 놓여 있으며(그림 5.11), 췌장은 십이지장의 C자 부위에서 시작하여 비스듬하게 위로 중앙선을 향해 위치하며 그 꼬리 부위는 비장의 페문(hilum of spleen)으로 들어간다.

복부 동맥은 중앙선 근처의 후 복벽에 위치하며 하대정맥의 좌측에 놓여 있으며 4번째 요추 높이인 배꼽 높이에서 갈라진다. 총장골동맥 및 외장골동맥(common and external iliac arteries)은 배꼽에서 서혜인대 중앙 지점(전상장골극과 치골결합 사이의 중간)을 향해 주행하며 대퇴동맥으로 이어진다. 하대정맥(inferior vena cava)은 5번째 요추체 높이에서 형성되며, 그것의 지맥은(tributaries) 동맥의 우측 뒤에 놓여 있다. 외장골정맥과 대퇴정맥은 각 관련 동맥의 내측에 위치한다. 배꼽은 젊고 근육이 발달한 경우에는 3, 4번째 요추 사이의 디스크 높이에 위치하지만 중년이 되면 4번째 요추체 높이에 위치한다.

복부 절개 Abdominal incisions

대부분의 복부 장기는 중앙선의 절개를 통해 접근이 가능하며(그림 5.9), 장기에 따라 복부의 상, 하 또는 전체 복부를 따라 절개를 하게 된다. 복부 절개는 중앙선을 기점으로 두 개의 표피층 즉 표면 근막과 백색선의 양쪽 복직근을 건드리지 않는 범위 내에서 충분히 넓게 절개한다. 이 때 횡근막(transversalis fascia)과 복막(peritoneum) 또한 같이 절개된다.

간과 담낭은 우측 하늑골(subcostal)을 절개하면서 접근한다. 복직근과 그를 싸고 있는 복직근 섬유집(rectus sheath)이 절개되어 나누어지는데, 마치 세 개의 판 모양을 한 복근 같다. 좌측 하늑골 절개는 비장 접근 시에 시행하며, 양쪽 신장과 부신에 접근하기 위해서는 좌우측 하늑골 절개를 모두 시행한다.

방광, 자궁 및 부속 장기는 치골 상부의 횡단 절개를 통해 접근한다. 피부는 절개로 인해 선 안에서 표면 근막과 전방 복직근 섬유집의 두 개 층으로 나누어진다. 이 위치에서는 복직근이 복직근 섬유집(rectus sheath)에 부착되어 있지 않으므로 횡근막과 복막을 노출시키기 위해서는 근육을 양 옆으로 젖히면 된다; 이 조직들은 피부를 절개함으로써 선 안에서 나누어진다. 치골 상부에 접근하여 치골결합의 뒤편에 있는 방광 하부와 전립선에 접근할 수 있으며 이 때 복막을 뒤로 젖힐 수는 있으나 분리할 수는 없다.

충수돌기는 전상장골극(ASIS)에서 내측 상부 3cm 부위를 절개하여 들어가 피부와 두 개의 표면근막 층을 나눈다. 외복사근과 건막 섬유가 같은 면으로 주행하고 있으므로 이 선 안에서 분리된다. 서로 다른 면에서 주행하는 내복사근(internal oblique muscle)과 복횡근(transverse abdominus) 또한 중앙 절개에 의해 이들의 섬유가 분열되게 되므로 절개가 끝난 후 복구했을 때의 그 분리된 선은 마치 격자형 패션 모양으로 서로 겹치게 된다. 좀 더 넓은 범위를 노출시키기 위해서는 피부 절개도 길게 하고 세 개의 복벽 근육을 분리시키도록 하며, S자 결장에 접근하기 위해서는 이와 유사하게 좌측에서 장골을 절개해야 한다.

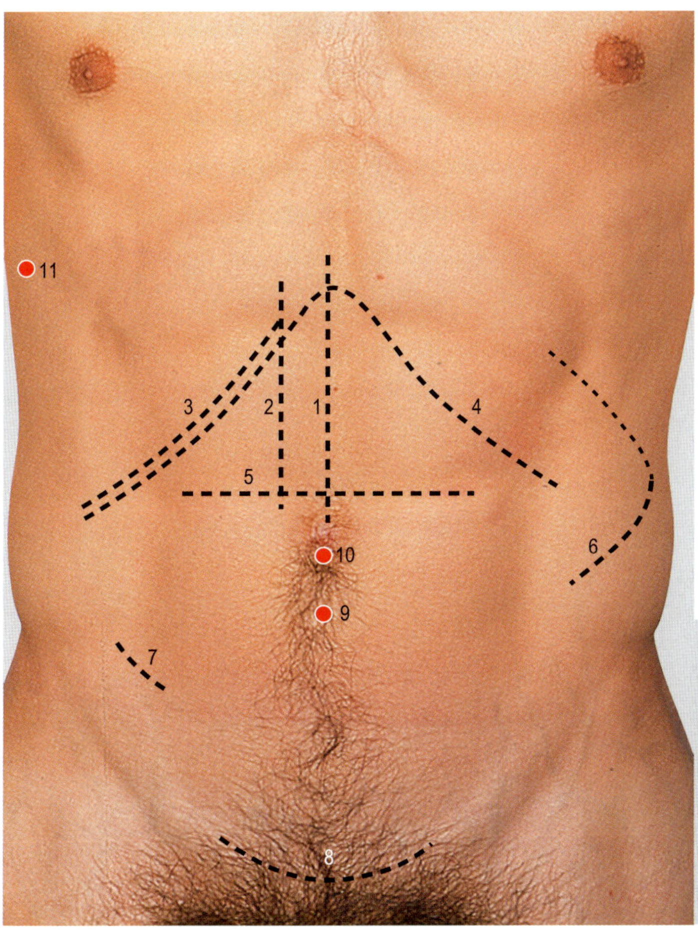

5.9 복부 절개; 전면(Abdominal incisions: anterior)

1 중앙선(Midline)
2 중앙선 주변(Paramedian)
3 하 늑골(Subcostal)
4 정점 선(Roof top)
5 횡단 선(Transverse)
6 신장(Renal)
7 충수돌기(Appendix)
8 상 치골(Suprapubic)
9 복막 카테트 삽입 포인터(Point for insertion of peritoneal catheter)
10 복강경 삽입 포인터(Point for insertion of laparoscope)
11 간 생체조직 검사 접근부(Access point for liver biopsy)

이 부위에 이상을 가진 유아인 경우에 위십이지장 경계부에 접근할 때에는 유문 횡단면(transpyloric plane)에서 복직근을 가로로 절개를 한다. 신장은 앞 부위에서도 접근이 가능하지만, 후 복막 장기이므로 12번째 늑골선을 따라 절개를 하고 복근들을 분리시키면서 뒤에서 접근하는 것이 쉽다(그림 5.11).

간 생체조직 검사나 담도 평가를 위해 방사선 물질을 삽입하기 위한 목적으로 간에 바늘을 삽입할 경우에는 앞 겨드랑이 선상의 우측 7번째 늑간에서 삽입한다. 흉강 외측 우묵한 곳(lateral recess of pleural cavity)과 횡경막을 통해 바늘이 들어가며 환자가 숨을 내쉬고 멈춘 상태에서 삽입하도록 하여 폐에 손상을 주지 않도록 주의를 요한다. 이 과정은 간의 생체조직을 얻기 위한 경우나 혹은 담관 계통에 방사선 불 투과성 이물질이 막혀 있는 것을 찾아내고자 할 때 사용되어 지기도 한다. 신장도 후면의 표면 마킹을 통해 생체조직 검사 등을 시행한다(그림 5.11).

비정상적인 복수(peritoneal fluid)의 유무나 표본 채취를 위해 장골와(iliac fossa) 부위를 통해 복강 내로 바늘을 주입하기도 한다. 신장 투석을 위해 복막 튜브를 삽입할 때에는 배꼽 아래 2cm 부위의 백색선(linea alba)을 통해 들어간다; 혈액투석액(dialysate)은 주입하였다가 몇 시간 후 다시 빼낸다.

후 복벽 Posterior abdominal wall (그림 5.10~5.12)

몸통의 후방에는 하부 늑골(lower ribs), 장골능(iliac crest), 후상장골극(PSIS), 후하장골극(PIIS), 요추, 천골의 후면을 만질 수 있다(그림 5.11). 양 장골능을 잇는 능간경 선(intercristal line)은 3번째 요추와 4번째 요추의 극돌기 사이를 지나가며 종종 4번째 요추 극돌기를 지나가기도 한다. 이것을 복부의 장기에서 폐까지의 위치 연관성을 살펴보기 위해서 그림 4.9(p.37)와 비교해 보길 바란다.

이 부위에 광배근(그림 7.16, p.74)의 기시점이 자리 잡고 있으며 그 깊은 층에는 강력한 척추기립근이 위치해 있다. 비장은 좌측 흉부의 후방 외측으로 9~11번째 늑골의 깊은 층에 위치하며 해당 부위가 외상을 입으면 손상되기 쉽다. 신장은 유문 횡단면(transpyloric plane)에 위치하며 우측이 약간 더 높이 자리 잡고 있다. 신장의 축은 약간의 각을 이루고 있어 하극(inferior pole)이 수직면에서 더 멀리 떨어져 있다. 생체 조직검사나 혹은 폐색성 신우(obstructed renal pelvis)를 드레인(drain)할 때에 이 부위로 접근할 수 있다.

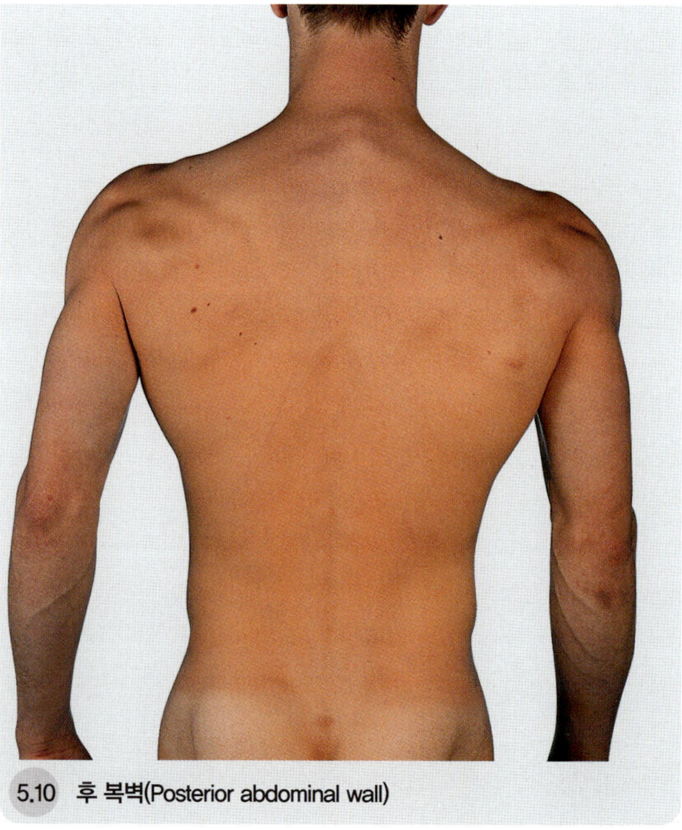

5.10 후 복벽(Posterior abdominal wall)

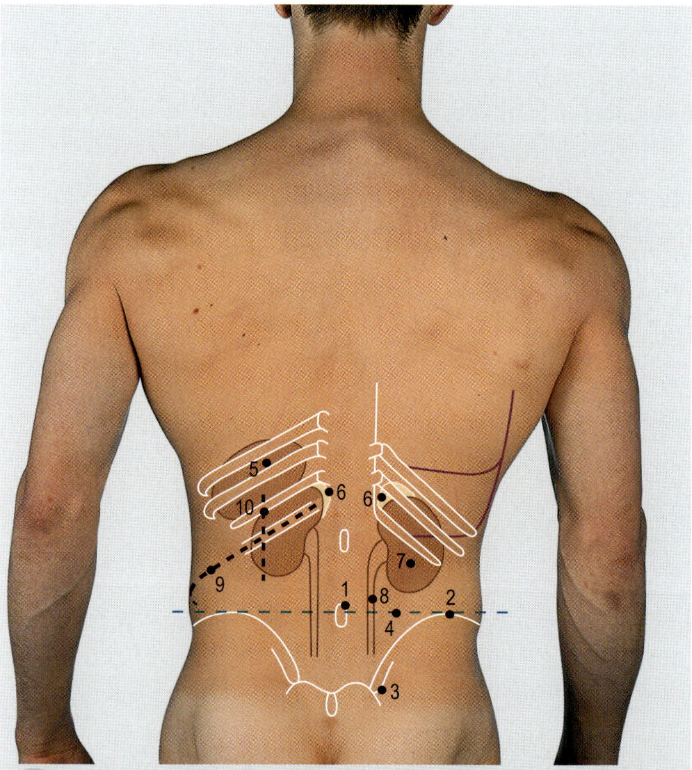

5.11 후 복벽: 골격과 연부조직(Posterior abdominal wall: bones and soft tissues)

1 4번째 요추(Fourth lumbar spine)
2 장골능(Iliac crest)
3 후상장골극(PSIS)
4 장골능간경 면(Intercristal plane)
5 비장(Spleen)
6 상 부신(Supradrenal gland)
7 우측 신장(Right kidney)
8 우측 요관(Right ureter)
9 신장절제 시 절개선(Nephrectomy incision)
10 요부 수술 시 절개선(이 선은 신장과 부신을 가장 적게 노출 시키는 부위이다)(Lumbotomy incision)

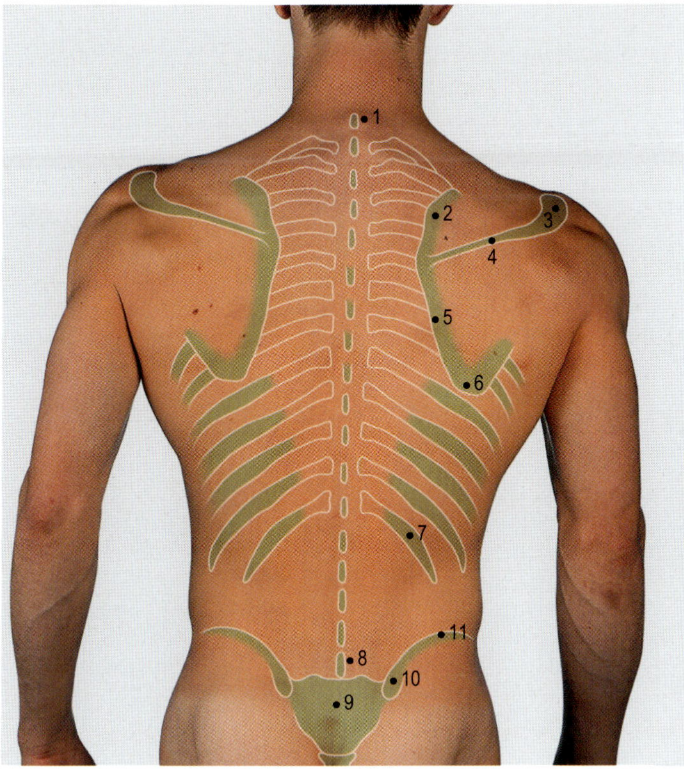

동맥과 그 분지들에 대한 평가 시에 방사선 물질을 바늘을 통해 동맥으로 주입할 수 있다. 바늘 삽입 포인터는 제1요추 높이에서 중앙선으로부터 7cm 내측 방향으로 45도 각도로 삽입한다; 바늘을 삽입 중에 척추에 닿으면 조금씩 각도를 변경하면서 동맥으로 접근한다. 허리 부분은 63페이지에 설명되어 있다.

5.12 후 복벽: 촉진 가능한 구조 (Posterior abdominal wall: palpable structures)

1 7번째 경추 극돌기(Spine of 7th cervical vertebra)
2 견갑골 상부 내측 경계면(Upper medial border of scapula)
3 견봉돌기(Acromion)
4 견갑골 돌기(Spine of scapula)
5 견갑골 하부 내측 경계면(Lower medial border of scapula)
6 견갑골 하각(Inferior angle of scapula)
7 12번째 늑골(Twelfth rib)
8 5번째 요추 극돌기(Spine of 5th lumbar vertebra)
9 천추(Sacrum)
10 후상장골극(PSIS)
11 장골능(Iliac crest)

몸통의 피부신경분절 Cutaneous innervations of the trunk (그림 5.13, 5.14)

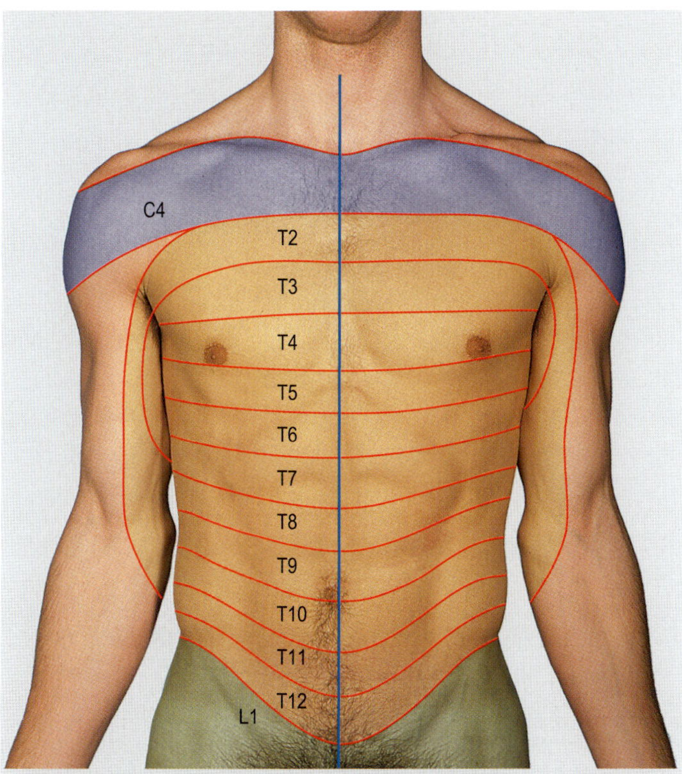

5.13 몸통의 피부신경분절: 전면(Cutaneous innervation of the trunk: anterior)

표기된 각 번호는 경추, 흉추, 요추 척추신경의 앞 일차 가지의 피부분절(anterior primary rami)을 의미한다. 이 피부분절(dermatome)은 앞뒤로 연결되어 있다.

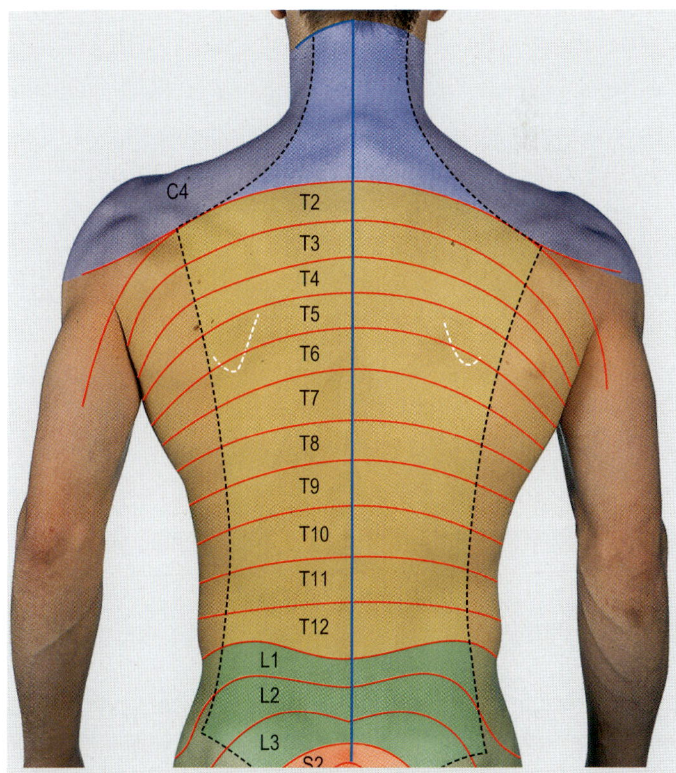

5.14 몸통의 피부신경분절: 후면(Cutaneous innervation of the trunk: posterior)

표기된 각 번호는 경추, 흉추, 요추 척추신경의 피부분절(anterior primary rami)을 의미한다. 점선은 뒤 일차 가지(posterior primary rami)가 지배하는 영역을 나타낸다.

복부 진찰 Abdominal examination

환자가 바로 누운 자세에서 베개를 머리에 베고 다리는 쭉 편 상태에서 진찰을 하며 이를 앙와자세(supine)라 한다. 복부는 완전히 노출시키되 치골부위는 덮어주고 여성의 경우에는 가슴부위도 노출이 안 되도록 한다. 여기서 복부의 크기, 모양, 대칭성, 각종 수술 흔적, 배꼽의 위치와 모양 등을 확인한다. 안정 시에 호흡은 주로 횡경막 호흡이며, 이것을 복벽에서 관찰할 수 있다. 기침 시 고개를 바닥에서 들 때에는 복근이 긴장된다. 야윈 사람에게서는 종종 동맥의 박동과 소화기의 연동운동 움직임이 보이기도 한다. 이러한 움직임은 검사자가 무릎을 굽혀 시선이 전 복벽의 레벨에 있을 때 잘 관찰될 수 있다. 예전에 한 수술로 인한 상처와 표면 서혜 개구부로 복부 장기가 돌출된 서혜 헤르니아(inguinal hernia)와 같은 비정상적인 상태를 흔히 볼 수 있다. 후자는 기침함으로써 더 두드러지는데, 이것은 기침의 충격으로 인한 팽창으로 보고 있다.

환자의 우측에 서서 청결하고 따뜻한 우측 손(비록 왼손잡이 이더라도)을 이용하여 촉진을 한다. 먼저 복부의 네 군데 부위를 부드럽게 원을 그리듯이 촉진을 하면서 복근의 긴장도와 부위별 긴장도 차이를 느껴본다. 환자에게 고개를 들거나 기침을 하게 해서 복근이 긴장되는 것을 느낄 수 있다. 정상적인 경우에는 통증이 없지만 질병이 있으면 압통이 발생하고 이차적인 보호 반사로 수의적인 근육 긴장(guarding)이나 불수의적인 근육긴장(rigidity) 나타난다.

복근의 긴장도를 평가한 후에는 복부 각 부위를 촉진하면서 장기와 종괴 등의 여부를 촉진한다. 대게 우측 늑연골 하부(hypochondrium)에서 시작하여 상 복부(epigastrium), 좌측 늑연골 하부, 배꼽, 좌측 장골, 치골 상부, 우측 장골 부위의 순으로 옮겨간다. 허리 부위는 두 손으로 해야 하므로 가장 나중에 한다. 후 복 벽과 장기의 경우에는 앞 벽을 충분히 이완시킨 후에 장기를 척추와 후 복벽근을 향해 부드럽게 누르면서 촉진을 한다. 촉진되는 장기의 모양은 그 부위 주변을 부드러운 손가락의 촉진을 통해 평가한다.

야윈 사람의 경우 간의 가장자리 부위는 우측 늑연골 하부에서 촉진이 가능하다. 간은 흡기 시에 약간 밑으로 내려오므로 이를 확인해 본다. 우측 손의 편평한 부위를 검지가 늑골 언저리와 평행하도록 한 채로 복부의 우측에 가로질러 올려놓고 누르면서 그 누른 상태를 흡기 시에도 유지하도록 하면서 촉진을 한다. 장이 팽창된 경우는 손이 밀어올려지면서 검지의 외측 경계로는 밑으로 내려오는 간의 끝 부위가 느껴진다. 간이 아주 비대해지면서 우측 장골와(iliac fossa)에까지 위치하게 되므로 처음에는 손으로 이 부위를 누르고 각 호흡 사이클마다 한 개 내지 세 개의 손가락 폭 정도씩 늑골 언저리에 닿을 때까지 이동하면서 촉진해 본다.

담낭이 커지면 쇄골 중앙선과 만나는 9번째 늑골 언저리 끝 부위에서 간과 함께 내려온다. 상 복부에는 대부분의 위가 위치하지만 잘 촉진되지는 않으며, 간이 비대한 경우에는 좌측 엽이 이 부위에서 촉진된다. 야윈 사람에게서는 위와 췌장을 통해 복부 동맥의 박동이 느껴진다. 좌측 늑연골 하부에는 나머지 위 부위가 위치하고 있으며 비장이 커지면 이 부위에 위치하게 된다. 비장이 비대해진 경우, 초기에는 좌측 겨드랑이 전방 선을 따라 늑골 언저리 밑에서 만져지지만 비대한 정도가 아주 심하면 배꼽 및 우측 장골와에까지 확대된다. 비장의 전방 가장자리의 촉진법은 간의 촉진법과 유사한데 이 선을 따라 머리 방향으로 시행한다.

대장의 내용물은 반고체 상태이므로 정상인 경우에도 종종 촉진된다. 가로결장은 배꼽을 가로질러 만져질 수 있으며 S자 결장은 좌측 장골와(iliac fossa)에서 촉진한다. 맹장(cecum)은 종종 장골와에서 촉진된다. 상행 및 하행 결장은 각각 우측 및 좌측 허리 부위를 지나간다. 그 외 정상적으로 촉진이 가능한 장기는 배꼽 부위에서 복부 동맥, 치골 상부에서 골반으로까지 올라온 팽창된 방광 및 임신부의 자궁이다. 손가락 끝으로 배꼽을 촉진하면 백색선(linea alba) 부위에서 원형 형태의 결함이 촉진될 수 있다. 임상적인 의미는 없지만 만일 결함이 큰 경우에는 기침 시에 장기가 빠져나오는 배꼽 헤르니아(umblical hernia)가 생길 수 있다.

정상 신장의 아래 부분은 우측 허리 부위에서 우측 손으로 후방으로 압박을 주고 좌측 손으론 전방 압박을 주며 촉진하면 느낄 수 있다. 신장은 흡기 시에는 내려오며 두 손 사이에서 느낄 수 있다. 좌측 허리 부위에서 두 손으로 촉진을 할 때에는 우측 손은 복부 앞 부위에, 좌측 손은 등 뒤에 올려놓고 체중을 실으면서 촉진을 시행한다.

간의 하부 경계면과 비장은 타진으로 알 수 있으며 비대해진 장기의 경계를 따라가며 시행한다. 팽창된 방광, 자궁, 복부 종괴, 복수는 전부 타진 시 둔탁한 소리가 난다. 복수가 차있을 때 환자가 옆으로 구르면 중력에 의해 복수가 이동하면서 처음에 둔탁한 소리가 났던 상부에서 공명음이 나는데 이를 둔탁음의 이동이라 한다.

장 연동음은 복부 전체 부위에서 청진기로 들을 수 있다. 식후에 가장 크고 빈도가 증가하며 그 외 경우에는 수 분간 기다려야 한다. 청진기로 복부동맥이나 장골동맥에서 혈류로 인한 소리가 들리기도 한다.

서혜부, 회음, 음낭, 음경 Inguinal region, perineum, scrotum and penis (그림 5.15~5.18)

전상장골극(ASIS)과 치골결절(pubic tubercle) 사이에 있는 외복사근의 하부 경계면은 뒤로 말리면서 단단한 가장자리를 형성하고 있는데 이를 서혜인대(inguinal ligament)라 한다(그림 5.4 P45). 치골결절의 바로 상-내측에 표면 서혜링(superficial inguinal ring)이라고 불리는 외복사근에 계란형의 결함이 있다. 남성인 경우에는 복벽의 바깥 개구부를 형성하며 이를 통해 고환이 음낭에까지 내려온다. 새끼손가락으로 링 안으로 넣을 수 있으며 비만인 사람에서는 상대적으로 촉진이 어려울 수 있다. 서혜관(inguinal canal)은 심부 서혜링(deep inguinal ring)이라 불리는 횡근막 내의 둥근 개구부에서 시작된다. 이는 촉진은 불가능하지만 서혜인대 중앙에서 위로 약 1cm 부위에 위치한다.

대퇴동맥은 서혜부 중앙 부위의 깊은 층에 위치한다. 이 지점에서 내측으로 하복벽동맥(inferior epigastric artery)이 올라간다. 대퇴정맥은 동맥의 내측에 있으며 이들은 공동의 피복(common sheath)에 싸여있다. 정맥의 내측에 있는 유륜 체널(areolar channel)로 인해 정맥이 팽창될 수 있으며 피복의 내측 구획을 구성하고 여기에는 지방 및 몇 개의 심부 서혜절(inguinal node) 그리고 상행 림프 체널이 포함된다(그림 8.8). 이 피복은 복재정맥(saphenous vein)이 대퇴정맥으로 흐르기 위해 심부 근막을 관통하는 위치에 있는 복재(saphenous)가 열리는 레벨에서 혈관의 외막(adventitia)과 합쳐진다.

고환은 음낭(scrotum)으로 내려오면서 고환 혈관과 함께 복막의 낭(sac)을 함께 당겨 내리며, 낭(sac)의 아래 끝 부위가 이 기관을 둘러싸고 있다.

복강과의 소통은 단절되어 있지만, 그렇지 않은 경우에는 복부 구조물들이 서혜관(inguinal canal)을 통해 낭으로 내려와서 음낭으로 들어가게 되면 간접 서혜 헤르니아(indirect inguinal hernia)가 된다. 하복벽동맥(inferior epigastric artery) 내측의 심부 서혜관의 약해진 뒤 복벽을 통해 소화기가 볼록 솟아 올라올 수 있으며 표면 서혜링(superficial inguinal ring)을 통해 빠져나오는 경우를 직접 서혜 헤르니아(direct inguinal hernia)라고 한다. 탈장의 정도가 크면 서있는 상태에서 기침을 시키면 쉽게 확인이 가능하며, 경미한 경우에는 표면 서혜링에 새끼손가락을 넣고 기침을 시키면 손가락에 탈장 부위가 닿는 것을 느낄 수 있다. 여성의 경우에는 서혜관(inguinal canal)의 흔적만 남아 있지만 두 형태의 헤르니아가 모두 발생할 수 있다. 가끔 복막낭(peritoneal sac)이 대퇴관(femoral canal)을 통해 복재 개구부(saphenous opening)를 통해 빠져나오는 경우가 있는데 이를 대퇴 헤르니아(femoral hernia)라 한다. 그림 5.16의 절개선은 서혜와 대퇴 헤르니아 수술 시 그리고 비정상적인 복막낭을 제거하거나 복벽에 있는 결함을 치료할 때에 사용된다.

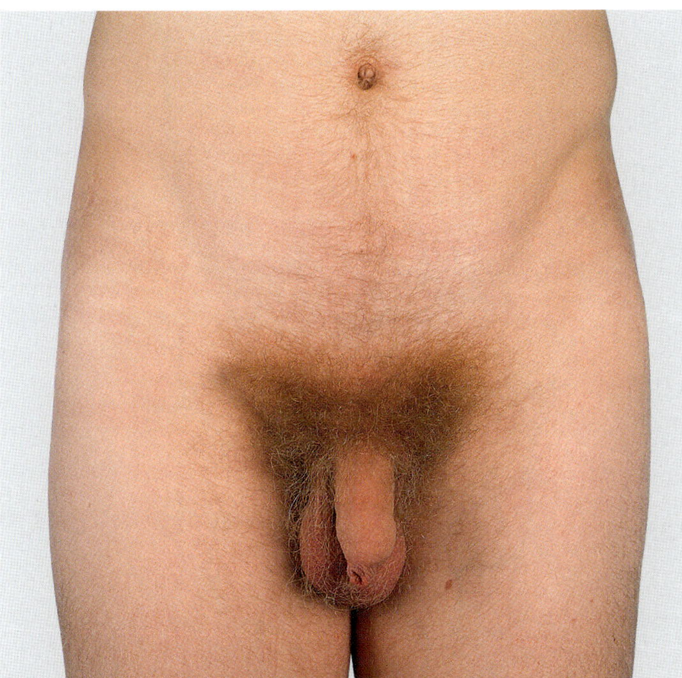

5.15 서혜부(Inguinal region)

음낭과 음경(Scrotum and penis)

정상 고환은 부고환의 상/하 부위와 함께 음낭 벽을 통해 촉진할 수 있다(그림 5.15). 정관은 아래 부위에서부터 올라가 고환의 뒤편으로 주행하며 표면 서혜링(superficial inguinal ring) 높이까지 만져지며, 손가락과 엄지 사이에서 밧줄 같은 느낌의 구조로 만져진다. 고환이 내려갈 때에 음낭으로 같이 내려오는 복막낭(peritoneal sac)의 아래 끝 부위는 고환을 싸고 있으며 정상적으로 내부에 윤활액이 들어 있다.

만일 과다한 윤활액이 생기는 경우를 음낭수종(hydrocele)이라 한다. 음경의 끝 부위를 귀두라고 하며 바깥 요도의 개구부가 있다. 귀두의 피부는 포경 수술 시 제거되는 부위이다. 이 귀두 피부는 3, 4세 이후에는 뒤로 젖힐 수 있으나 이것이 귀두 끝 주위나 혹은 귀두에서 완전히 뒤로 젖혀져 수축되어 있는 경우를 감돈포경(paraphimosis)이라 한다.

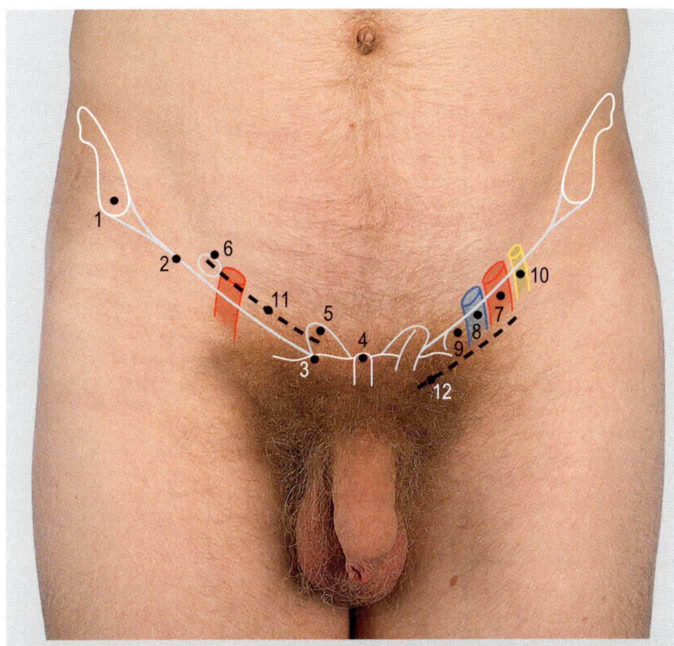

5.16 서혜부: 골격과 연부조직(Iguinal region: bones and soft tissue)

1 전상장골극(ASIS)
2 서혜인대(Inguinal ligament)
3 치골결절(Pubic tubercle)
4 치골결합(Symphysis pubis)
5 표면 서혜링(Superficial inguinal ring)
6 심부 서혜링(Deep inguinal ring)
7 대퇴동맥(Femoral artery)
8 대퇴정맥(Femoral vein)
9 대퇴관(Femoral canal)
10 대퇴신경(Femoral nerve)
11 서혜 탈장 시 절개부(Inguinal hernia incision)
12 대퇴 탈장 시 절개부(Femoral hernia incision)

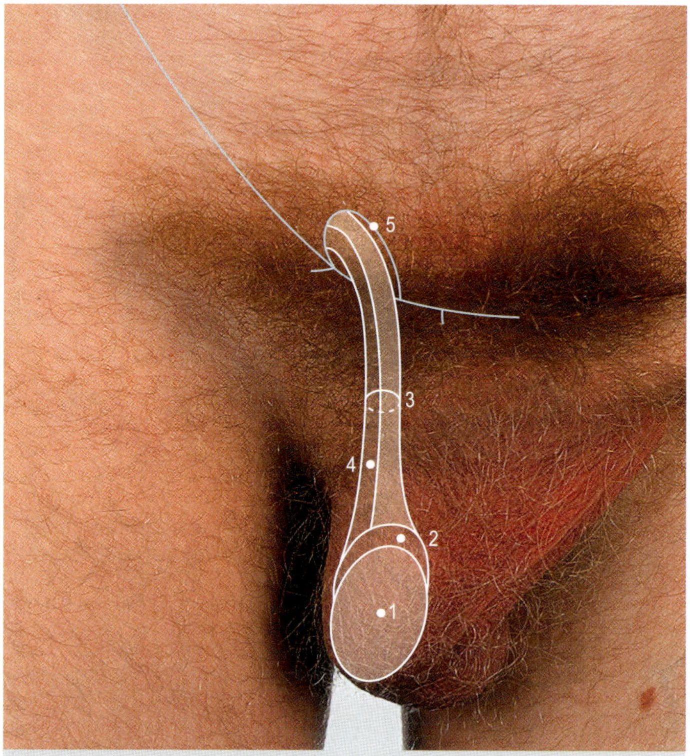

5.17 고환과 정삭(Testis and spermatic cord)

1 고환(Testis)
2 부고환의 극의 상부(Superior pole of epididymus)
3 정삭(Spermatic cord)
4 정관(Vas deference)

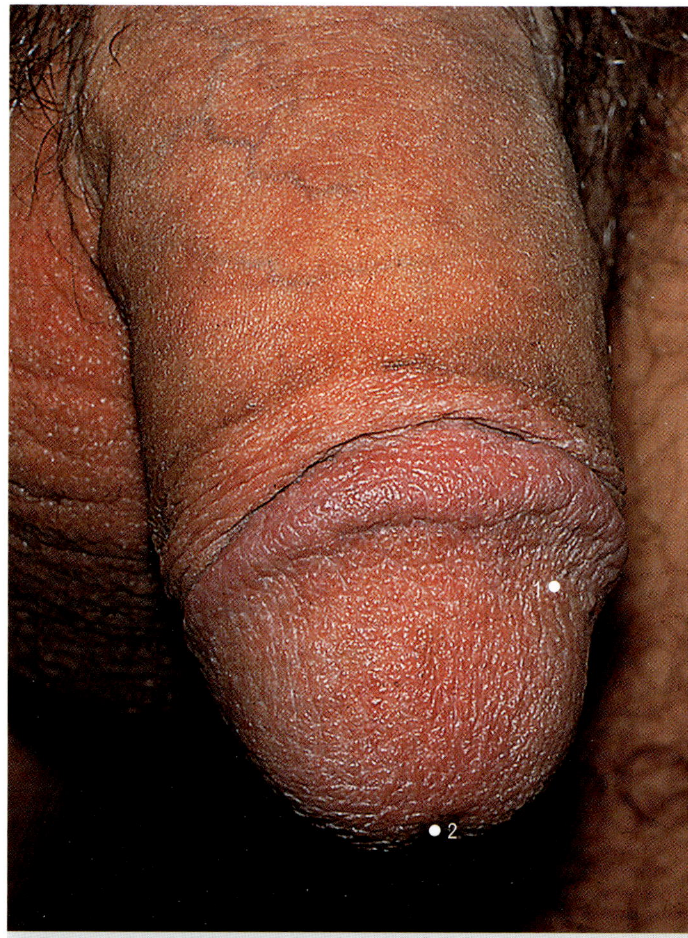

5.18 음경(Penis)

포경이 되어있는 이 그림과 귀두 피부가 덮여 있는 그림 5.15를 비교해 보라

1 음경 귀두(Glans penis)
2 요도개구부(Urethral opening)

여성 회음부 Female perineum (그림 5.19, 5.20)

질 개구부는 두 개의 음순(대음순, 소음순)으로 둘러싸여 있다. 양쪽의 대음순은 음핵 주변 전면 상부에서 서로 만나며 발생학적으로는 남자의 음경에 해당한다. 요도개구부는 질 개구부와 음핵 사이에 위치한다. 항문은 미골의 전방 양 좌골을 잇는 중앙 선상에 위치한다. 골반 구조는 장갑을 낀 손을 직장이나 질 안으로 넣어서 촉진할 수 있다. 직장을 손가락으로 검사할 시에는 테이블 모서리에 좌측을 바닥으로 하여 옆으로 눕히고 검사자의 우측 손 검지를 넣으면서 우선 항문괄약근(anal sphincter)의 긴장도를 평가한다. 후방으로는 천골의 곡선 부위를 촉진할 수 있다. 미골은 직장 내에 있는 검지와 바깥 손의 엄지 사이에서 촉진이 되며, 외측으로 좌골극(ischial spine)과 좌골결절(ischial tuberosity)을 촉진할 수 있다. 남성의 경우에는 전방으로 전립선의 후면을 촉진할 수 있고, 좀 더 깊이 직장 안으로 손을 넣으면 직장의 전면으로 직장방광 주머니(rectovesical pouch)의 내용물들을 촉진할 수 있는데 그 내용물들은 S자 결장의 루프, 소장들이며 가끔은 충수돌기의 전단(tip)도 촉진된다.

질 진찰 시에는 대개 자궁경부도 같이 진찰하도록 하며, 치골상부에 올려놓은 좌측 손을 누르는 양 손 진찰법으로 자궁의 크기와 위치를 평가할 수 있다. 자궁광인대(broad ligament)에 놓여 있는 난소와 직장자궁 주머니[rectouterine(Douglas) pouch] 내의 내용물들도 촉진할 수 있다. 이런 진찰법은 환자에게는 불편한 검사이지만 골반 장기에 대한 중요한 정보를 제공한다. 손가락을 이용한 직장검사는 모든 진찰에서 필수 과정이며 산부인과 진찰 시에는 질 내의 수지검사도 중요하다.

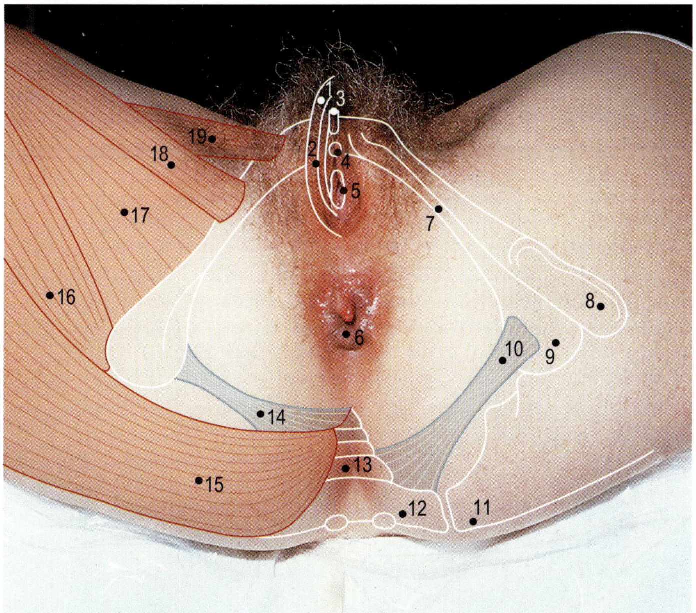

5.19 여성 회음부(Female perineum)

1 대음순(Labium majora)
2 소음순(Labium minora)
3 음핵(Clitoris)
4 요도개구부(Urethral opening)
5 질 개구부(Vaginal opening)
6 항문(Anus)
7 하치골 가지(Inferior pubic ramus)
8 관골절구(Acetabulum)
9 좌골결절(Ischial tuberosity)
10 천골결절인대(Sacrotuberous ligament)
11 후하장골극(PIIS)
12 천골(Sacrum)
13 미골(Coccyx)
14 천골가시인대(Sacrospinous ligament)
15 대둔근(Gluteus maximus)
16 슬괵근(Hamstring muscles)
17 대내전근(Adductor magnus)
18 치골경골근(Gracilis)
19 장내전근(Adductor longus)

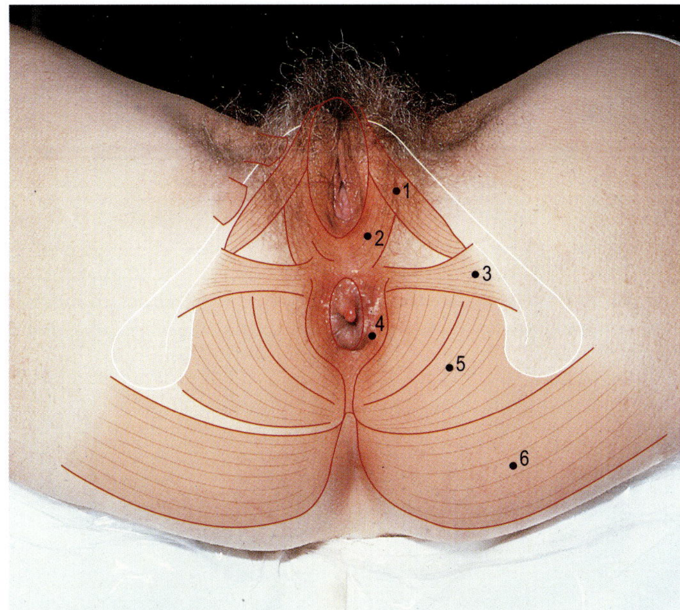

5.20 여성 회음부의 근육(Muscles of female perineum)

1 좌골해면체근(Ischiocarvernous)
2 망울해면체근(Bulbospongious)
3 천회음횡근(Transversus perinei superficialis)
4 외항문괄약근(External anal sphincter)
5 항문거근(Levator ani)
6 대둔근(Gluteus maximus)

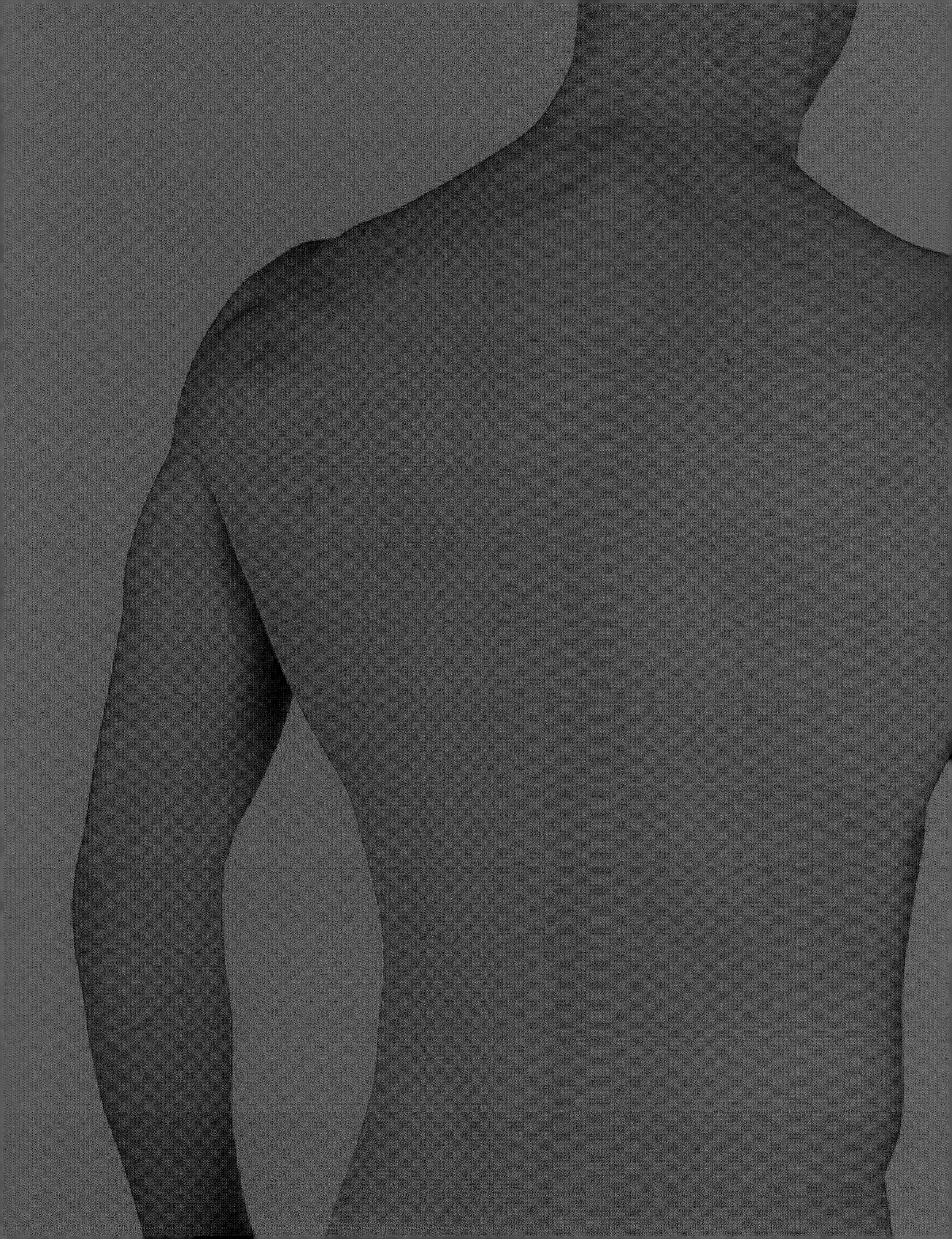

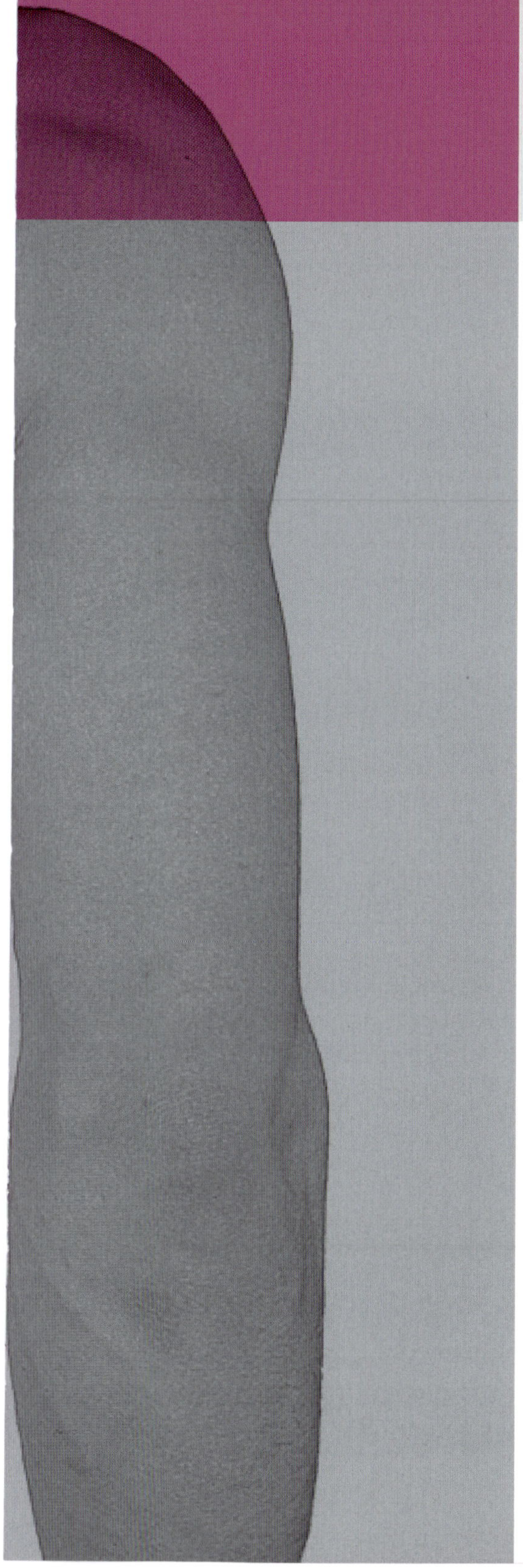

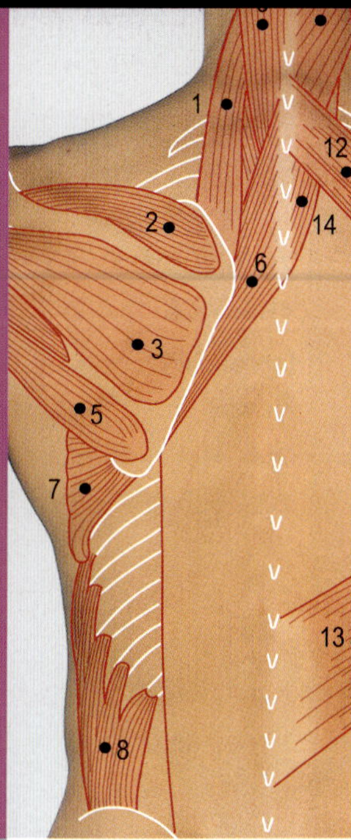

등 BACK 6

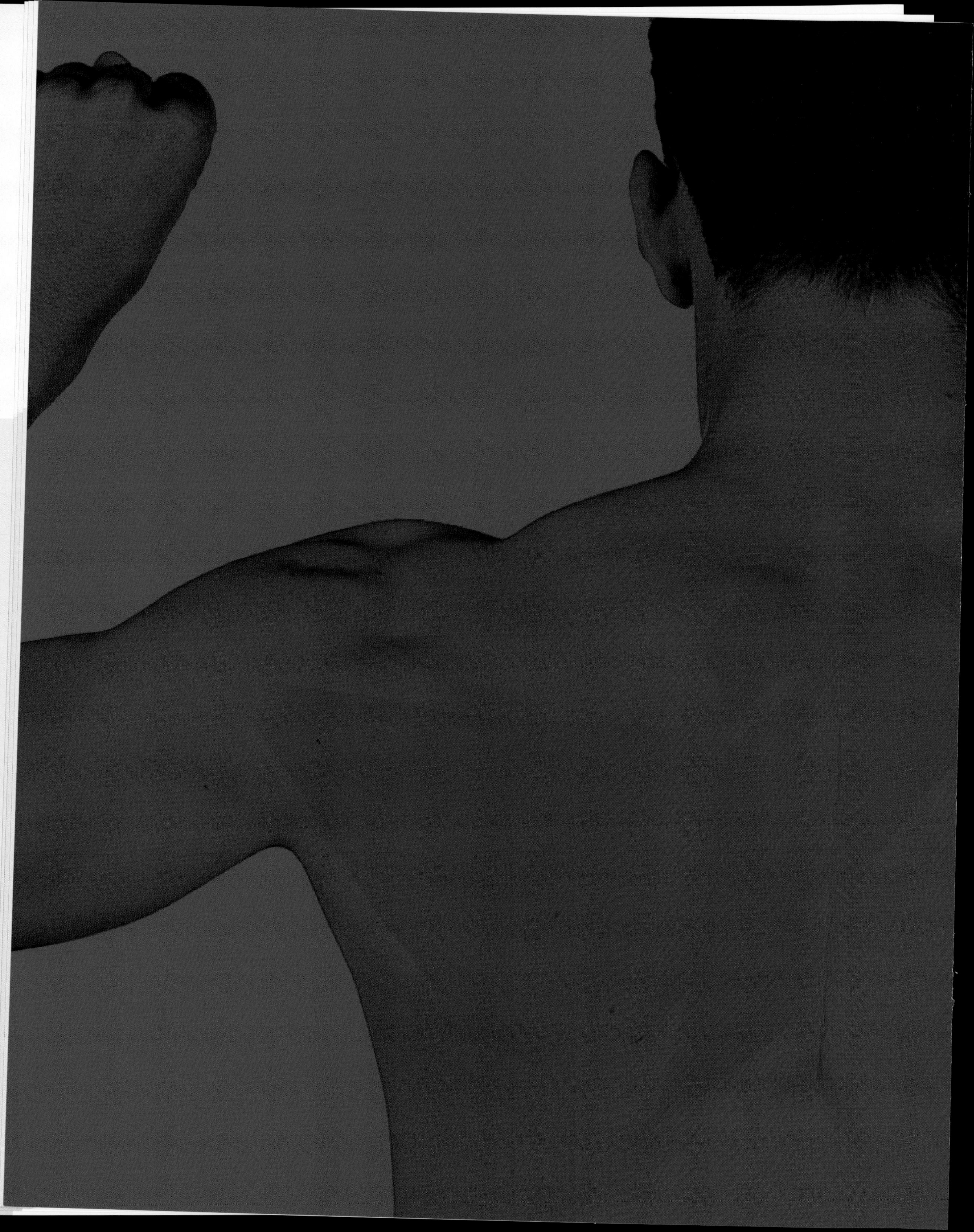

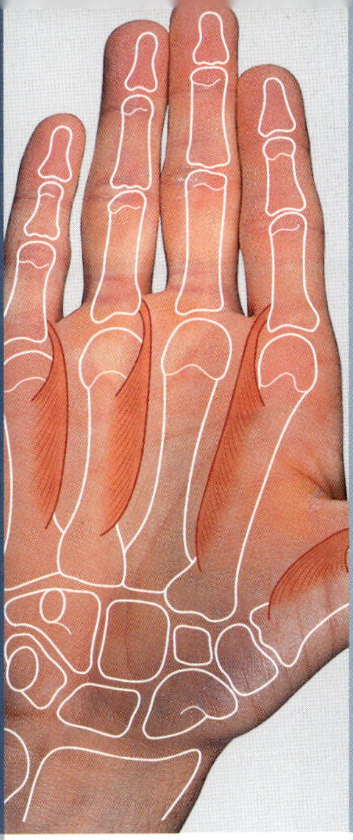

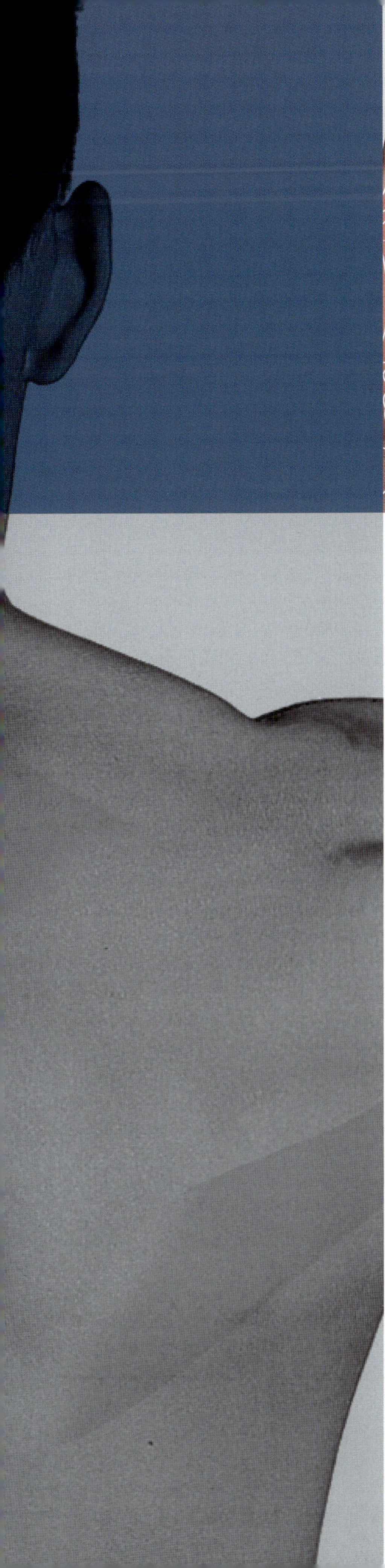

7 상지 UPPER LIMB

어깨와 상완의 전면 Anterior aspect of the shoulder and upper arm (그림 7.1~7.12)

상지의 상완골(humerus)은 견갑대(shoulder girdle)에 의해 중축 골격(axial skeleton)에 부착한다. 견갑대는 견갑골과 쇄골(그림 7.2)로 구성되며 강력한 근육들로 지지된다.

사지로부터 전해오는 힘은 상완골과 견갑골 그리고 쇄골을 거쳐 중축 골격으로 전달된다. 쇄골은 내측으로 흉쇄관절(sternoclavicular joint)에서 흉골(sternum), 1번째 늑골과 함께 관절을 이루며, 늑골쇄골 인대(costoclavicular ligament) 강력한 충격을 흡수하는 인대이다. 쇄골은 외측으로는 견갑골과 견봉돌기쇄골 관절(acromioclavicular joint)에서 관절을 이루며, 강력한 오훼쇄골 인대(coracoclavicular ligament)가 지지한다. 쇄골의 전방 표면, 견봉돌기(acromion)와 견갑극(spine of the scapula)은 피하조직 바로 밑에 있으며 촉진이 가능하다.

쇄골의 외측 1/3, 견봉돌기 그리고 견갑극에는 승모근이 부착한다(그림 7.16, p.74). 이 근육은 견갑골을 올리고 외 회전과 잡아 당겨 내리는 기능을 하며 부신경(11th 뇌신경)이 지배한다. 삼각근(deltoid)은 쇄골의 외측 1/4, 견봉돌기, 견갑극에 붙으며 어깨의 둥근 모양을 만든다. 삼각근은 외측으로 상완골 측면의 삼각결절(deltoid tubercle)에 부착한다. 이 근육은 팔의 주된 외전근(abductor)이며 전방부는 팔의 굴곡작용을 하고 후방부는 신전작용을 하며 액와신경(axillary nerve)이 이를 지배한다. 삼각근이 이완된 상태에서는 상완골의 상부 끝 부위를 촉진할 수 있다.

대흉근(pectoralis major)은 내측에서 두 갈래로 갈라지는데(그림 7.6), 쇄골 갈래는 쇄골의 내측 2/3 지점에 붙으며, 흉늑골 갈래는 흉골의 전면, 상부 5~7번째 늑연골, 외복사근 근막 부분에 부착한다. 외측으로 이 두 갈래가 좁은 건으로 합쳐지면서 삼각근의 심부로 가서 상완골의 이두간홈(bicipital groove)의 외측에 부착한다. 이 때 상부 갈래와 하부 갈래가 겹쳐지면서 전방의 액와주름(axillary fold)을 형성하면서(그림 4.14, p.40) 팔의 강력한 외전 및

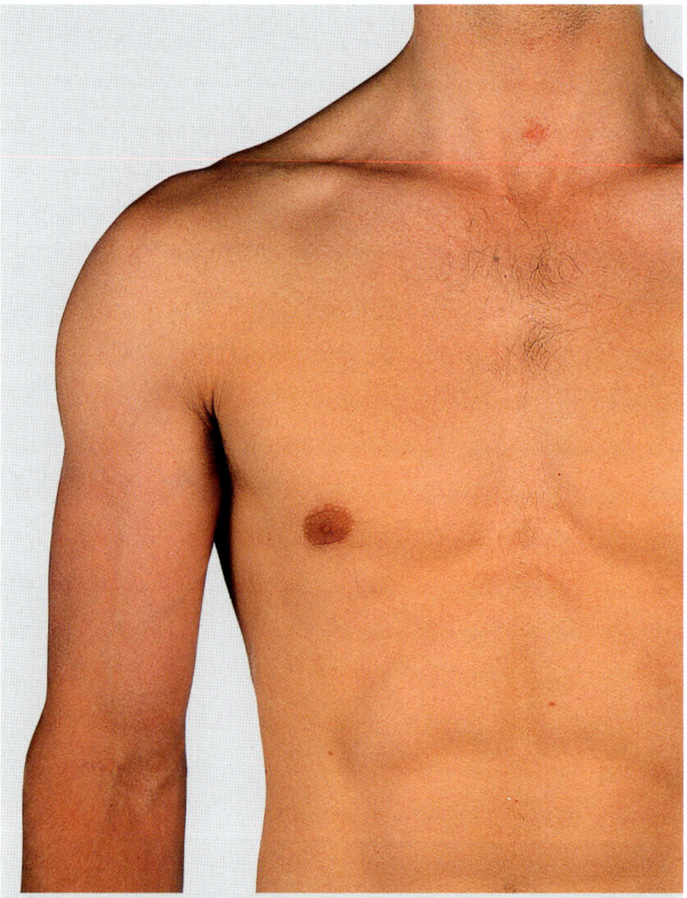

7.1 어깨와 상완의 전면(Anterior aspect of the shoulder and upper arm)

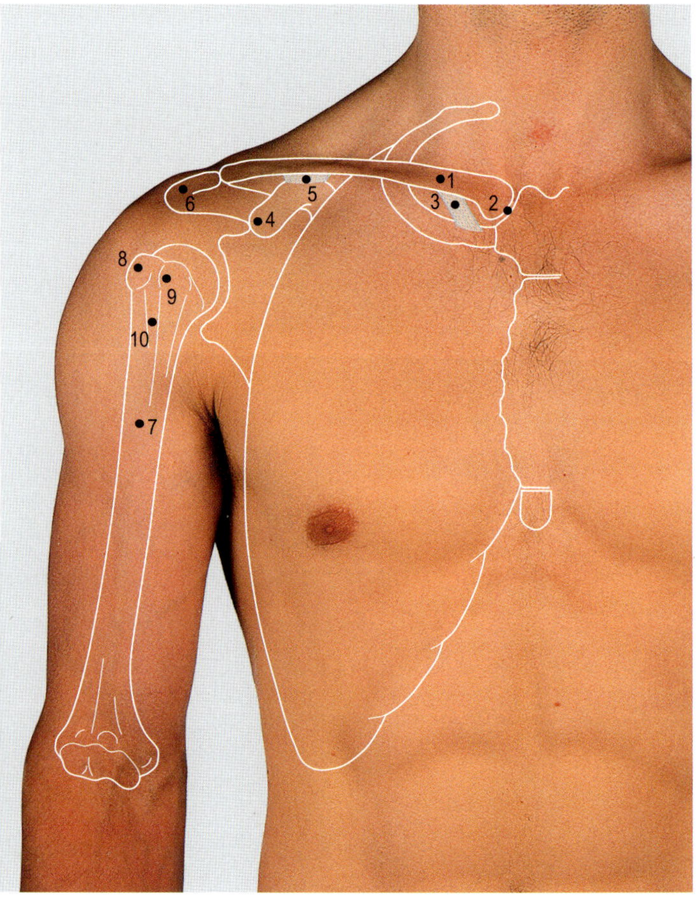

7.2 어깨와 상완의 전면: 뼈(Anterior aspect of the shoulder and upper arm: bones)

1 쇄골(Clavicle)
2 흉쇄골관절(Sternoclavicular joint)
3 늑골쇄골인대(Costoclavicular ligament)
4 오훼돌기(Coracoid process)
5 오훼쇄골인대(Coracoclavicular ligaments)
6 견봉돌기(Acromion)
7 상완골(Humerus)
8 대결절(Greater tuberosity)
9 소결절(Lesser tuberosity)
10 이두간홈(Bicipital groove)

내회전 작용을 한다. 대흉근의 쇄골 갈래는 삼각근의 전방부위와 함께 팔을 굴곡시키는 작용을 한다. 반면에, 흉쇄골 갈래는 광배근(latissimus dorsi)과 함께 작용하여 테니스에서 머리 위로 팔을 들어 올려서 서브를 하는 동작처럼 굴곡상태에서 팔을 신전시키는 작용을 한다(그림 7.16 p74). 그림 7.7처럼 손을 엉치에 올려놓으면서 누르는 동작을 하면 근육이 두드러진다. 완신경총(brachial plexus)에서 나온 내외측 흉근신경이 지배한다.

요측피정맥(cephalic vein)은 삼각근 전방부의 내측에 있는 삼각흉근 홈(deltopectoral groove)을 지나간다. 이것은 이 후 심부로 주행하면서 오훼돌기(coracoid process)의 바로 아래에 있는 소흉근과 쇄골 사이의 쇄골흉골 근막(clavipectoral fascia)을 지나 액와정맥(axillary vein)으로 들어간다.

액와동맥과 정맥은 피부와 근막을 절개하고 들어가 대흉근의

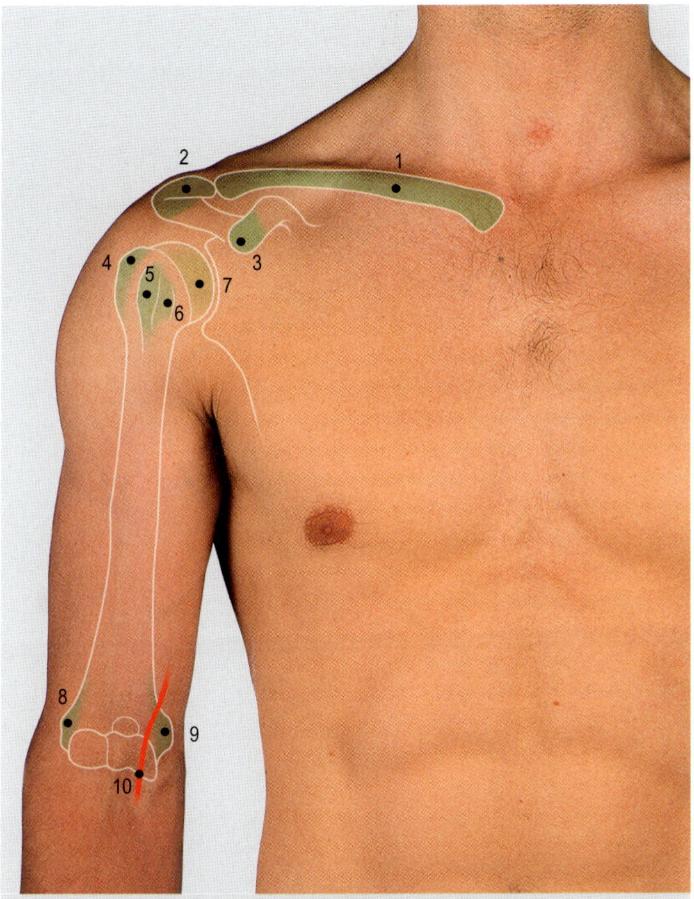

7.3 어깨와 상완의 전면: 촉진 가능한 구조(Anterior aspect of the shoulder and upper arm: palpable structures)

1 쇄골(Clavicle)
2 견봉돌기(Acromion)
3 오훼돌기(Coracoid process)
4 대결절(Greater tuberosity)
5 상완이두근 장두의 건(Tendon of long head of biceps)
6 소결절(Lesser tuberosity)
7 상완골두(Head of humerus)
8 외측상관절구(Lateral epicondyle)
9 내측 상관절구(Medial epicondyle)
10 상완동맥(Brachial artery)

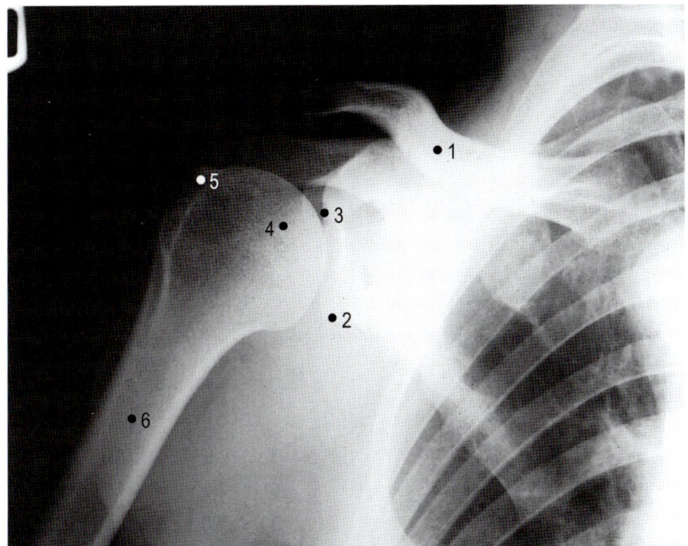

7.4 어깨의 전면(Anterior aspect of the shoulder)

1 쇄골(Clavicle)
2 관절하결절(Infraglenoid tubercle)
3 견관절(Shoulder joint)
4 상완골두(Head of humerus)
5 대결절(Greater tuberosity)
6 상완골간(Shaft of humerus)

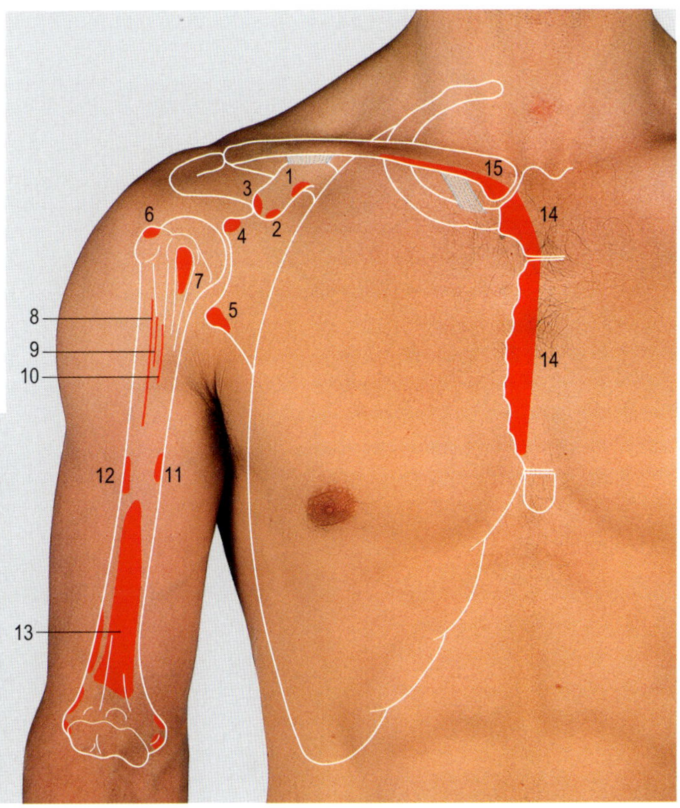

7.5 어깨와 상완의 전면: 근육 부착점(Anterior aspect of the shoulder and upper arm: muscle attachments)

1 소흉근(Pectoralis minor)
2와 11 부리상완근(Coracobrachialis)
3 이두근 단두(Short head of biceps)
4 이두근 장두(Long head of biceps)
5 삼두근 장두(Long head of triceps)
6 극상근(Supraspinatus)
7 견갑하근(Subscapularis)
8 대흉근(Pectoralis major)
9 광배근(Latissimus dorsi)
10 대원근(Teres major)
12 삼각근(Deltoid)
13 상완근(Brachialis)
14 대흉근의 흉늑골두(Sternocostal head of pectoralis major)
15 대흉근의 쇄골두(Clavicular head of pectoralis major)

두 갈래를 분리하고 쇄골흉골 근막(clavipectoral fascia)을 가르면 나타난다. 액와정맥은 쇄골 중앙 부위 바로 뒤에 있는 1번째 늑골의 외측 부위에서 쇄골하정맥(subclavian vein)으로 되며 쇄골의 후면과 밀접하게 연관되어 있다. 바늘을 이 정맥에 넣으려면 쇄골 밑으로 삽입하여 이 뼈의 후면을 향하여 상내측(superomedially)으로 삽입하여야 한다(그림 7.9).

상완동맥(brachial artery)은 팔의 내측을 따라 이두근과 상완근(brachialis) 사이의 고랑으로 주행하며, 손가락으로 누르면 박동을 느낄 수 있다. 정중신경(median nerve)은 중간 상부 부위의 팔에서

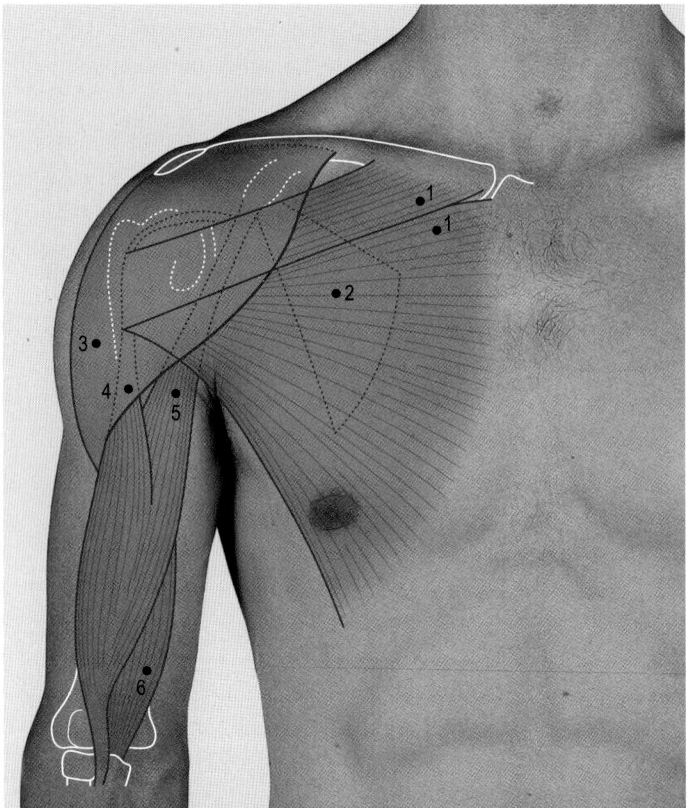

7.6 어깨와 상완의 전면: 근육(Anterior aspect of the shoulder and upper arm: muscles)

1 대흉근(Pectoralis major)
2 소흉근(Pectoralis minor)
3 삼각근(Deltoid)
4 이두근 장두(Long head of biceps)
5 이두근 단두(Short head of biceps)
6 상완근(Brachialis)

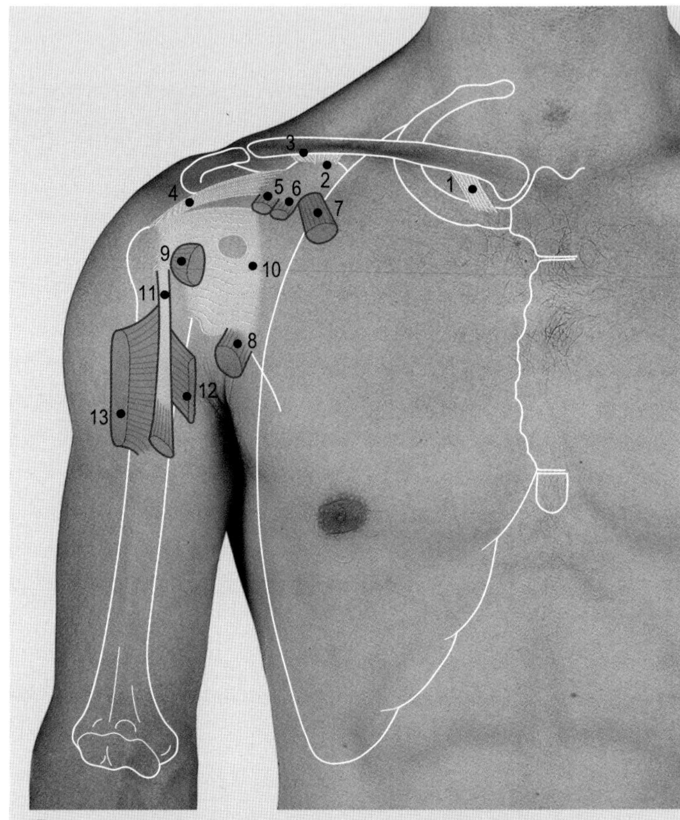

7.8 견관절: 전면(Shoulder joint: anterior aspect)

1 늑골쇄골인대(Costoclavicular ligament)
2 원뿔인대(Conoid ligament)
3 능형인대(Trapezoid ligament)
4 부리상완인대(Coracohumeral ligament)
5 이두근 단두(Short head of biceps)
6 부리상완근(Coracobrachialis)
7 소흉근(Pectoralis minor)
8 삼두근 장두(Long head of triceps)
9 견갑하근(Subscapularis)
10 견관절의 전방 피막과 견갑오목 점액낭 개구부(Anterior capsule of shoulder joint with opening of subscapular bursa)
11 이두근 장두(Long head of biceps)
12 광배근(Latissimus dorsi)
13 대흉근(Pectoralis major)

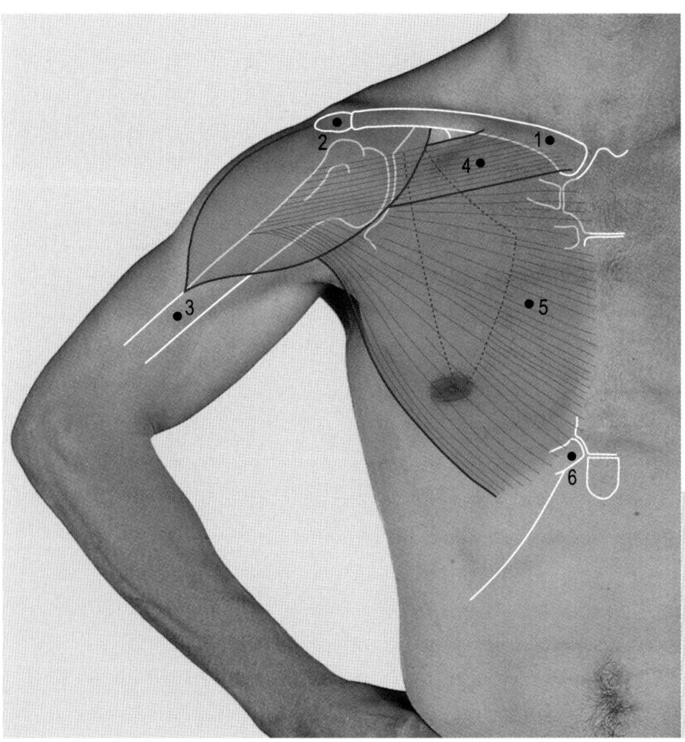

7.7 대흉근의 작용(Action of the pectoralis major muscle)

1 쇄골(Clavicle)
2 견봉돌기(Acromion)
3 상완골(Humerus)
4 대흉근의 쇄골두(Clavicular head of pectoralis major)
5 대흉근의 흉골늑골두(Pectoralis major sternocostal head)
6 7번째 늑연골(Seventh costal cartilage)

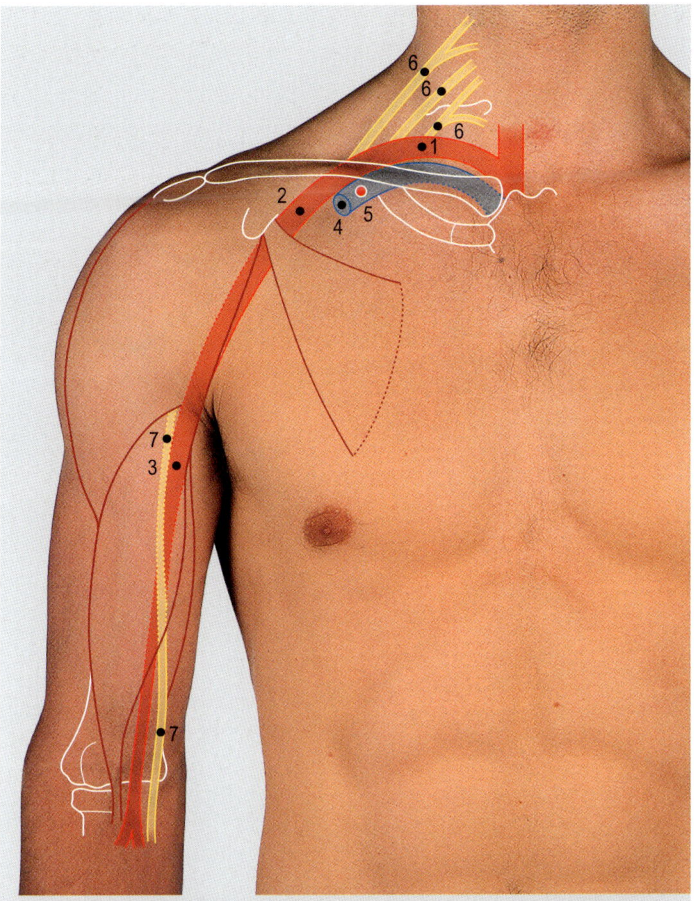

7.9 어깨와 상완의 전면: 혈관과 신경(Anterior aspect of the shoulder and upper arm: vessels and nerves)

1 쇄골하동맥(Subclavian artery)
2 액와동맥(Axillary artery)
3 상완동맥(Brachial artery)
4 액와정맥(Axillary vein)
5 쇄골하정맥 접근 포인터(Site of access to subclavian vein)
6 상완신경총(Brachial plexus: trunks separated for clarity)
7 정중신경(Median nerve)

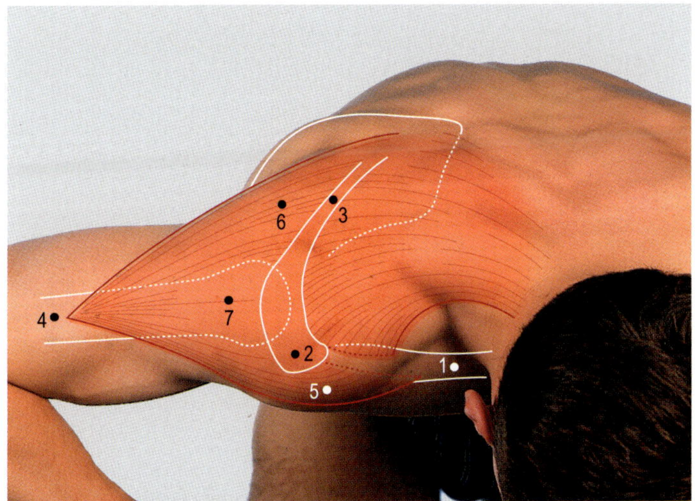

7.10 삼각근의 부착점과 작용(Attachments and action of the deltoid muscle)

1 쇄골(Clavicle)
2 견봉돌기(Acromion)
3 견갑극(Spine of the scapula)
4 상완골(Humerus)
5 전삼각근(Anterior fibres)
6 후삼각근(Posterior fibres)
7 측삼각근(Lateral fibres)

는 상완동맥의 전방으로 주행하며 척골와(cubital fossa)의 내측에 위치한다. 견관절은 전삼각근을 따라 전방으로 절개를 하고, 이 근육이 쇄골에 붙은 부위와 견갑하근의 건을 분리시키면 견관절 캡슐과 피막을 통해 접근할 수 있다.

이두근의 작용 Actions of the biceps muscle

상완이두근 장두(long head of the biceps)의 건은 상완골의 대결절과 소결절 사이에서 촉진이 가능하다. 오훼돌기(coracoid process)에는 오훼상완근(coracobrachialis), 상완이두근의 단두(short head of the biceps), 소흉근(pectoralis minor)이 부착한다. 오훼돌기는 쇄골의 1cm 밑에서 삼각근의 내측 섬유를 통해 촉진할 수 있다.

상완이두근은 팔의 전방부에서 두드러지게 나타나 있다. 이 근육의 단두는 오훼돌기에, 장두는 대, 소결절 사이 홈을 지나 견갑골와(glenoid fossa)의 상부에 부착하고, 아래로는 요골의 이두근 결절(bicipital tuberosity)에 부착한다. 상완골에는 이 근육이 부착하는 곳이 없다. 이 근육은 팔꿈치의 굴곡과 전완을 강력하게 외회전시키는 기능을 하며 이 두 동작을 동시에 작동할 때 더욱 두드러지게 나타난다(그림 7.11C). 이 근육은 근육피부신경(musculocutaneous nerve)이 지배하며, 이 신경은 오훼상완근(coracobrachialis)과 상완근(brachialis)도 같이 지배한다. 오훼상완근은 촉진이 어렵지만, 상완근은 이두근과 함께 상완의 전방에서 근육군을 형성하고 있으므로 쉽게 촉진할 수 있다.

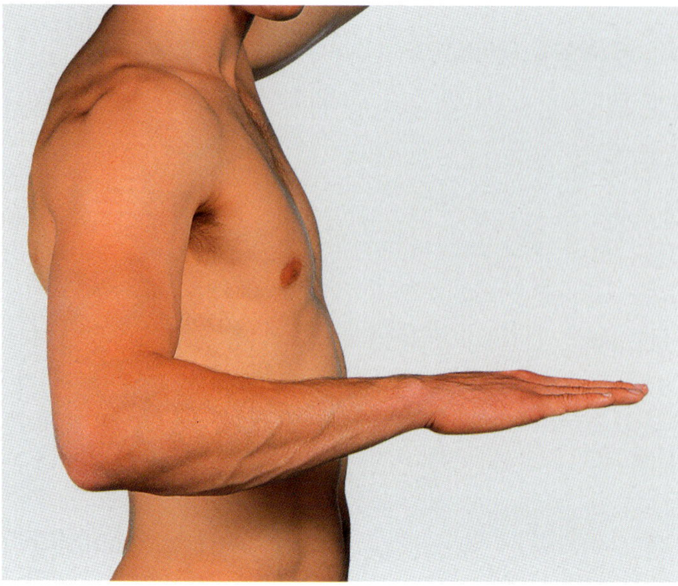

A

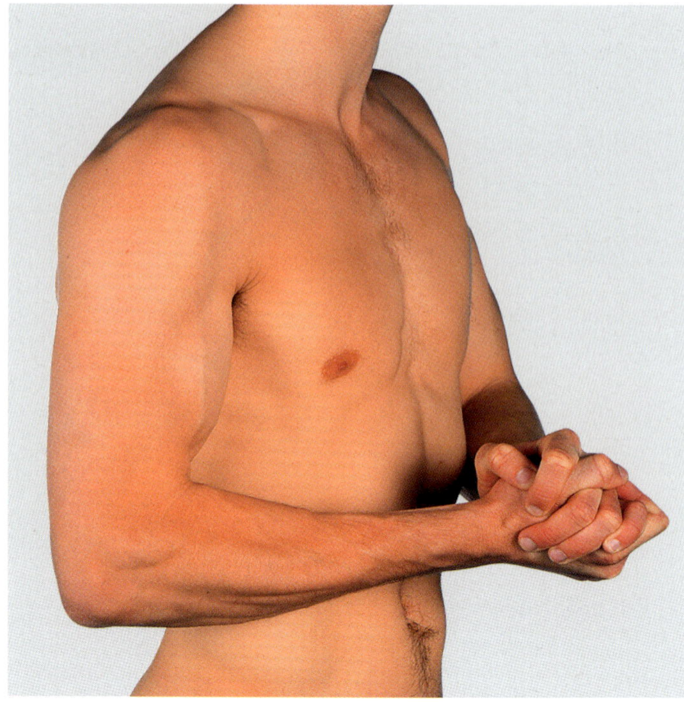

C

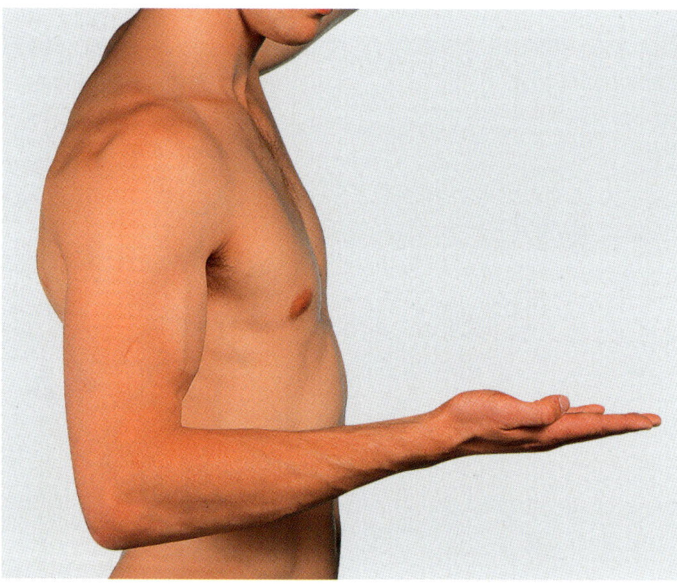

B

7.11 이두근의 작용(Actions of the biceps muscle)

A 회내전(Pronation)

B 회외전(Supination)

C 저항 굴곡과 회외전(Forced flexion and supination)

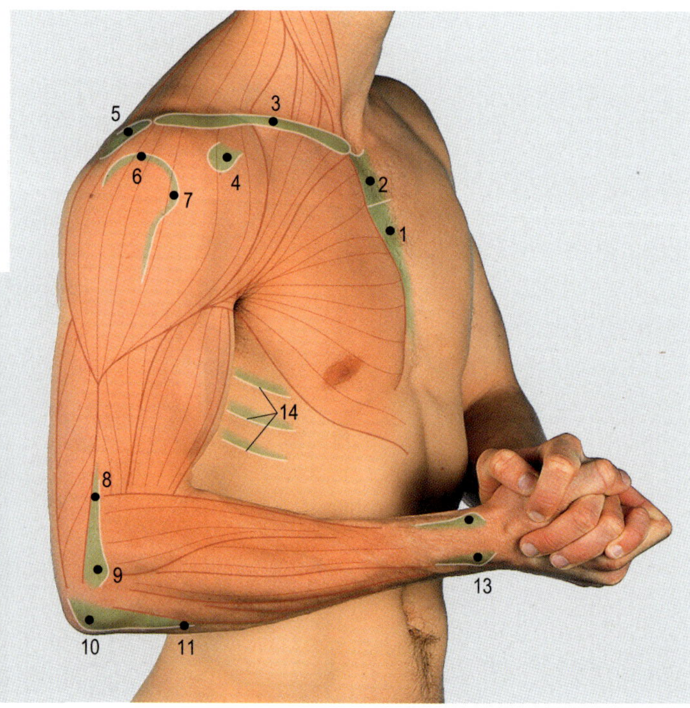

7.12 상지의 측면: 촉진 가능한 구조(Lateral aspect of upper limb: palpable structures)

1 흉골체(Body of sternum)
2 흉골병(Manubrium sterni)
3 쇄골(Clavicle)
4 오훼돌기(Coracoid process)
5 견봉돌기(Acromion)
6 대결절(Greater tuberosity)
7 소결절(Lesser tuberosity)
8 외측과 상 융기부(Lateral supracondylar ridge)
9 외측상관절구(Lateral epicondyle)
10 주두(Olecranon)
11 척골의 피하 경계면(Subcutaneous border of ulna)
12 요골결절(Radial tuberosity)
13 척골두(Head of ulna)
14 늑골의 외측면(Lateral aspect of ribs)

어깨와 상완의 후면 Posterior aspect of the shoulder and upper arm (그림 7.13~7.20)

견봉돌기(acromion)와 견갑극(scapula spine)은 피하 층에 위치하고 있다. 삼각근은 어깨의 둥근 돌출부를 형성하고 있으며 상완골의 상부 끝 부위와 겹쳐있다. 삼각근 후방섬유는 어깨의 신전작용을 돕는다(그림 7.16).

승모근(trapezius)는 넓은 삼각형 모양을 하고 있으며, 삼각형 밑변 부분은 후두골 상부 목덜미선(superior nuchal line)의 내측 1/2, 항(목덜미) 인대(ligamentum nuchae), 하부 경추와 모든 흉추의 극돌기(spines)와 극간인대(interspinous ligaments)에 부착하며, 외측으로는 쇄골의 외측 1/3, 견봉돌기, 견갑극에 부착한다. 내측으로 넓게 분포하여 부착되어 있어서 견갑골의 운동 범위가 넓게 작용하며, 상승과 외회전 그리고 내측으로 잡아당기는 작용을 한다(그림 7.16과 7.18~7.20). 이 근육은 부신경(11th 뇌신경; accessory nerve)이 지배한다.

광배근(latissimus dorsi) 역시 내측으로는 요추, 허리근막, 장골능의 후방 1/2 지점에 넓게 부착되어 있으며, 상방 외측으로 주행하면서 상완골의 이두간홈 바닥(floor of bicipital groove)에 부착한다. 또한 견갑골의 하각(inferior angle)에 붙어서 견갑골을 내회전시키며 어깨 운동 시 견갑골 하각이 흉벽으로부터 돌출되지 않도록 잡아준다. 광배근(latissimus dorsi)은 팔의 강력한 내전근이며, 그 좁은 건은 후방 겨드랑이 벽에서 대원근(teres major)을 감싼다. 완신경총(brachial plexus)의 후방 코드(posterior cord)에서 나온 등배분지(thoracodorsal branch)가 지배하며 이 분지는 겨드랑이 내벽으로 하행하며 근육내로 들어간다.

후방 액와주름(posterior axillary fold)의 하부 대부분은 견갑골 하각의 후면에서 시작하여 상완골 이두간홈(bicipital groove)의 내측에 부착하는 대원근(teres major)에 의해 형성된다. 견갑하근(subscapularis)은 겨드랑이 벽 후상방의 형성에 기여한다. 극상근(supraspinatus), 극하근(infraspinatus), 소원근(teres minor), 견갑하근(subscapularis)을 합쳐서 회전근개(rotator cuff)라 하며 견관절의 안정성을 유지하는 기능을 한다.

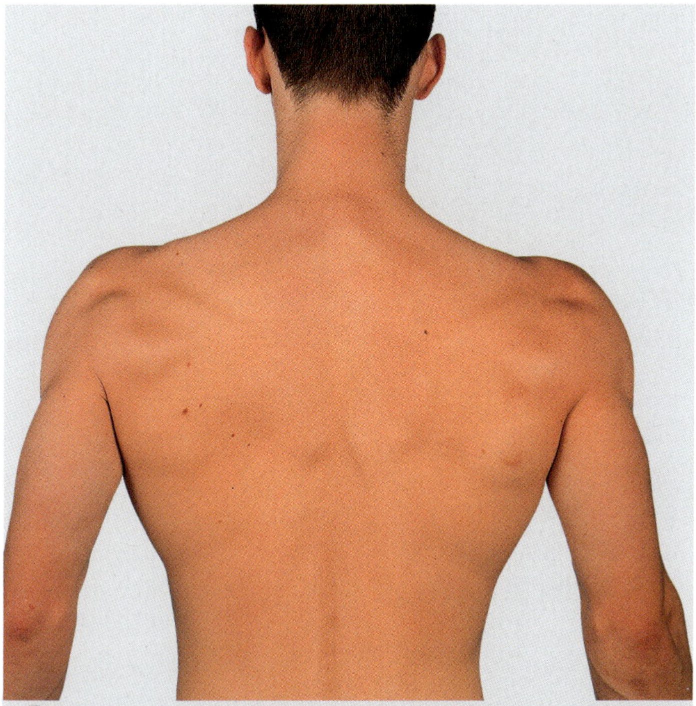

7.13 어깨와 상완의 후면(Posterior aspect of the shoulder and upper arm)

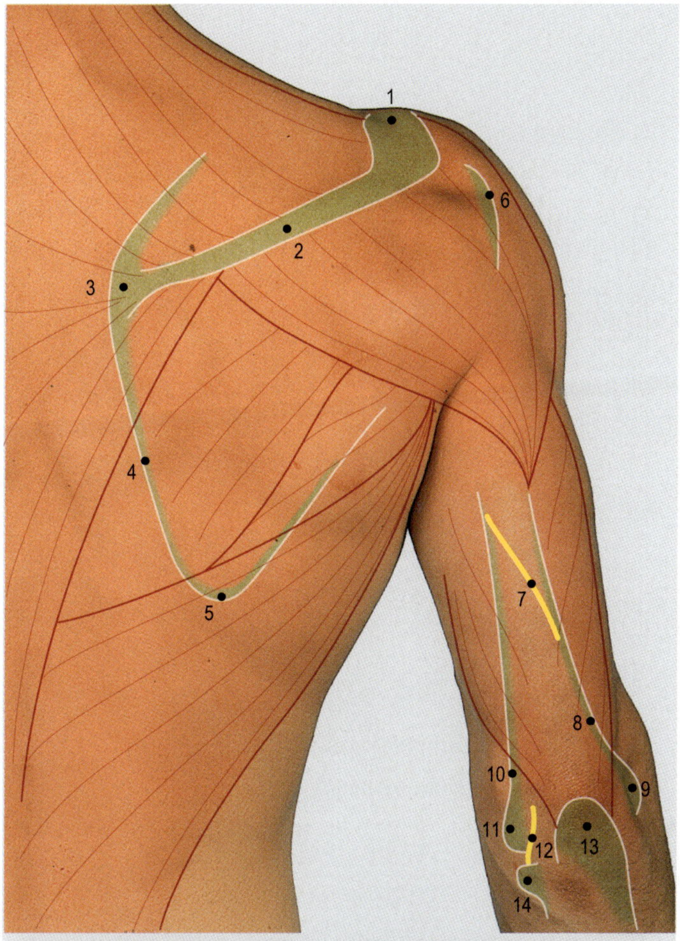

7.14 어깨와 상완의 후면: 촉진 가능한 구조(Posterior aspect of the shoulder and upper arm: palpable structures)

1 견봉돌기(Acromion)
2 견갑극(Spine of scapula)
3 견갑골 중각(Medial angle)
4 견갑골 내측 경계면(Medial border)
5 견갑골 하각(Inferior angle of scapula)
6 대결절(Greater tuberosity)
7 삼두근 심부에 위치한 요골신경(Radial nerve deep to fibers of triceps)
8 외측과 상 융기부(Lateral supracondylar ridge)
9 외측상관절구(Lateral epicondyle)
10 내측과 상 융기부(Medial supracondylar ridge)
11 내측상관절구(Medial epicondyle)
12 척골신경(Ulnar nerve)
13 주두돌기(Olecranon process)
14 척골두(Head of ulna)

상지 UPPER LIMB

대원근(teres major)과 견갑하근(subscapulalis)은 견관절의 전방으로 주행하다가 극하근은 상완골의 소결절에 부착하고 이들 두 근육은 견관절의 내회전 작용을 한다. 반면에 극하근(infraspinatus)과 소원근(teres minor)은 견관절 후방으로 가서 대결절에 부착하며 견관절의 외회전 기능을 담당한다. 극하근은 내측으로는 견갑극의 하부에 부착하고 있고 촉진이 가능하며 소원근은 견갑골의 외측 가장자리에 부착한다.

승모근(trapezius) 심부에 위치하고 있는 극상근(supraspinatus)은 견갑골의 후면의 견갑극 상부에 부착하고 외측으로 견봉돌기(acromion)를 지나 상완골 대결절(greater tuberosity)에 부착하며 촉진이 가능하다. 이 근육은 견관절을 안정화시켜주고 또 초기 외전동작(abduction)을 수행하는데 중요한 작용을 하며 삼각근 역시 내전 상태의 팔을 초기 외전시키는 데 미흡하나마 그 역할을 담당하고 있다.

만일 극상근의 기능에 장애가 발생했을 경우, 골반을 외측으로 빼면서 팔을 흔들어주면 삼각근이 그 외전 기능을 담당할 수 있게 된다. 다만 극상근은 회전근개(rotator cuff)의 한 부분을 형성하고 있기 때문에 초기 회전 기능은 불가능하다.

극상근의 건은 외전동작의 중간에서 견봉돌기와 상완골 대결절 사이에서 압박을 받게 된다. 따라서 팔의 동작이 완전히 되려면 팔의 외회전도 같이 되어야 한다. 이는 팔의 내외측 상관절융기(medial and lateral epicondyle)를 잡고 팔을 완전히 외전시켜 보면 알 수 있다. 극상근과 극하근은 완신경총(brachial plexus)의 상부 트렁크(upper trunk)에서 나오는 극상신경에 의해 지배를 받고, 대원근과 견갑하근은 후방 코드(posterior cord)에서 나오는 견갑하신경(subscapula nerve)으로부터 지배를 받는다. 그 외 견갑골과 관련된 고유 근육들은 5번째, 6번째 경추신경에 의해 지배를 받는다. 회전근(rotators)과 극상근(supraspinatus)은 견관절을 전, 후, 상 방향

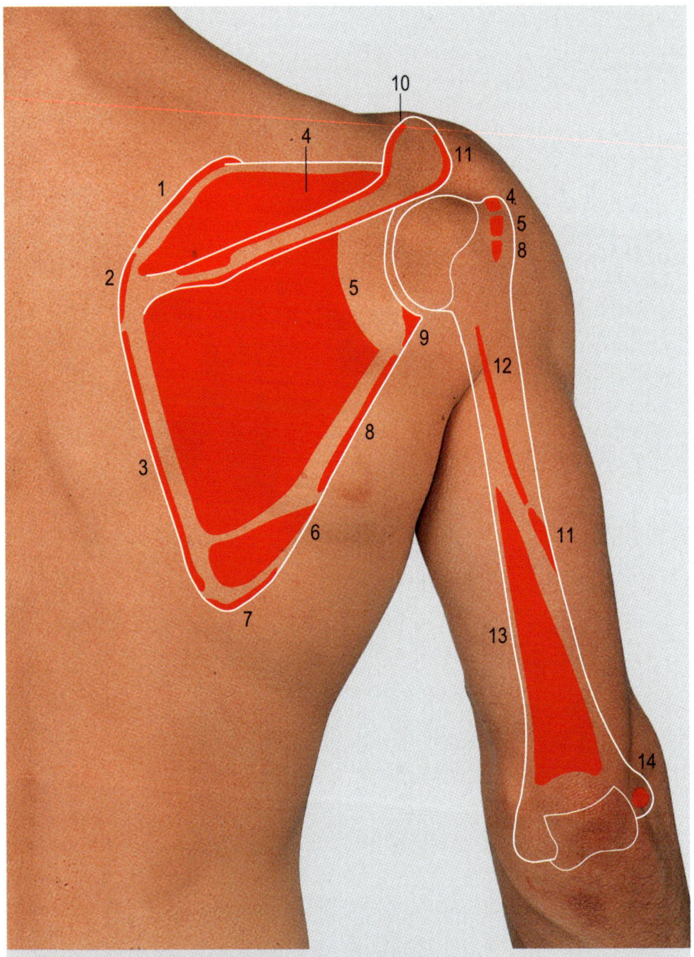

7.15 어깨와 상완의 후면: 근육 부착점(Posterior aspect of the shoulder and upper arm: muscle attachments)

1 견갑거근(Levator scapulae)	9 삼두근 장두(Long head of triceps)
2 소능형근(Rhomboideus minor)	10 승모근(Trapezius)
3 대능형근(Rhomboideus major)	11 삼각근(Deltoid)
4 극상근(Supraspinatus)	12 삼두근 외측두(Lateral head of triceps)
5 극하근(Infraspinatus)	13 삼두근 내측두(Medial head of triceps)
6 대원근(Teres major)	14 주근(Anconeus)
7 광배근(Latissimus dorsi)	
8 소원근(Teres minor)	

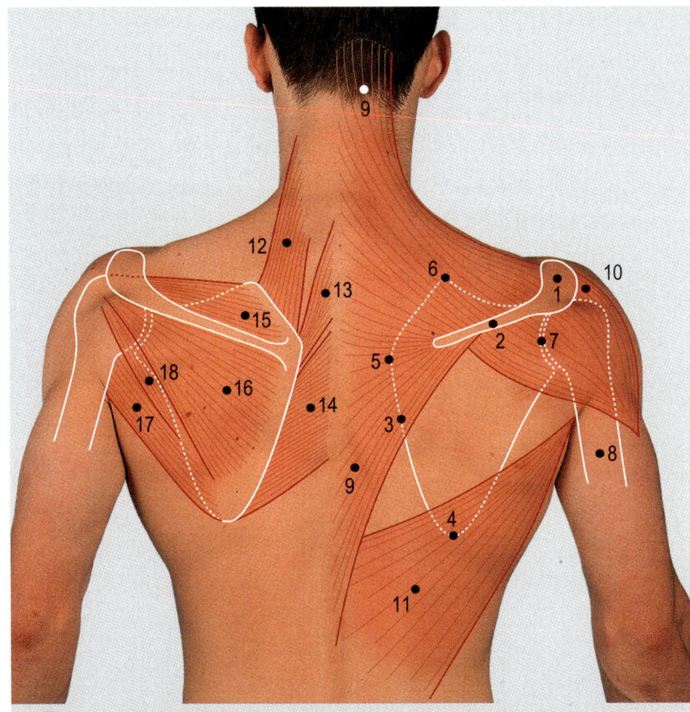

7.16 어깨와 상완의 후면: 견갑대의 골격과 근육(Posterior aspect of the shoulder and upper arm: bones and muscle of the shoulder girdle)

우측: 표면 근육, 좌측: 심부근육

1 견봉돌기(Acromion)	8 상완골(Humerus)
2 견갑극(Spine of scapula)	9 승모근(Trapezius)
3 견갑골 내측 경계면(Medial border of scapula)	10 삼각근(Deltoid)
4 견갑골 하각(Inferior angle of scapula)	11 광배근(Latissimus dorsi)
5 견갑골 중각(Medial angle of scapula)	12 견갑거근(Levator scapulae)
6 견갑골 상각(Superior angle of scapula)	13 소능형근(Rhomboideus minor)
7 견갑와(Glenoid fossa)	14 대능형근(Rhomboideus major)
	15 극상근(Supraspinatus)
	16 극하근(Infraspinatus)
	17 대원근(Teres major)
	18 소원근(Teres minor)

에서 안정화시켜 준다.

상완 후면의 근육 벌크(bulk)는 대부분은 삼두근에 의해 형성되며 극히 일부는 주근(anconeus)이다(그림 7.14). 삼두근(triceps)의 외측두(lateral head)는 상완골의 후방 요골 홈(radial groove)에 부착하고, 내측두(medial head)는 요골 홈의 하부에 부착하며 장두(long head)는 견갑골의 견갑와(glenoid fossa)에 부착한다. 하방으로는 척골의 주두돌기(olecranon process)에 부착하여 팔꿈치를 강력하게 신전시키는 작용을 하며, 이 근육을 지배하는 신경은 요골신경(radial nerve)이다.

팔을 밖으로 뻗은 채 바닥을 짚으며 넘어지는 동작은 쇄골이 부러지는 결과를 가져온다; 골절은 쇄골 중앙이나 외측 1/3지점에서 많이 발생한다. 견관절은 하부의 안정성이 가장 취약하므로 팔이 외전된 상태에서 외측 상부에서 힘이 가해질 경우 하방으로 탈골이 빈번히 일어난다. 이 경우에 액와신경(axillary nerve)이 위험하게 되며, 반드시 삼각근의 원위부 부착점에서 감각 검사를 실행해 보아야 한다. 액와신경(axillary nerve)의 상부 외측 피부 분지(upper lateral cutaneous branch)는 부상 직후 삼각근을 테스트 할 때보다 통증이 덜하기 때문이다. 상완골의 골절은 대부분 직접 외력에 의해 일어나며 골절이 잘 일어나는 곳은 상완골 상부 끝 부위로 외경(surgical neck)이라는 부위인데 액와신경이 이 주변을 지나가기 때문에 또 한 번 위험에 처하게 된다. 상완골 간(shaft of humerus)의 골절은 주로 나선형으로 발생하며, 요골신경이 이 뼈 후방 홈(groove)에 위치해 있기 때문에 위험에 놓이게 된다; 이 신경에 손상이 생기면 수근하수증(wrist drop)이 나타난다. 삼두근은 이 레벨보다 더 높은 곳에서 신경 공급을 받기 때문에 이 부상으로 인한 손상은 면할 수 있다.

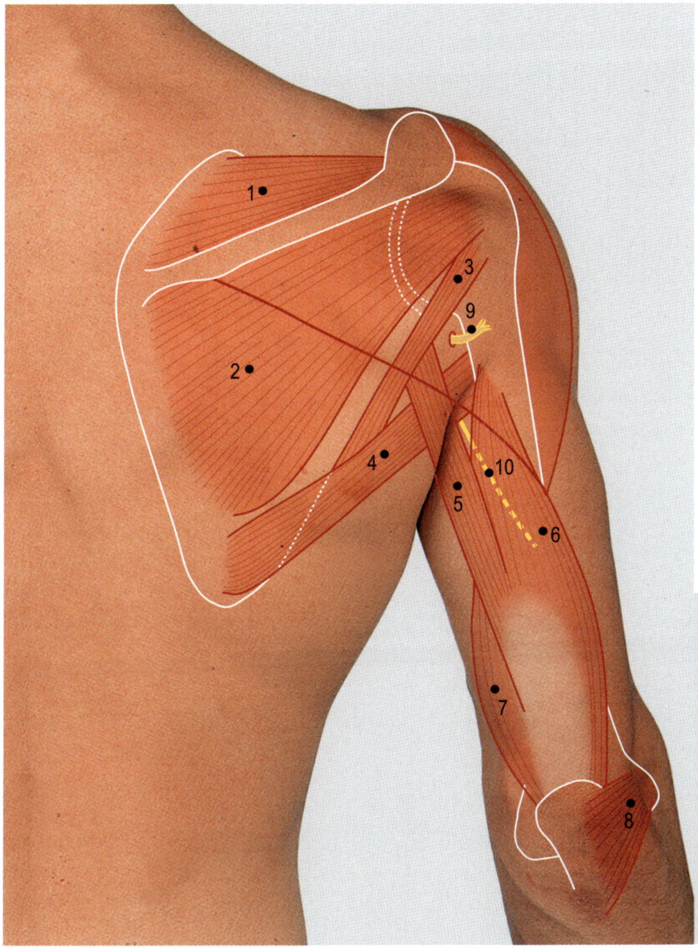

7.17 어깨와 상완의 후면: 삼각근의 심부 구조(Posterior aspect of the shoulder and upper arm: structures deep to the deltoid muscle)

1 극상근(Supraspinatus)
2 극하근(Infraspinatus)
3 소원근(Teres minor)
4 대원근(Teres major)
5 삼두근 장두(Long head of triceps)
6 삼두근 외측두(Lateral head of triceps)
7 삼두근 내측두(Medial head of triceps)
8 주근(Anconeus)
9 액와신경(Axillary nerve)
10 요골신경(Radial nerve)

견갑골과 어깨관절의 움직임 Movements of the scapula and shoulder joint

상지를 몸통에서부터 벌어지는 방향으로 움직이려면 견갑골과 어깨관절의 움직임이 수반되어야 한다. 이것은 환자의 뒤에 서서 어깨가 움직이는 동안 견갑골을 고정시켜 보면 알 수 있다(그림 7.18~7.20). 즉 강력한 근육들이 견갑골을 들어 올리고 내리며 내외측으로 잡아 당기고 외회전과 내회전(견갑골 하각이 내측으로 움직이며 견갑와가 하방으로 내려온다)을 시킨다. 이러한 움직임 중에 양쪽 쇄골 끝 관절 부위에서 약간의 보상 움직임이 일어난다.

어깨를 움츠리는 동작과 같은 견갑골을 당겨 올리는 작용을 하는 근육은 상승모근(upper trapezius)과 견갑거근(levator scapula)이다. 견갑거근은 승모근의 심부에 위치하며, 하방으로는 견갑극 상방의 내측 가장자리에 그리고 상방으로는 경추 횡돌기에 부착하며 목의 후방 외측에서 근육 벌크(bulk)를 형성한다. 근육을 끌어 내리는 작용을 하는 것은 중력 그리고 전거근(serratus anterior)과 소흉근(pectoralis minor)이 담당하며 밀기(pushing)나 펀칭 동작처럼 견갑골이 흉벽으로부터 전방으로 움직이게 하는 것도 전거근과 소흉근의 작용이다. 광배근(latissimus dorsi)은 견갑골 하각에 붙어서 견갑골을 흉벽에 고정시키는 작용을 하지만 전거근이 마비되면 견갑골 하각(inferior angle of scapula)이 움직임 중에 외측으로 돌출되는데 이 현상을 익상견갑(winging of scapula)이라고 한다. 어깨를 뒤로 젖히는 동작처럼 견갑골을 후인(retraction)하는 근육은 승모근과 이 근육 심부에 위치하면서 흉추와 견갑골 내측 면에 부착하고 있는 능형근(rhomboid)이다. 견갑골의 외회전근은 전거근과 승모근이며 내회전은 견갑거근, 소흉근, 그리고 능형근이 담당한다.

견관절의 굴곡 움직임은 대흉근의 쇄골두(clavicular head of

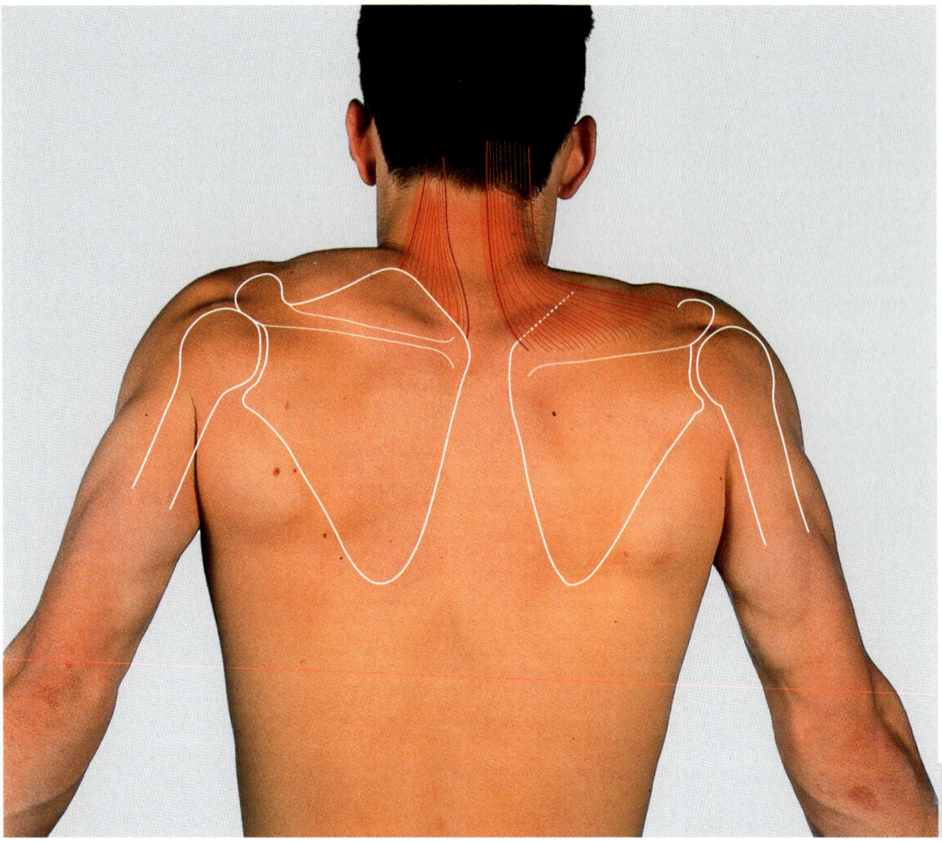

7.18 견갑골 거상(scapula elevation)

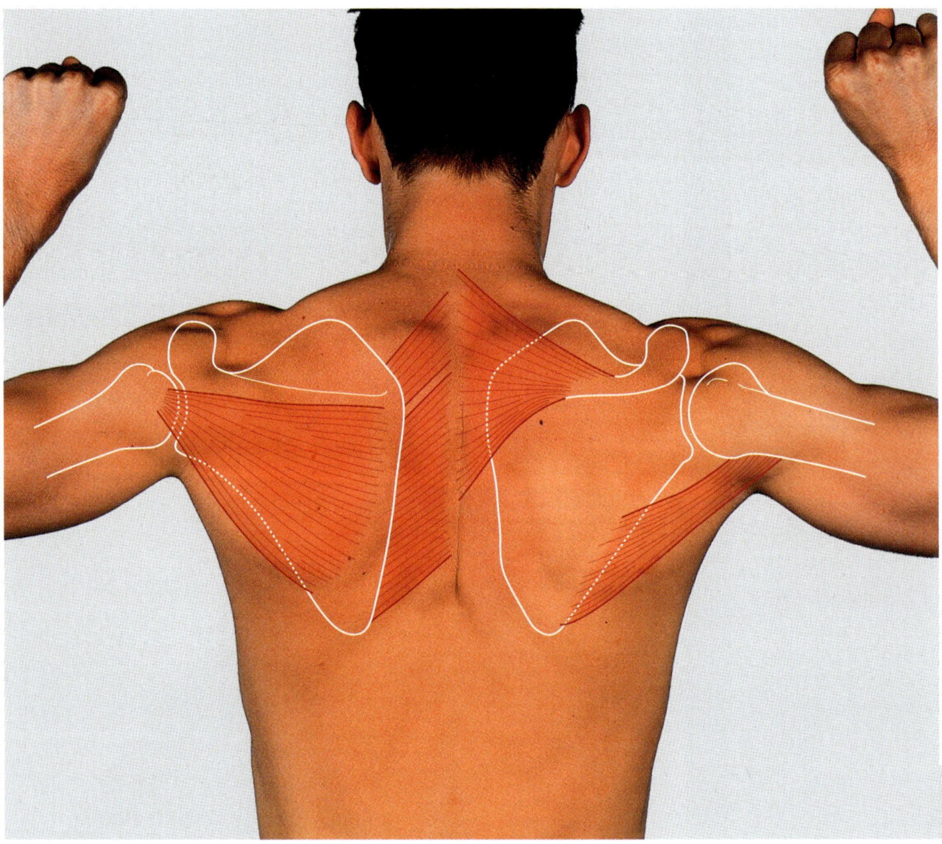

7.19 견갑골 후인(scapula retraction)

the pectoralis major), 전삼각근(anterior deltoid), 오훼상완근(coracobrachialis)이 담당한다. 신전 움직임은 후삼각근(posterior deltoid), 대흉근의 흉늑골두(sternocostal head of the pectoralis major), 광배근(latissimus dorsi)이 담당한다. 외전의 시작 움직임은 극상근(supraspinatus)이 담당하고 이후의 외전 움직임은 삼각근이 담당한다. 내회전은 대흉근, 전삼각근, 광배근, 견갑하근이 담당하며 외회전은 후삼각근, 소원근 그리고 극하근이 담당한다.

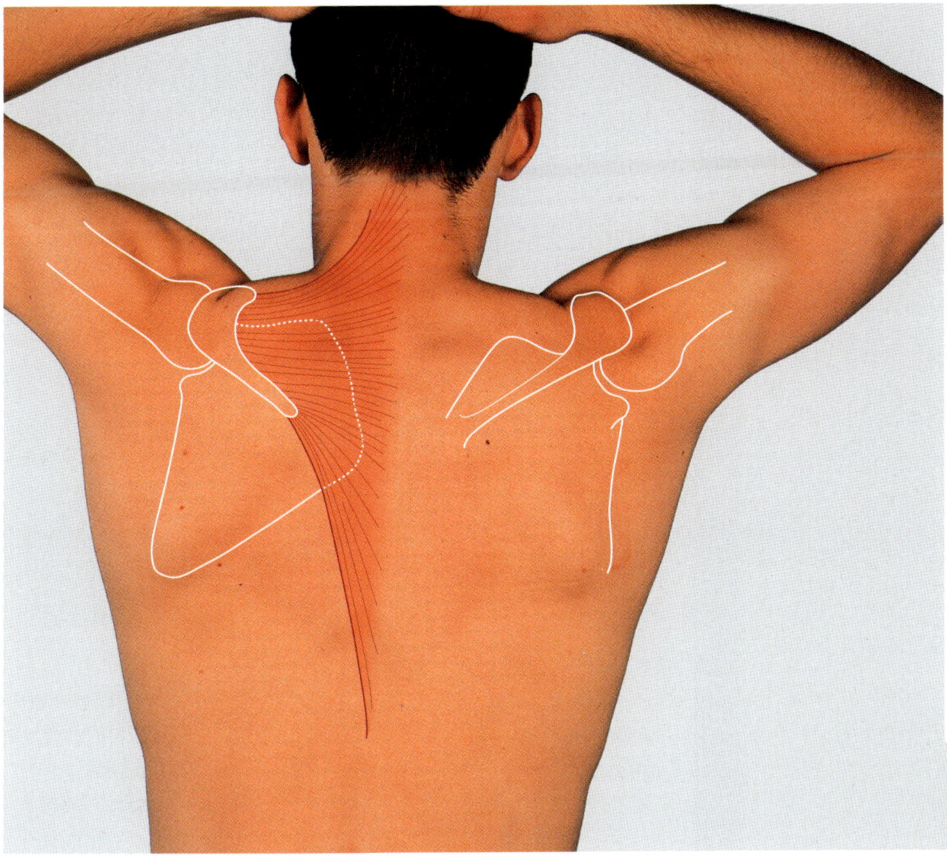

7.20 견갑골 외측 회전(lateral rotation of the scapula)

주와 Cubital fossa (그림 7.21~7.26)

주와(cubital fossa)의 상부 경계는 상완골의 내, 외측상관절구(epicondyle)를 잇는 선이고, 외측 경계는 상완요골근(brachioradialis)이며 내측 경계는 원회내근(pronator teres)이다(그림 7.22와 7.25). 상완근(brachialis)은 상완골의 전방에 넓게 부착되어 있으며 그 건은 주와(cubital fossa) 바닥에 있는 척골의 구상돌기(coronoid process)에 부착하므로 주관절 전방 부위의 뼈를 촉진하기는 힘들다. 이두근의 건은 뚜렷하게 주와의 중앙 부위를 통과하여 아래에 있는 요골 상단 끝 내측 부위의 이두근 결절(bicipital tuberosity)에 주행한다.

견고하고 얇은 이두근 건막(bicipital aponeurosis)은 주와(cupital fossa)의 지붕 부위에서 이두근 건의 내측에서 시작하여 척골의 피하 표면으로 주행한다(그림 7.25). 이 건막(aponeurosis) 아래로 상완동맥(brachial artery)과 정중신경이 지나간다. 건막으로 인하여 상완동맥을 느끼기가 다소 힘들 수 있으나, 동맥을 쉽게 촉진하려면 팔꿈치를 쭉 펴고 혈관을 팔꿈치 관절에 닿도록 누르면서 촉진하면 된다. 상완동맥은 주와 정점(apex)의 심부에서 요골동맥(radial artery)과 척골동맥(ulnar artery)으로 갈라진다.

상완동맥(brachial artery)은 동맥혈 샘플 채취 또는 심장 카테터(catheter) 삽입, 그 외 동맥 검사를 하는데 활용된다. 정중신경(median nerve)은 원회내근(pronator teres)의 상완골두와 척골두 사이로 해서 주와(cubital fossa)를 빠져나오며 전완의 표층근 심부로 주행한다. 주와의 최상부에 있는 요측피정맥(cephalic vein), 척측피정맥(basilic vein), 주정중피정맥(median cubital vein)은 주로 정맥 샘플을 채취할 때 많이 활용된다(그림 7.26).

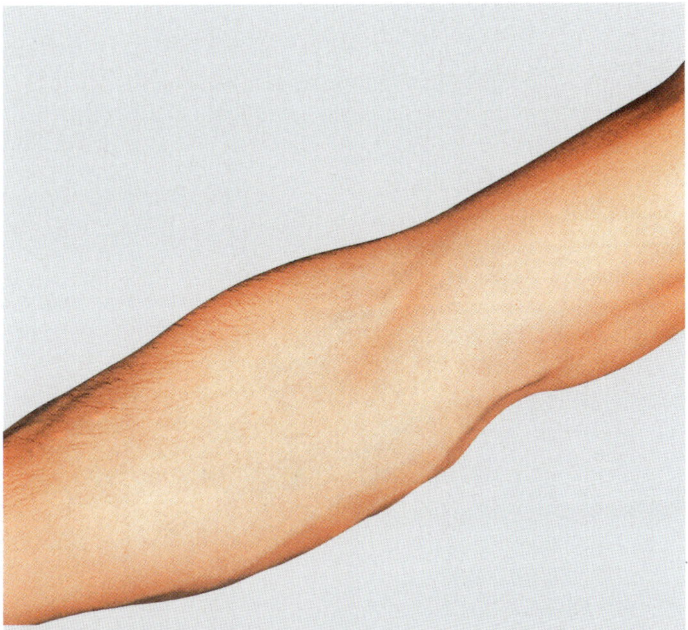

7.21 주와 그리고 전완의 전면(cubital fossa and the anterior aspect of the forearm)

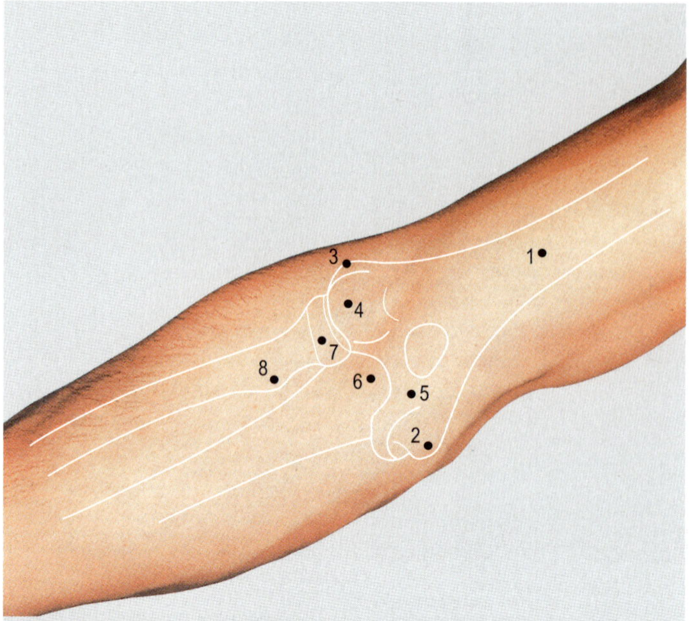

7.22 주와: 뼈(cubital fossa: bones)

1 상완골(Humerus)
2 상완골의 내측 상관절구(Medial epicondyle of humerus)
3 상완골의 외측상관절구(Lateral epicondyle of humerus)
4 상완골 소두(Capitulum)
5 상완골 활차(Troclea)
6 척골의 구상돌기(Coronoid process)
7 요골두(Head of radius)
8 이두근 결절(Bicipital tuberosity)

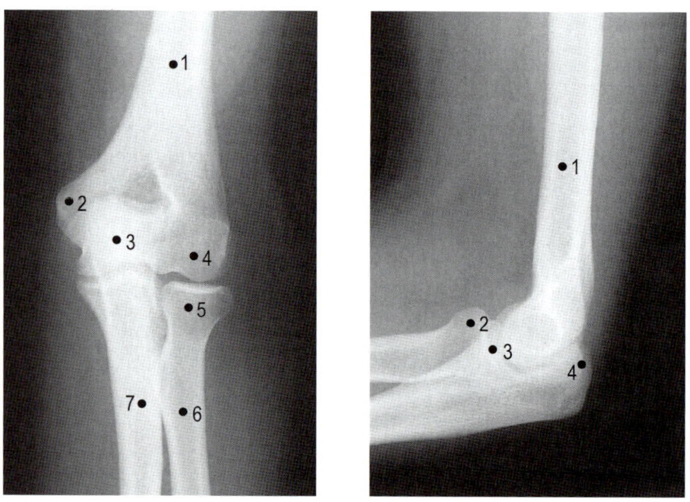

A B

7.23 주관절(elbow joint)

A 전면
1 상완골간(Shaft of humerus)
2 상완골의 내측 상관절구(Medial epicondyle of humerus)
3 척골 상부 끝 부위에 가로 놓여 있는 상완골 활차(Troclea)
4 상완골 소두(Capitulum)
5 요골두(Head of radius)
6 요골간(Shaft of radius)
7 척골간(Shaft of ulnar)

B 측면
1 상완골간(Shaft of humerus)
2 요골두(Head of radius)
3 척골의 구상돌기(Coronoid process of ulnar)
4 척골주두의 구상돌기(Olecranon process of ulnar)

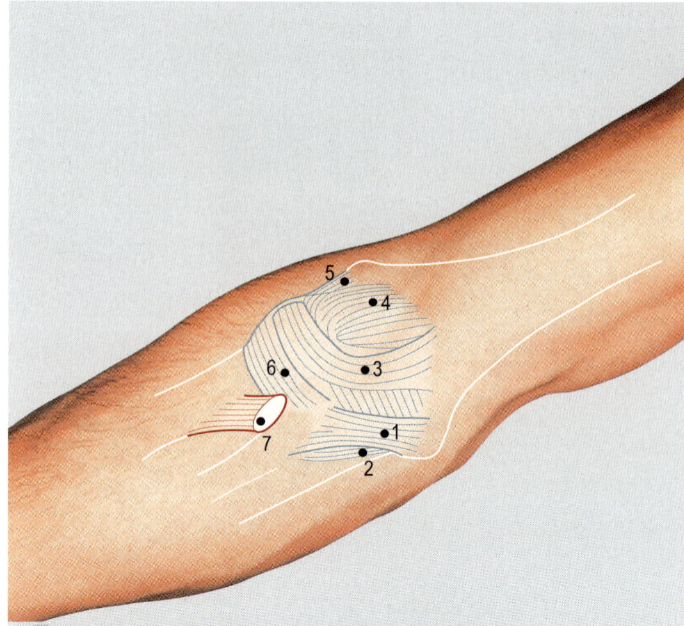

7.24 주관절: 전면(Elbow joint: anterior aspect)

1 내측전방인대(Anterior band of medial ligament)
2 내측경사인대(Oblique band of medial ligament)
3 and 4 전방캡슐(Anterior capsule)
5 외측인대(Lateral ligament)
6 환상인대(Annular ligament)
7 상완이두근건(Tendon of biceps)

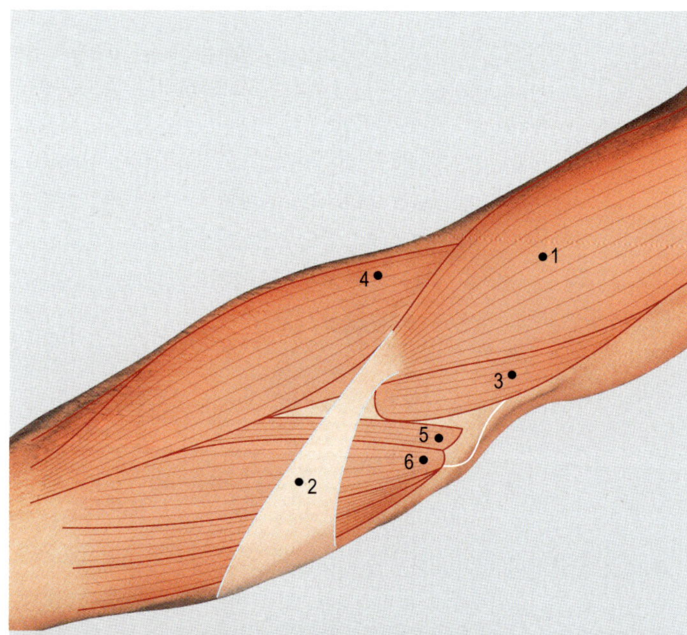

7.25 주와: 연부조직(cubital fossa: soft tissue)

1 상완이두근(Biceps)
2 이두근건막(Bicipital aponeurosis)
3 상완근(Btachialis)
4 상완요골근(Brachioradialis)
5 원회내근(Pronator teres)
6 공통굴곡근 기시부(Common flexor origin)

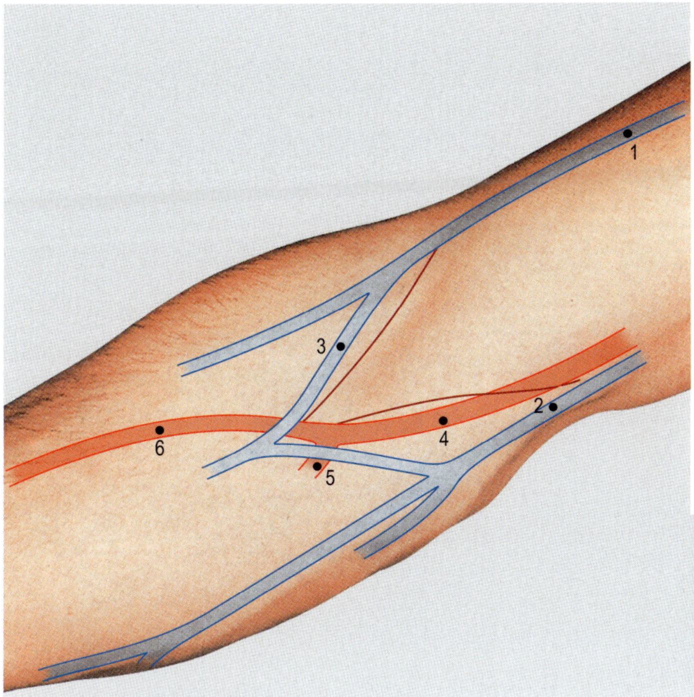

7.26 주와: 혈관(cubital fossa: vessels)

1 요측피정맥(Cephalic vein)
2 척측피정맥(Basilic vein)
3 주정중피정맥(Median cubital vein)
4 상완동맥(Brachial artery)
5 척골동맥(Ulnar artery)
6 요골동맥(Radial artery)

전완의 전면 Anterior aspect of the forearm (그림 7.27~7.33)

원회내근(pronator teres)은 내측 상관절구의 전방에 있는 공통굴곡근 기시부(common flexor origin)의 바로 위에 부착한다. 공통굴곡근 기시부에 부착하는 근육은 요측수근굴근(flexor carpi radialis), 장장근(palmaris longus), 척측수근굴근(flexor carpi ulnaris), 천지굴근(flexor digitorum superficialis)이다(그림 7.30~7.33). 원회내근(pronator teres)은 척골의 구상돌기(coronoid process of ulnar)에서 시작하는 또 다른 갈래가 있으며 척측수근굴근은 척골 후방피하 표면에서 시작하는 갈래가 있다. 또한 이 근육은 원위부 쪽으로는 요골간의 중간(radius midshaft) 부위에 부착하며 전완을 회내전(pronation) 시킨다.

다른 공통굴곡근은 손바닥을 향해 주행한다(그림 7.49, p.88). 이들 근육들은 팔꿈치의 약한 굴곡근으로써 척측수근굴근은 척골신경(ulnar nerve)이 지배하며 나머지는 정중신경(median nerve)이 지배한다. 장무지굴근(flexor pollicis longus), 심지굴근(flexor digitorum profundus), 방형회내근(pronator quadratus)은 전완의 심부에 위치한 근육으로 촉진하기가 힘들다. 이들 모두 정중신경의 전방골간분지(anterior interosseous branch)의 지배를 받으며, 이 중 심지굴근은 추가로 척골신경의 지배를 받는다(그림 7.32).

상완요골근(brachioradialis)은 근위부 쪽으로는 상완의 외측과 상 융기부(lateral supracondylar ridge)의 상부 2/3 부위에 부착하며 원위부 쪽으로는 요골 원위부 끝 지점의 외측면에 부착하여, 전완을 회내전 또는 회외전시켜서 그 중간 지점(midprone)에 위치 시킨다(이 위치가 주관절의 굴곡력이 가장 강력하다). 이 근육은 요골신경(radial nerve)과 그 후방골간 분지(posterior interosseous branch) 위를 지나가며 그 지배를 받기도 한다. 요골신경(radial nerve)은 또한 상완의 외측과 상 융기부(lateral supracondylar ridge)의 1/3 지점에 부착하는 장요측수근신근(extensor carpi radialis longus)를 지배한다. 이 근육은 전완의 심부에 위치하지만 그 건은 손목에서 촉진이 가능하다(그림 7.58, p.91).

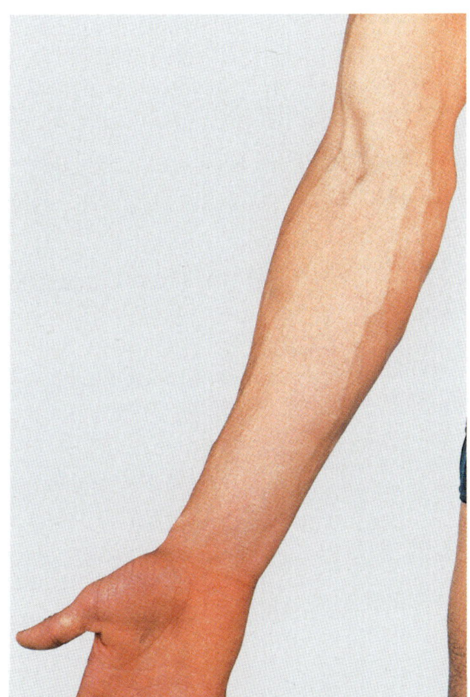

7.27 전완의 전면(Anterior aspect of the forearm)

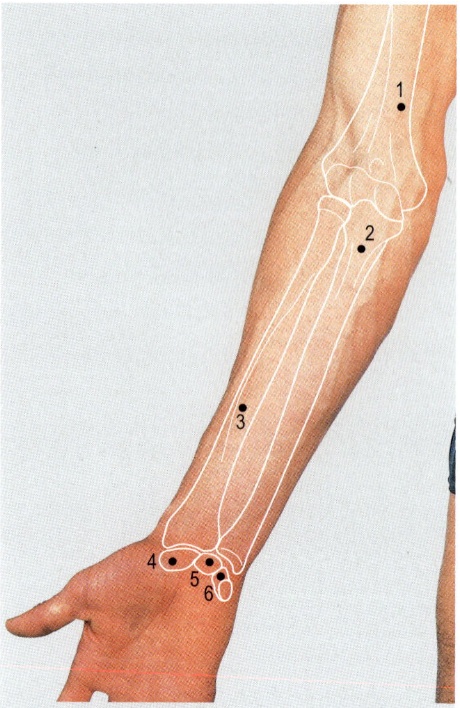

7.28 전완의 전면: 뼈(Anterior aspect of the forearm: bones)

1 상완골(Humerus)
2 척골(Ulnar)
3 요골(Radius)
4 주상골(Scaphoid)
5 월상골(Lunate)
6 삼각골(Triquetral)

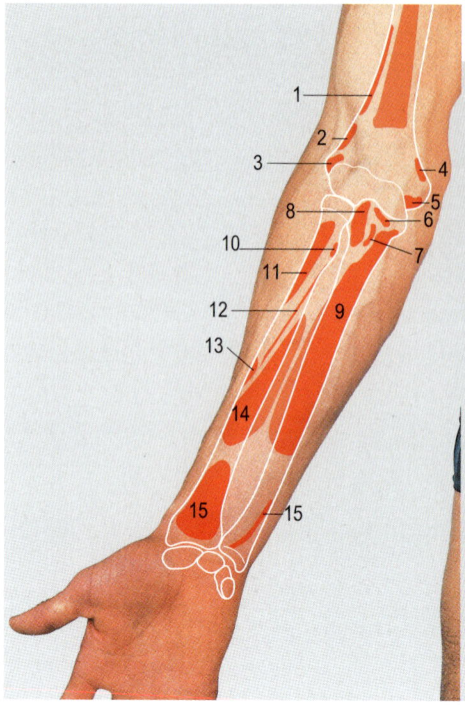

7.30 전완의 전면: 근육 부착점(Anterior aspect of the forearm: muscle attachments)

1 상완요골근 (Brachioradialis)
2 장요측수근신근 (Extensor carpi radialis longus)
3 공통신근 기시부 (Common extensor origin)
4 와 13 원회내근 (Pronator teres)
5 공통굴근 기시부 (Common flexors origin)
6과 12 천지굴근(Flexor digitorum superficialis)
7 원회내근의 심부 두(Deep had of pronator teres)
8 상완근(Brachialis)
9 심지굴근(Flexor digitorum profundus)
10 상완이두근(Biceps)
11 회외근(Supinator)
14 장무지굴근(Flexor pollicis longus)
15 방형회내근(Pronator quadratus)

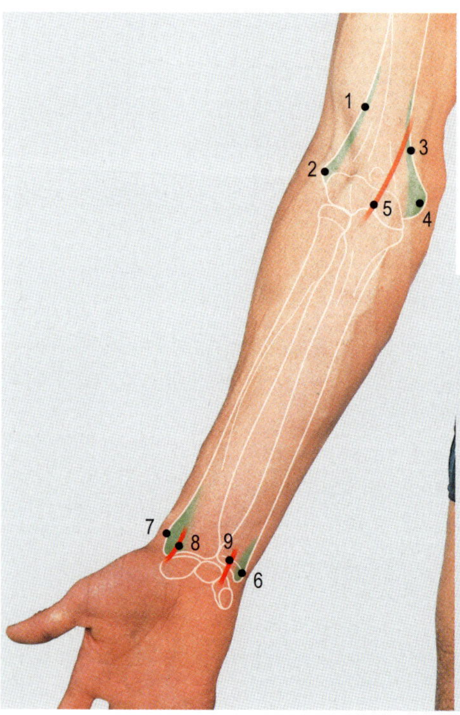

7.29 전완의 전면: 촉진 가능한 구조(Anterior aspect of the forearm: palpable structures)

1 외측과 상 융기부(Lateral supracondylar ridge)
2 외측상관절구(Lateral epicondyle)
3 내측과 상 융기부(Medial supracondylar ridge)
4 내측 상관절구(Medial epicondyle)
5 상완동맥(Brachial artery)
6 척골경상돌기(Ulnar styloid process)
7 요골경상돌기(Radial styloid process)
8 요골동맥(Radial artery)
9 척골동맥(Ulnar artery)

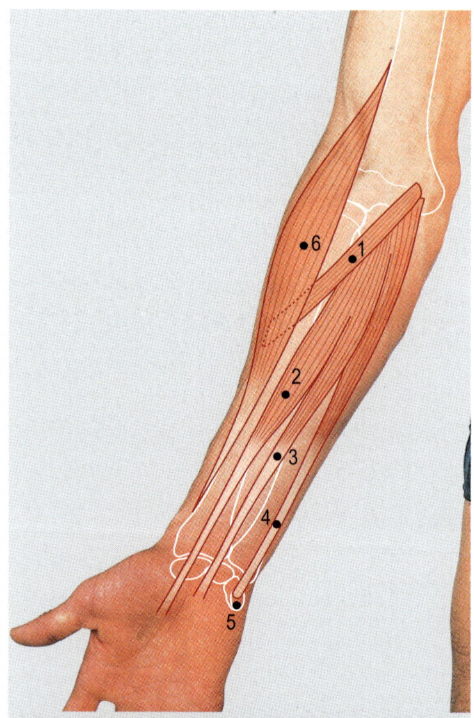

7.31 전완의 전면: 표면근육(Anterior aspect of the forearm: superficial muscles)

1 원회내근(Pronator teres)
2 요측수근굴근(Flexor carpi radialis)
3 장장근(Palmaris longus)
4 척측수근굴근(Flexor carpi ulnaris)
5 두상골(Pisiform bone)
6 상완요골근(Brachioradialis)

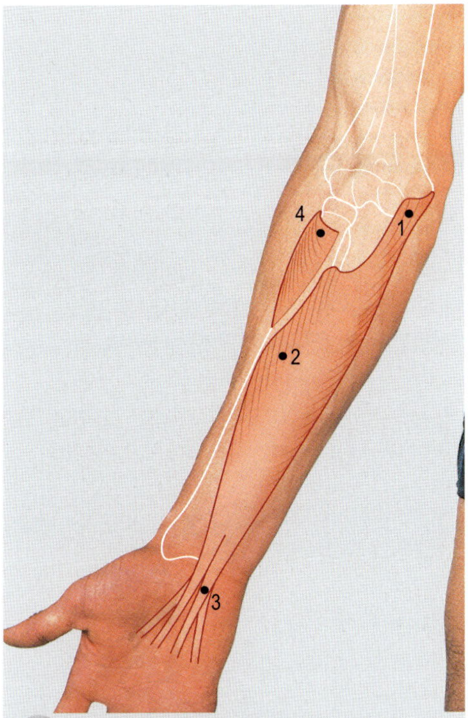

7.32 천지굴근(중간층)(Flexor digitorum superficialis)(intermidiate level)

1 상완-척골두(Humero-ulnar head)
2 요골두(Radial head)
3 2번째, 5번째 손가락 전방에 놓여 있는 3번째, 4번째 손가락의 건
4 회외근의 척골두(Ulnar head of supinator)

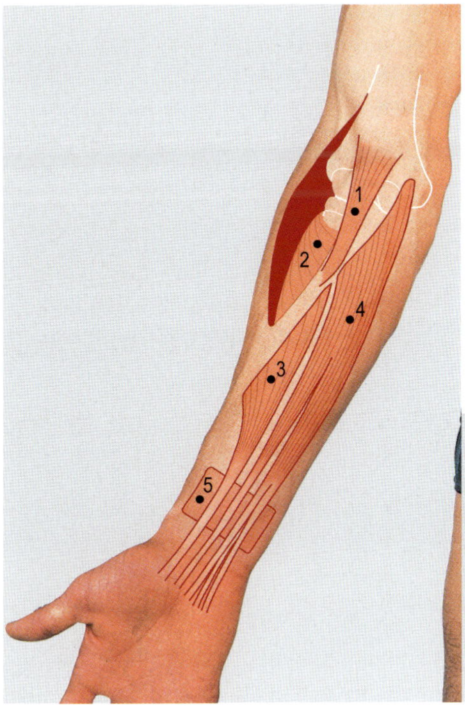

7.33 전완의 전면: 심부근육(Anterior aspect of the forearm: deep muscles)

1 상완이두근의 건(Tendon of biceps)
2 회외근, 상완두(Supinator, Humeral head)
3 장무지굴근(Flexor pollicis longus)
4 심지굴근(Flexor digitorum profundus)
5 방형회내근(Pronator quadratus)

주관절과 전완의 후면 Posterior aspect of the elbow and forearm (그림 7.34~7.39)

주관절을 형성하는 뼈들은 후방에서 촉진하기가 더 쉽다. 후방에서 엄지와 손가락을 벌려 잡으면 내외측상관절구(epicondyle)를 쉽게 촉진할 수 있으며, 이들은 견관절의 회전에 대한 상완골의 위치를 확인하는데 유용한 랜드마크이다(그림 7.35). 척골(ulnar)의 후방 가장자리는 전체 길이에 걸쳐서 피하 층에서 촉진된다. 상완삼두근은 상완 후면의 주된 근육들을 형성하며 척골의 구상돌기(coronoid process)에 부착한다. 요골두(radial head)는 환상인대(annular ligament)에 싸여 있으며, 외측상관절구 후면의 공통신근(common extensors)의 기시부에 부착하는 근육을 통해서 촉진할 수 있다. 이들 근육은 요골 쪽에서 척골 방향의 순으로 단요측수근신근(extensor carpi radialis brevis), 지신근(extensor digitorum), 소지신근(extensor digiti minimi), 척측수근신근(extensor carpi ulnaris)이다. 이들은 또한 주관절의 약한 신전 기능도 같이 하며 후골간신경(posterior interosseous nerve)의 지배를 받는다(그림 7.39).

회외근(supinator) 역시 공통신근의 건(common extensor tendon) 기시부의 심부층에 부착하며 척골의 상부 끝 부위의 외측면으로부터 근육 갈래가 시작하여 요골의 상방 끝 부분을 감싸면서 전방 면에 부착한다. 회외근 및 전완 후면의 다른 심부 근육들은 촉진하기가 힘들지만 손목 부위에서는 그 건들을 촉진할 수 있으며, 후골간신경(posterior interosseous nerve)의 지배를 받는다(그림 7.58, p.91). 척골신경(ulnar nerve)은 내측상관절구의 뒤에 위치하며, 척측수근굴근(flexor carpi ulnaris)의 상완두와 척골두 사이로 주행하기 전 지점에서 뼈 위로 굴려지듯이 쉽게 촉진할 수 있다. 이 부위를 두드리면 전완에 찌릿한 감각을 느낀다.

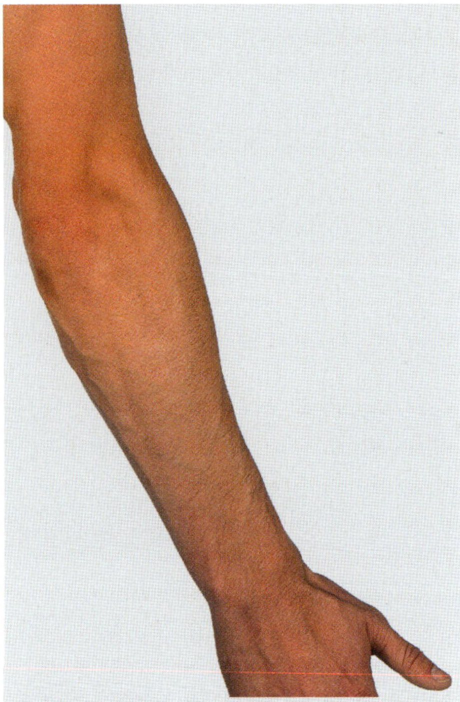

7.34 주관절과 전완의 후면(Posterior aspect of the elbow and forearm)

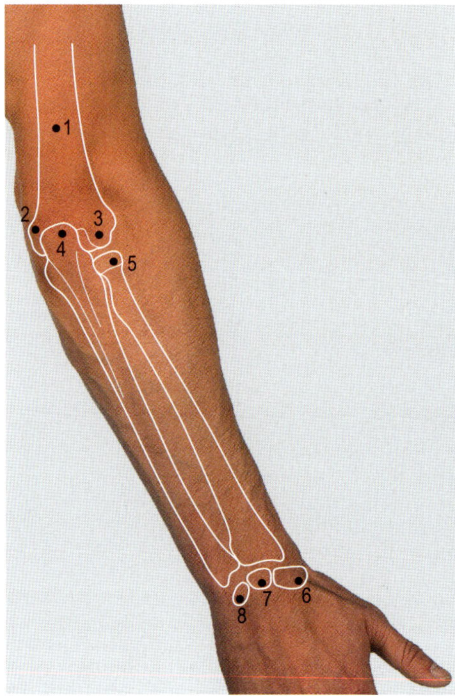

7.35 주관절과 전완의 후면: 뼈(Posterior aspect of the elbow and forearm: bones)

1 상완골(Humerus)
2 상완골의 내측 상관절구(Medial epicondyle of humerus)
3 상완골의 외측상관절구(Lateral epicondyle of humerus)
4 척골주두의 구상돌기(Olecranon process of ulnar)
5 요골두(Head of radius)
6 주상골(Scaphoid)
7 월상골(Lunate)
8 삼각골(Triquetral)

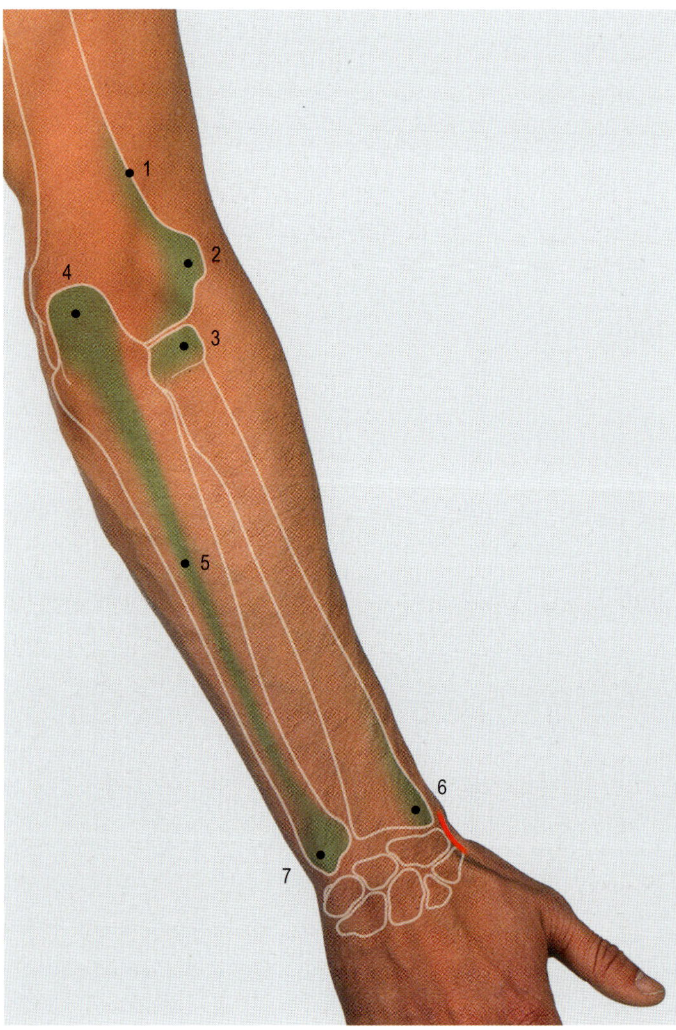

7.36 주관절과 전완의 후면: 촉진 가능한 구조(Posterior aspect of the elbow and forearm: palpable structures)

1 외측과 상 융기부(Lateral supracondylar ridge)
2 외측상관절구(Lateral epicondyle)
3 요골두(Head of radius)
4 척골주두의 구상돌기(Olecranon process of ulnar)
5 척골의 피하층 경계면(Subcutaneous border of ulnar)
6 요골경상돌기(Radial styloid process)
7 척골경상돌기(Ulnar styloid process)

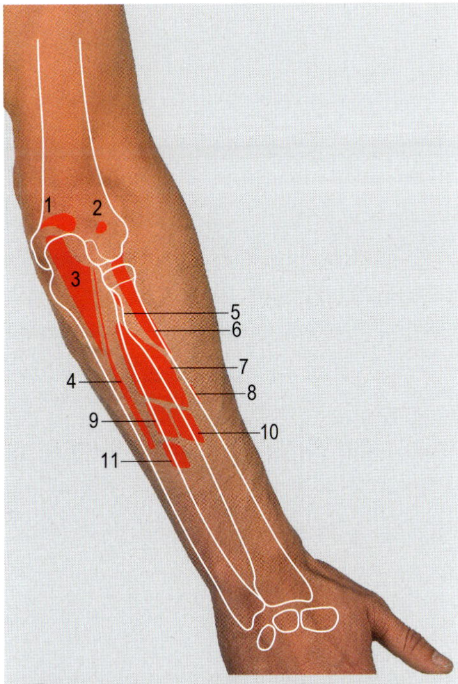

7.37 주관절과 전완의 후면: 근육 부착점 (Posterior aspect of the elbow and forearm: muscle attachments)

1 상완삼두근(Triceps)
2와 3 주근(Anconeus)
4 척측수근신근, 척측수근굴근, 그리고 심지굴근의 부착점이 되는 척골의 후방 경계면
5 상완이두근(Biceps)
6 회외근(Supinator)
7 장무지외전근(Abductor pollicis longus)
8 원회내근(Pronator teres)
9 장무지신근(Extensor pollicis longus)
10 단무지신근(Extensor pollicis brevis)
11 인지신근(Extensor indicis)

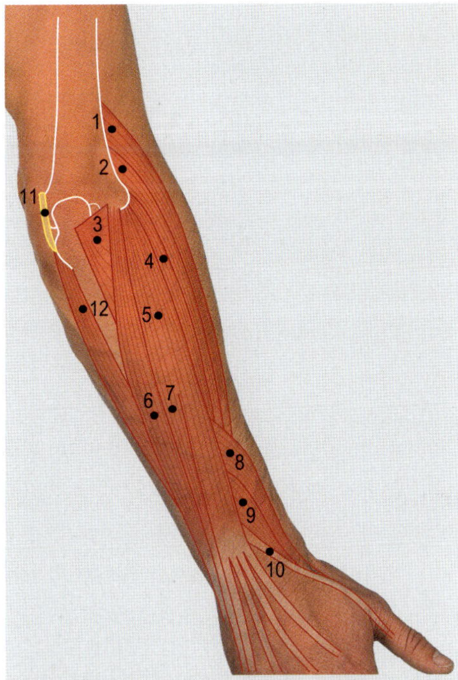

7.38 주관절과 전완의 후면: 표면근육 (Posterior aspect of the elbow and forearm: superficial muscles)

1 상완요골근(Brachioradialis)
2 장요측수근신근(Extensor carpi radialis longus)
3 주근(Anconeus)
4 단요측수근신근(Extensor carpi radialis brevis)
5 지신근(Extensor digitorum)
6 척측수근신근(Extensor carpi ulnaris)
7 소지신근(Extensor digiti minimi)
8 장무지외전근(Abductor pollicis longus)
9 단무지신근(Extensor pollicis brevis)
10 장무지신근(Extensor pollicis longus)
11 척골신경(Ulnar nerve)
12 척측수근굴근(Flexor carpi ulnaris)

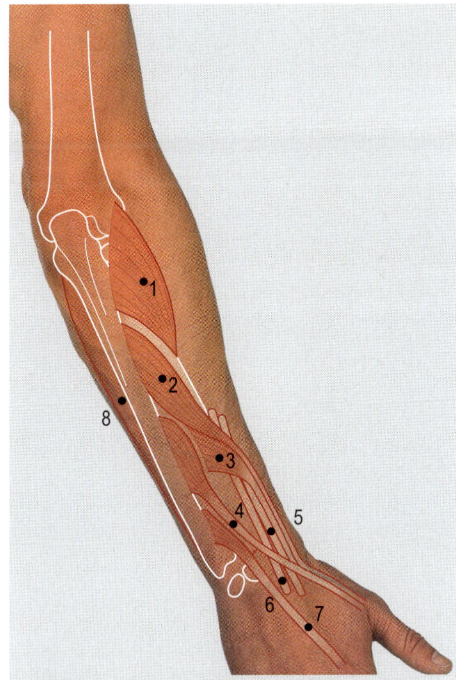

7.39 주관절과 전완의 후면: 심부근육 (Posterior aspect of the elbow and forearm: deep muscles)

1 회외근, 상완척골두(Supinator, Humeroulnar head)
2 장무지외전근(Abductor pollicis longus)
3 단무지신근(Extensor pollicis brevis)
4 장무지신근(Extensor pollicis longus)
5 장요측수근신근건(Extensor carpi radialis longus tendon)
6 단요측수근신근건(Extensor carpi radialis brevis tendon)
7 인지신근(Extensor indicis)
8 척측수근굴근(Flexor carpi ulnaris)

주관절과 요척관절의 움직임 Movements of the elbow and radioulnar joints (그림 7.40~7.41)

주관절의 굴곡 동작은 이두근(biceps)과 상완근(brachialis)이 담당하며 상완요골근(brachioradialis)과 공통굴곡근(common flexor)의 기시부에 부착하는 근육들이 그 보조 역할을 한다. 신전 동작은 삼두근이 담당하고 공통신전근(common extensors)이 약간의 보조 기능을 한다.

해부학적 자세는 손바닥이 전방을 향하고 전완은 완전히 회외전(supination)된 상태이다(그림 7.40). 완전한 회내전(pronation) 자세란 그림 7.41처럼 요골이 척골의 전방으로 180도 내측으로 회전되면서 엄지의 위치가 외측에서 내측으로 바뀌며 손등이 전방을 향하는 자세이다. 이들 두 자세와 그 중간 자세에서 손은 필요한 동작을 가장 잘 수행할 수 있는 위치가 된다. 이두근과 회외근은 회외전을, 원회내근과 방형회내근(pronator quadratus)은 회내전을 담당한다. 방형회내근은 손목 부위의 요골과 척골의 원위부 1/4 전방 부위에서 만나는 작은 심부근육이다. 요골상완근은 전완을 반 정도의 회내전(midprone) 동작이 되게 하는 기능을 한다.

해부학적 자세에서는 척골과 요골의 경상돌기(styloid process)를 손목관절 부위에서 촉진할 수 있으며, 요골경상돌기는 척골경상돌기(ulnar styloid process)보다 원위부로 1cm 부위에 있다. 완전히 회내전한 자세에서도 요골경상돌기는 내측으로 이동되며 여전히 촉진이 가능하다. 이 자세에서 손목의 전방 외측에서 가장 잘 촉진되는 뼈는 척골두(ulnar head)이다. 척골의 원위부 끝 부위는 회내전 시에 내측에서 외측으로 전위되며 이는 팔꿈치 굴곡 자세에서

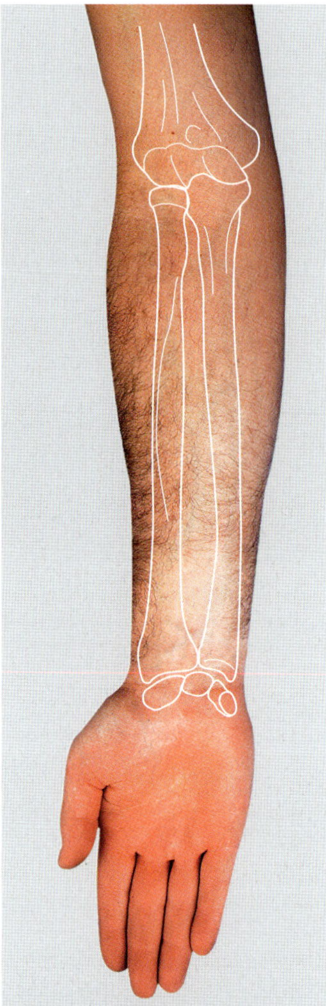

7.40 완전히 회외전된 전완 (forearm in full supination)

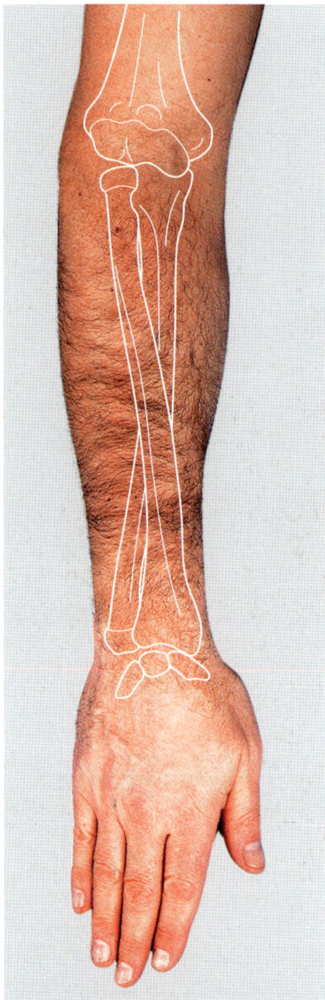

7.41 완전히 회내전된 전완 (forearm in full pronation)

더 현저하게 일어난다. 하지만 척골은 더 회전되지는 않으며 경상돌기는 더 이상 촉진되지 않는다.

상완골의 관절돌기 상부(supracondylar area)의 뼈는 소아의 경우에는 매우 얇으며 골절되기 쉽다. 이 때 골절의 원위부 파편은 후방으로 전위되어 상완동맥(brachial artery)이 뼈 파편 사이에 끼이게 된다. 이렇게 상완동맥이 눌리게 된 상태를 그대로 두면 전완에 허혈성 변화가 오고 장기적으로는 볼크만 구축(Volkmann's contracture)이 발생하므로 요골동맥의 박동을 주의 깊게 모니터링 해야 한다.

소아의 전완 골절의 특징은 뼈의 한쪽 면을 따라 골절이 되어 부러지기 보다는 휘어지는 것이다. 이는 마치 나무의 어린 가지가 부러진 모양과 유사하여 약목골절(green stick fracture)이라고 부른다. 나이가 들면 뼈가 더 쉽게 골절된다. 노인에서 특징적으로 잘 생기는 상지 골절의 예는 팔을 쭉 편 상태에서 바닥을 짚으면서 넘어졌을 때 요골의 원위부 끝에서 1cm 근위부에 생기는 콜 골절(Colle's fracture)이다.

손목과 손의 전면 Anterior aspect of the wrist and hand (그림 7.42~7.49)

손의 뼈와 피부 주름과의 관계는 그림 7.43에 잘 나타나 있다. 손목을 저항 굴곡시키면 장장근(palmaris longus), 요측수근굴근(flexor carpi radialis), 척측수근굴근(flexor carpi ulnaris)의 건 세 개가 두드러지게 나타난다. 요골동맥의 박동은 요골의 원위부 끝 부위에서 요측수근굴근의 외측에서 잘 촉진된다. 심박동수, 리듬, 볼륨, 동맥의 견고함 정도를 평가하는 위치도 이 부위이며, 바늘을 삽입하는 곳이기도 하다. 또한 요측수근굴근은 2번째와 3번째 중수골(metacarpal bone)의 기저부에 부착하며 정중신경(median nerve)은 손목을 외상으로부터 보호 기능을 하는 장장근의 건 심부에 위치한다. 장장근(palmaris longus)은 굴근지대(flexor retinaculum)와 장장근 건의 끝 부위에 부착하고 있으며, 정상적으로 존재하지 않는 경우도 있다. 척측수근굴근(flexor carpi ulnaris)은 두상골(pisiform), 유구골(hamate), 그리고 5번째 중수골의 기시부에 부착한다(그림 7.46). 쉽게 촉진되지는 않지만 요골동맥과 신경은 척측수근굴근의 외측에 위치하고 있으며 단장근(palmaris brevis)과 굴근지대(flexor retinaculum) 내측의 표면층 부위에 일부가 덮여 있다.

굴근지대(flexor retinaculum)는 폭이 약 2.5~3cm 정도 되는 직사각형의 섬유성 띠이며, 내측으로는 두상골(pisiform)과 유구골의 갈고리(hook of hamate) 부위 그리고 외측으로는 근위부의 주상골 결절(scaphoid tubercle)과 원위부의 1번째 손바닥뼈 밑에 있는 대능형골(trapezium)의 결절 사이에 위치하는 구조이다(그림 7.47, 그림 7.48).

굴근지대(flexor retinaculum)에 붙는 이들 수근골(carpal bones)들 중에서 두상골은 쉽게 촉진되지만 나머지 세 개의 뼈는 깊이 눌러야만 촉진이 가능하다. 천지굴근(flexor digitorum superficialis)과 심지굴근(flexor digitorum profundus)의 건과 장무지굴근(flexor pollicis longus)의 건은 손목의 심부에 위치하며, 굴근지대의 전방 심부에서 정중신경과 함께 주행한다.

굴근지대와 수근골 사이에서 형성되는 터널은 좁은 공간이며 공간 내 압력이 올라가면 정중신경이 눌려서 손의 외측에 통증이나

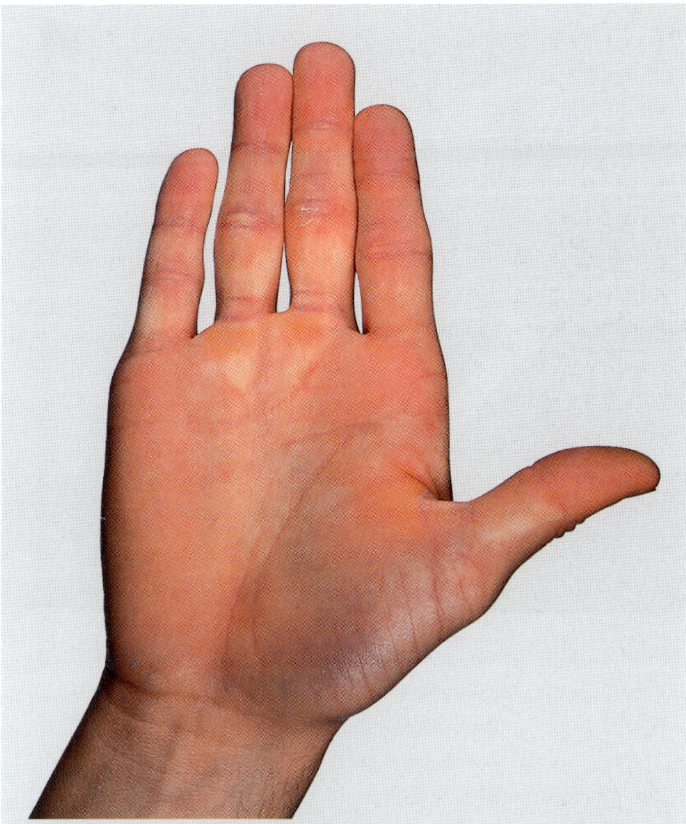

7.42 손목과 손의 전면(Anterior aspect of the wrist and hand)

감각이상과 모지구근(thenar muscle)의 위축이 생기는 수근골증후군(carpal tunnel syndrome)이 유발된다. 손바닥을 가로질러 굴근지대를 절개함으로써 압력을 줄여줄 수 있다.

손목 심부의 굴곡근의 건들은 손목에서부터 손가락에 이르기까지 활액막에 싸여서 주행한다(그림 7.49). 이런 이유로 임상적으로는 감염이 활액막을 통해 확산될 수 있는 중요성이 있다.

손바닥의 심부 근막들은 중앙부에서 두꺼워져서 수장건막(palmar aponeurosis)을 형성하며, 이 때문에 장굴곡근(long flexors)의 건들은 이 부위에서 촉진이 잘되지 않는다. 이들 건은 굴근지대와 수장건막에 붙어 있어서 손목을 굽히는 동작에 어려움이 발생한다.

천지굴근과 심지굴근의 건들은 손가락 부위에서는 활액성 및 섬유성 막으로 싸여 있어서 움직임을 느낄 수는 있지만, 건을 하나하나 촉진하기는 어렵다. 심지굴근은 손가락 끝마디의 기저부에 부착하고 천지굴근의 건은 심지굴근 건의 양 옆으로 두 갈래로 나뉘면서 손가락 중간마디의 기저부 양쪽에 부착한다. 장무지굴근(flexor pollicis longus)의 건은 별도로 자신의 활액막에 싸여서 엄지의 말단에 부착한다.

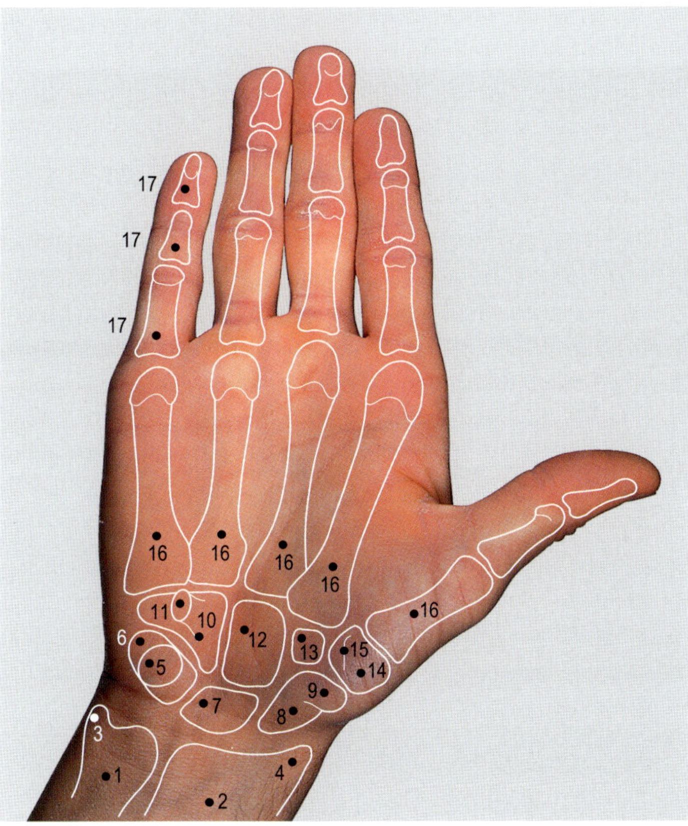

7.43 손목과 손의 전면: 뼈(Anterior aspect of the wrist and hand: bones)

1 척골(Ulnar)
2 요골(Radius)
3 척골경상돌기(Ulnar styloid process)
4 요골경상돌기(Radial styloid process)
5 두상골(Pisiform)
6 삼각골(Triquetral)
7 월상골(Lunate)
8 주상골(Scaphoid)
9 주상골결절(Scaphoid tubercle)
10 유구골(Hamate)
11 유구골의 갈고리(Hook of hamate)
12 유두골(Capitate)
13 소능형골(Trapezoid)
14 대능형골(Trapezium)
15 대능형골 융기부(Ridge of trapezium)
16 중수골 1~5(Metacarpals 1~5)
17 지골(Phalanges)

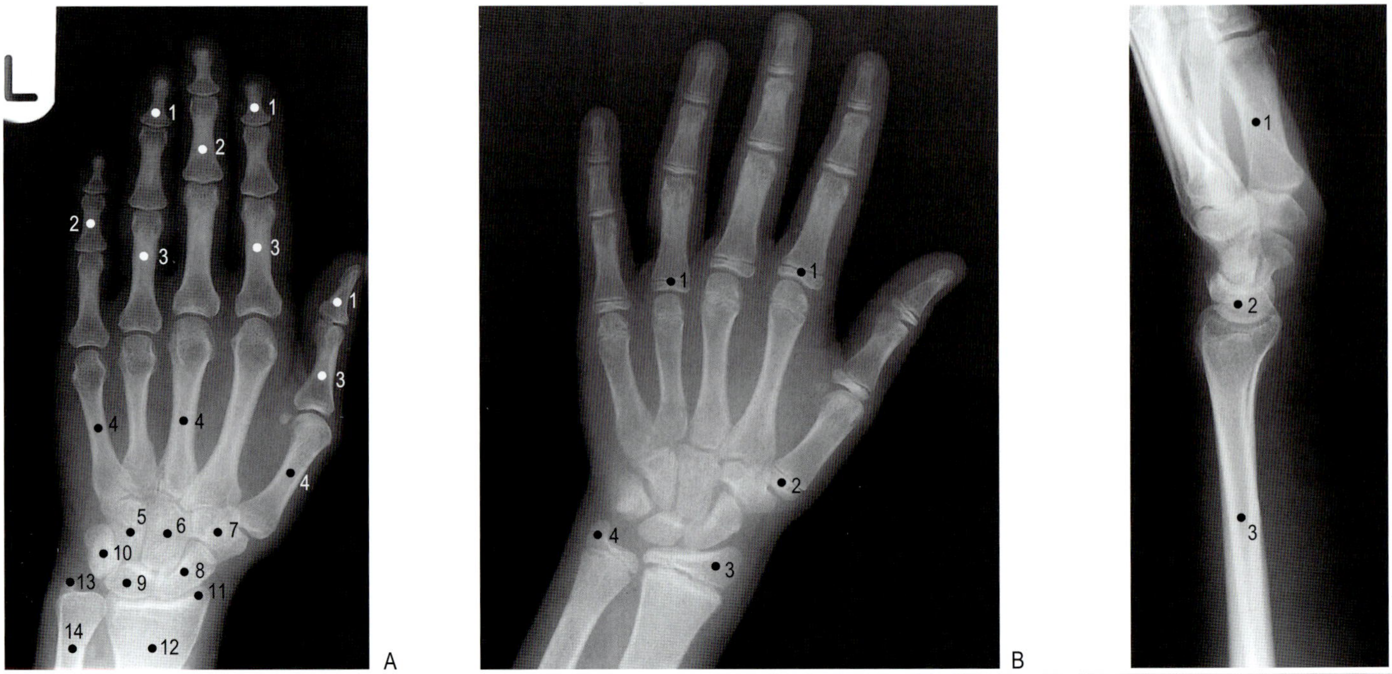

7.44 손목관절과 손(Wrist joint and hand)

A **전면(Anterior)**

1 말절골(Terminal phalanx)
2 중절골(Middle phalanx)
3 기절골(Proximal phalanx)
4 중수골(Metacarpals)
5 유구골(Hamate)
6 유두골(Capitate)
7 소능형골과 대능형골의 겹침(Overlapping trapezoid and trapezium)
8 주상골(Scaphoid)
9 월상골(Lunate)
10 두상골에 겹쳐있는 삼각골(Triquetral, Overlapped by pisiform)
11 요골경상돌기(Radial styloid process)
12 요골 간(Shaft of radius)
13 척골경상돌기(Ulnar styloid process)
14 척골 간(Shaft of ulnar)

B **골단의 전면(Anterior view showing epiphyses)**

1 기절골의 골단(Epiphyses of proximal phalanx)
2 첫 번째 중수골의 골단(Epiphyses of first metacarpal)
3 요골의 말골단(Distal epiphyses of radius)
4 척골의 말골단(Distal epiphyses of ulnar)

C **측면(Lateral view)**

1 첫 번째 중수골(First metacarpal)
2 월상골(Lunate)
3 척골간과 요골간의 겹침(Overlapping shafts of ulnar and radius)

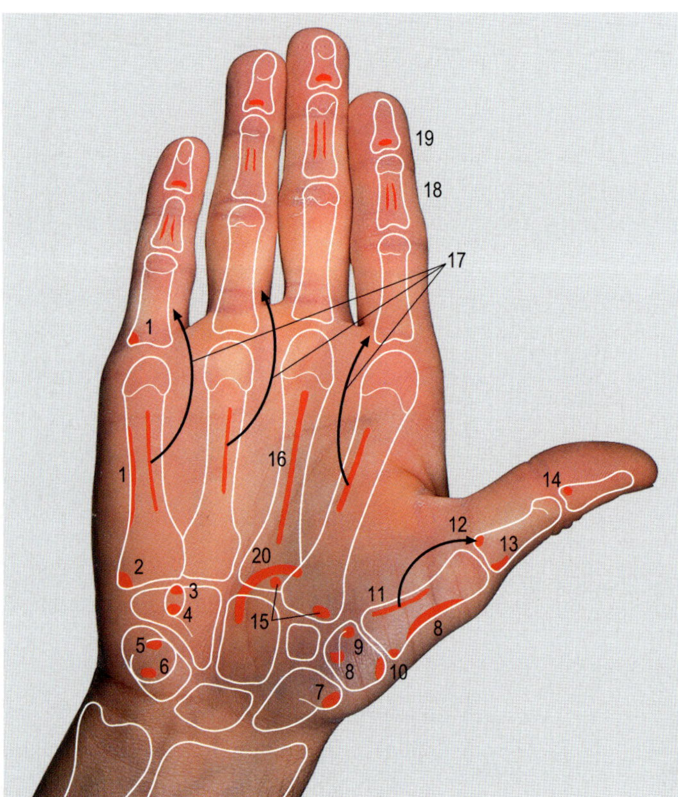

7.45 손목과 손의 전면: 근육 부착점(Anterior aspect of the wrist and hand: muscle attachments)

1과 3 소지대립근(Opponens digiti minimi)
2 두상–중수골 인대(Piso–metacarpal ligament)
4 소지굴근(Flexor digiti minimi)
5 소지외전근(Abductor digiti minimi)
6 척측수근굴근(Flexor carpi ulnaris)
7 단무지외전근(Abductor pollicis brevis)
8 무지대립근(Opponen pollicis)
9 단무지굴근(Flexor pollicis brevis)
10 장무지외전근(Abductor pollicis longus)
11과 17 장간근(Palmar iterossei)
12 와 16 횡돌기(Transverse) 그리고 20 사두(Oblique heads)와 무지외전근(Abductor pollicis)
13 단무지굴근과 단무지외전근(Flexor pollicis brevis and abductor pollicis brevis)
14 장무지굴근(Flexor pollicis longus)
15 요측수근굴근(Flexor carpi radialis)
18 천지굴근(Flexor digitorum superficialis)
19 심지굴근(Flexor digitorum profundus)

손바닥의 피부는 털이 없고 두꺼우며 진피층의 돌기(dermal papillae)가 표피층에 딱 달라붙어 있으므로 물건을 잡거나 다른 작업 수행 시에 용이하도록 마찰 면을 제공한다; 섬유 지방층(fibrofatty compartment)은 견고한 쿠션 기능 역할을 한다. 손바닥에는 땀샘이 아주 많아서 일을 할 때 손바닥의 온도가 상승하지 않도록 해 줄 뿐만 아니라 피부를 유연하게 해준다.

손등의 피부는 손바닥보다 더 가동적이며 탄력이 있어서 손가락이나 손목을 굽힐 때 스트레칭이 가능하다. 손바닥 특히 손가락 끝 부위는 신경이 많이 분포되어 있으며 미세한 감각 차이도 구별이(tactile discrimination) 가능한데, 가령 점자(Braille)를 해독한다거나 어두운 곳이나 구석진 곳에서 감각을 느끼는 것이다.

손톱은 각피(cuticle; eponychium)에 의해 피부 주위에 부착되어 있으며, 이 부위가 손상되어 감염이 시작되면 주위 조직으로 염증이 확산되고 손톱 밑에 농이 생기게 된다.

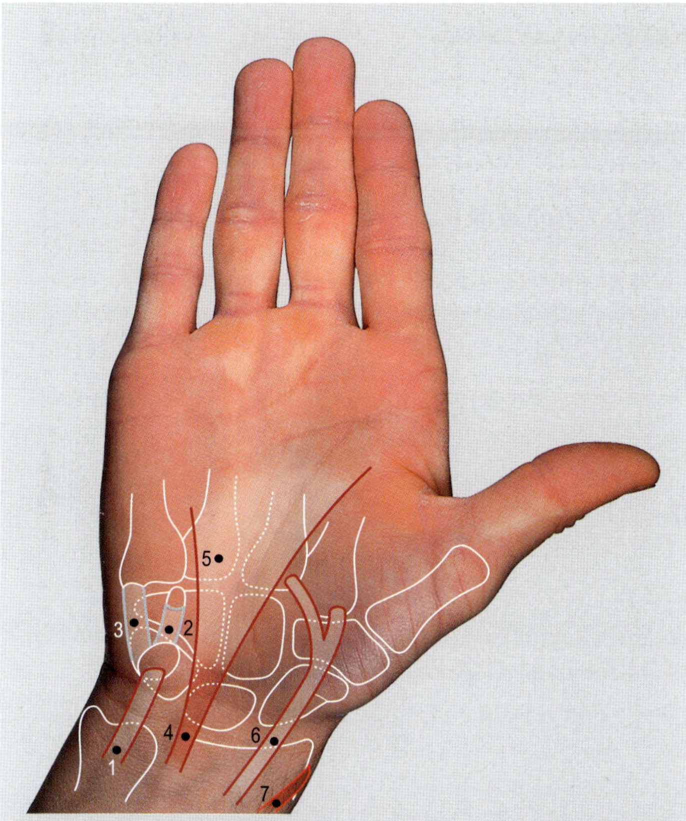

7.46 손목과 손의 전면: 표면 건(Anterior aspect of the wrist and hand: superficial tendons)

1 척측수근굴근(Flexor carpi ulnaris)
2 두상-유구골 인대(Piso-hamate ligament)
3 두상-중수골 인대(Piso-metacarpal ligament)
4 장장근(Palmaris longus)
5 수장건막(Palmar aponeurosis)
6 요측수근굴근(Flexor carpi radialis)
7 요골동맥(Radial artery)

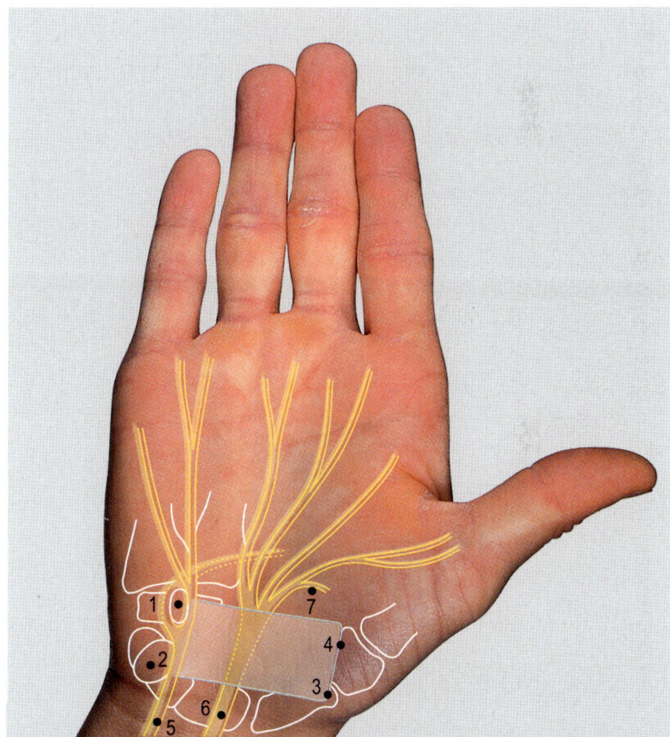

7.48 굴근지대(Flexor retinaculum)

1 유구골의 갈고리(Hook of hamate)
2 두상골(Pisiform)
3 주상골결절(Scaphoid tubercle)
4 대능형골 융기부(Ridge of trapezium)
5 척골신경(Ulnar nerve)
6 정중신경(Median nerve)
7 정중신경의 회귀 분지(Recurrent branch of median nerve)

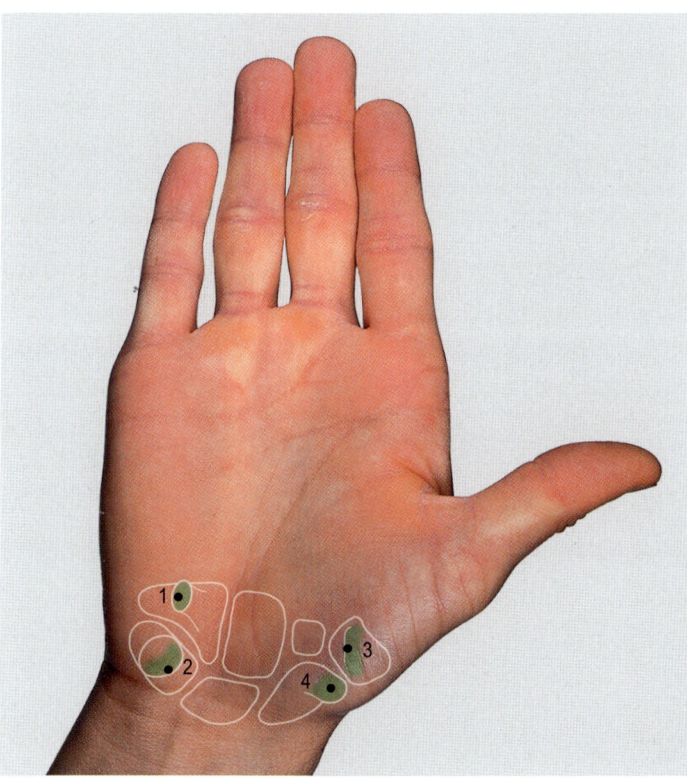

7.47 굴근지대: 촉진 가능한 부착점(Flexor retinaculum: palpable attachments)

1 유구골의 갈고리(Hook of hamate)
2 두상골(Pisiform)
3 대능형골 융기부(Ridge of trapezium)
4 주상골결절(Scaphoid tubercle)

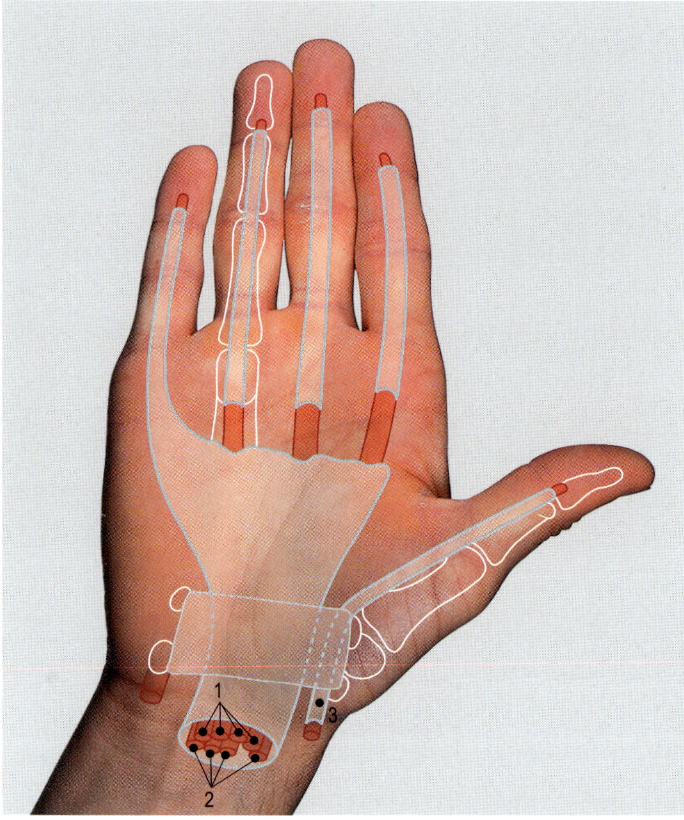

7.49 손목과 손의 전면: 지굴근의 건과 그 섬유집(Anterior aspect of the wrist and hand: digital flexor tendons and sheaths)

1 천지굴근(Flexor digitorum superficialis)
2 심지굴근(Flexor digitorum profundus)
3 장무지굴근(Flexor pollicis longus)

해부학적 스누프박스(코담배갑) Anatomical snuff box (그림 7.50~7.54)

해부학적 스누프박스(snuff box)는 손목의 외측 부위에서 엄지를 신전시켰을 때 두드러지게 함몰되면서 나타나는 부위이다. 그 기저부의 뼈들은 요골경상돌기(radial styloid process), 손목관절, 주상골(scaphoid), 대능형골(trapezium), 1번째 중수골(1st metacarpal)의 기저부이다(그림 7.51, 그림 7.52).

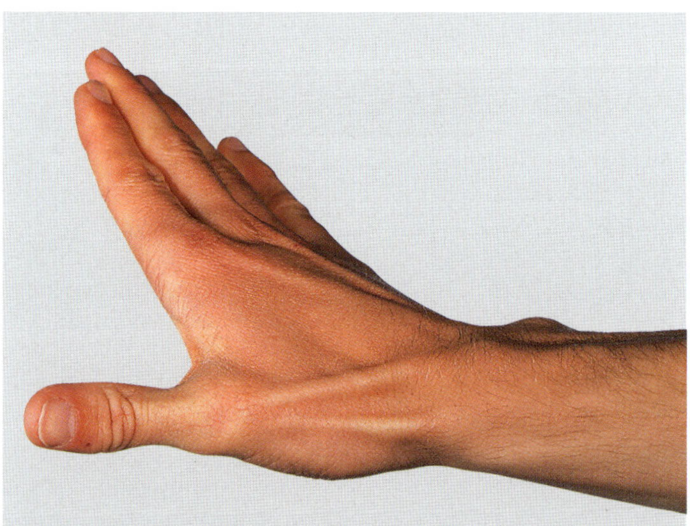

7.50 해부학적 스누프박스(anatomical snuff box)

주상골(scaphoid)의 손상이나 그 부근의 건막에 활액낭염(synovitis)이 발생하면 압통이 나타난다.

스누프박스(snuff box)의 경계는 전방의 장무지외전근(abductor pollicis longus)과 단무지신근(extensor pollicis brevis)의 건과 후방으로 장무지신근(extensor pollicis longus)으로 구성되어 있다(그림 7.53). 이들 세 개의 전완의 심부에 위치하며 후골간신경(posterior interosseous nerve)이 지배한다.

장무지외전근(abductor pollicis longus)은 1번째 중수골에, 단무지신근(extensor pollicis brevis)은 엄지의 기절골(proximal phalanx)에 부착한다. 장무지신근(extensor pollicis longus)은 엄지의 말절골(distal phalanx)에 부착한다. 스누프박스 기저부의 와(fossa)에는 장요측수근신근(extensor carpi radialis longus)과 단요측수근신근(extensor carpi radialis brevis)의 건이 교차 주행하면서 각각 2번째 및 3번째 중수골(2nd and 3rd metacarpal)의 기저부에 부착한다. 요골신경의 배측 손가락 분지(dorsal digital branch of radial nerve)가 스누프박스의 근위부에서 장무지신근의 건을 교차하면서 주행하며 촉진 또한 가능하다(그림 7.54). 요골동맥은 손목을 외측으로 돌아 1번째, 2번째 중수골 사이로 해서 손바닥 쪽으로 주행하며 스누프박스의 기저부에서 박동을 느낄 수 있다. 요측피정맥(cephalic vein)은 스누프박스의 와(fossa)를 피상적으로 가로질러 주행한다.

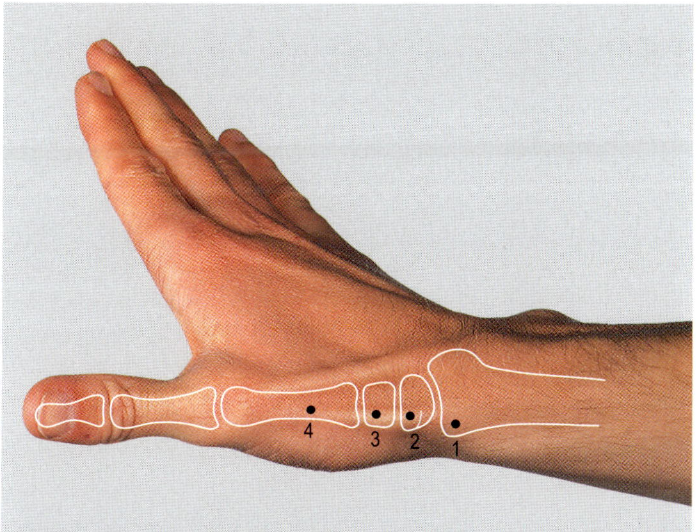

7.51 해부학적 스누프박스: 뼈(anatomical snuff box: bones)

1 요골경상돌기(Radial styloid process)
2 주상골(Scaphoid)
3 대능형골(Trapezium)
4 1번째 중수골(First metacarpal)

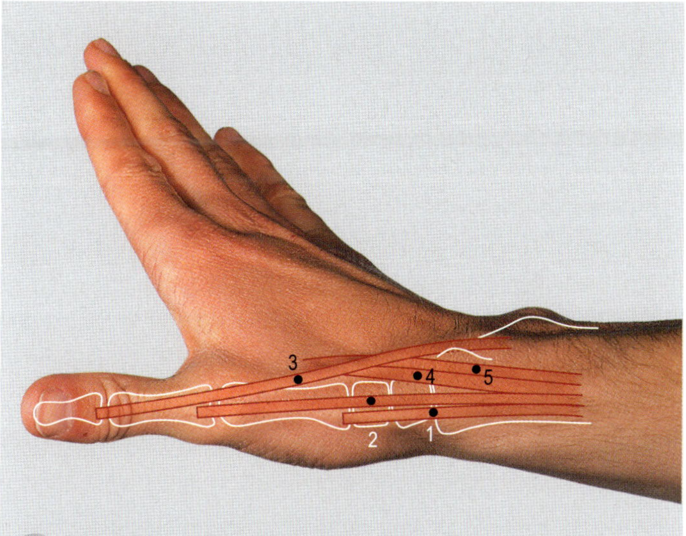

7.53 해부학적 스누프박스: 건(anatomical snuff box: tendons)

1 장무지외전근(Abductor pollicis longus)
2 단무지신근(Extensor pollicis brevis)
3 장무지신근(Extensor pollicis longus)
4 장요측수근신근(Extensor carpi radialis longus)
5 단요측수근신근(Extensor carpi radialis brevis)

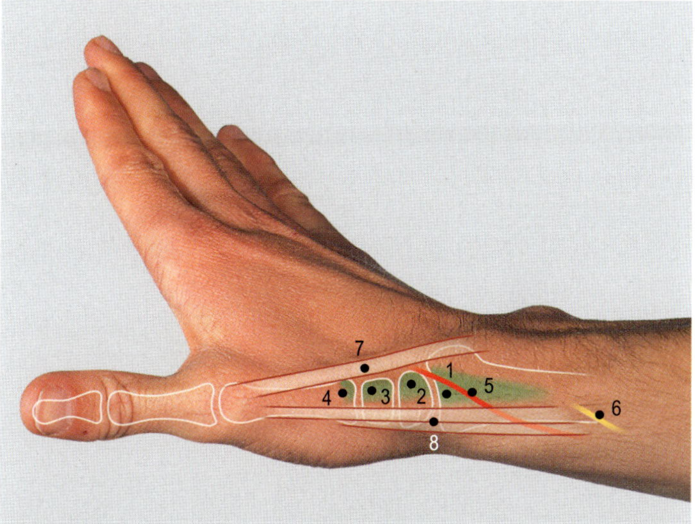

7.52 해부학적 스누프박스: 촉진 가능한 구조(anatomical snuff box: palpable structures)

1 요골경상돌기(Radial styloid process)
2 주상골(Scaphoid)
3 대능형골(Trapezium)
4 1번째 중수골 기저부(Base of first metacarpal)
5 요골동맥(Radial artery)
6 요골신경(Radial nerve)
7 장무지신근(Extensor pollicis longus)
8 장무지외전근(Abductor pollicis longus)와 단무지신근(Extensor pollicis brevis)

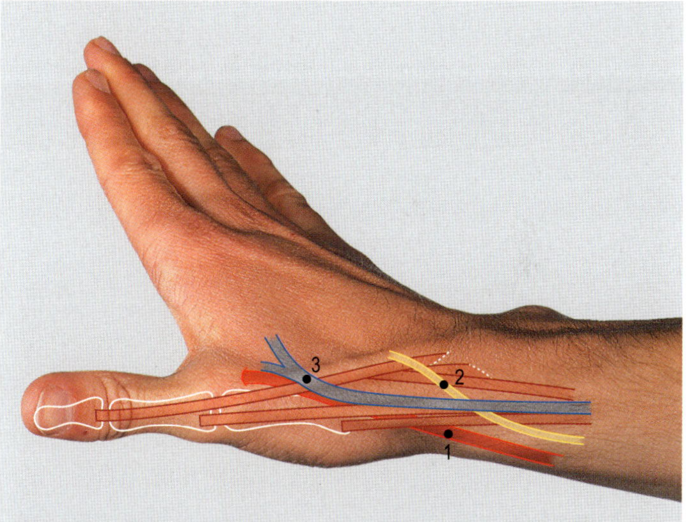

7.54 해부학적 스누프박스: 요골동맥과 신경 그리고 요측피정맥(anatomical snuff box: radial artery and nerve, and cephalic vein)

1 요골동맥(Radial artery)
2 요골신경(Radial nerve)
3 요측피정맥(Cephalic vein)

손목과 손의 등부분 Dorsal aspect of the wrist and hand (그림7.55~7.58)

요골의 원위부 끝은 손등 쪽에서 촉진할 수 있고 특히 가장 돌출되게 만져지는 손등융기(dorsal tubercle) 주위로 장모지신전근(extensor pollicis longus)의 힘줄이 걸려 주행한다.

내측에서부터 외측으로 삼각골(triquetral), 월상골(lunate) 주상골(scaphoid)이 손목관절의 원위관절을 형성한다(그림 7.56). 이 뼈들은 손목뼈와 내측 4개의 중수골(metacarpal)의 기저부와는 쉽게 구분되어 촉진되지 않는다. 나머지 중수골과 손가락뼈(phalanges)는 손등 쪽에서 전체 길이를 통해 촉진 가능하다. 손목관절 가운데 함몰부에 손가락을 위치시키면 이 손가락의 근위부에는 요골이 위치하는 반면 손목을 완전히 신전시키면 위치한 손가락은 유두골(capitate)의 원위부에, 완전히 굴곡시키면 월상골의 원위부에 위치한다.

2~4번째 중수수지(metacarpophalangeal) 관절은 손등 쪽에서 쉽게 촉진된다. 1번째 중수골은 다른 것 보다 가동성이 더 크며 이 뼈의 수근중수골 관절(carpometacarpal joint)은 쉽게 촉진할 수 있다. 수지골간(interphalangeal) 관절은 관절 둘레를 돌아가며 촉진할수있다.

손가락의 신전근 힘줄들은 요골의 후면과 밀접한 관련이 있고 회내전(pronation) 시에도 그 관계가 잘 유지된다. 그것들은 신전근지지띠(extensor retinaculum)라는 섬유막에 의해 뼈에 고정된다. 이것은 요골 끝의 외측면에서 부터 손목의 내측면까지 비스듬하게 주행한다(그림 7.58); 격막(septa)은 신전근힘줄 사이사이를 지나가며 골근막(osseofascial) 터널을 형성한다. 지지띠의 심부와 원위쪽에 활액막이 힘줄을 덮고 있다. 각 손가락신전근 힘줄들은 중수수지(metacarpophalangeal) 관절 부위에 삼각형모양의 등쪽 확장띠를 형성한다. 각각에 해당하는 골간근(interossei)과 충양근(lumbrical muscle)이 이 등쪽확장띠의 기저부에 붙는다. 삼각형모양의 확장띠 정점 끝에서 긴 힘줄들이 다시 본 모양을 형성한 뒤 근위부 수지골간(proximal interphalangeal) 관절부분에서 3갈래로 나뉜다. 이 중 가운데 갈래는 가운데 손가락뼈(middle phalanx)의 기저부에 붙고 양옆 두 갈래는 말단 손가락뼈(terminal phalanx)의 기저부에 붙기 전에 다시 하나로 합쳐진다.

손목의 등쪽에 또 다른 2개의 힘줄을 볼수있다. 소지신전근(extensor digiti minimi)의 힘줄은 새끼손가락의 긴 힘줄의 내측에 위치하고 등쪽 힘줄 확장(dorsal tendinous expansion)부 안으로 붙는다. 집게신전근(extensor indicis)은 후골간신경(posterior interosseous nerve)의 지배를 받는 전완의 심부근육이고, 그 힘줄은 집게손가락의 긴힘줄 내측에 위치하며 또한 등쪽 확장부(dorsal expansion)에 붙는다.

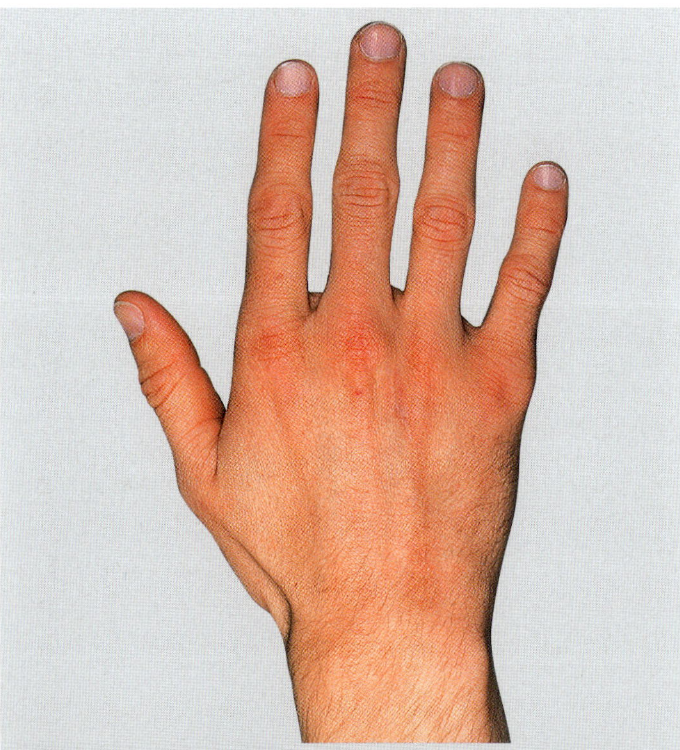

7.55 손목과 손의 등부분(Dorsal aspect of the supine wrist and hand)

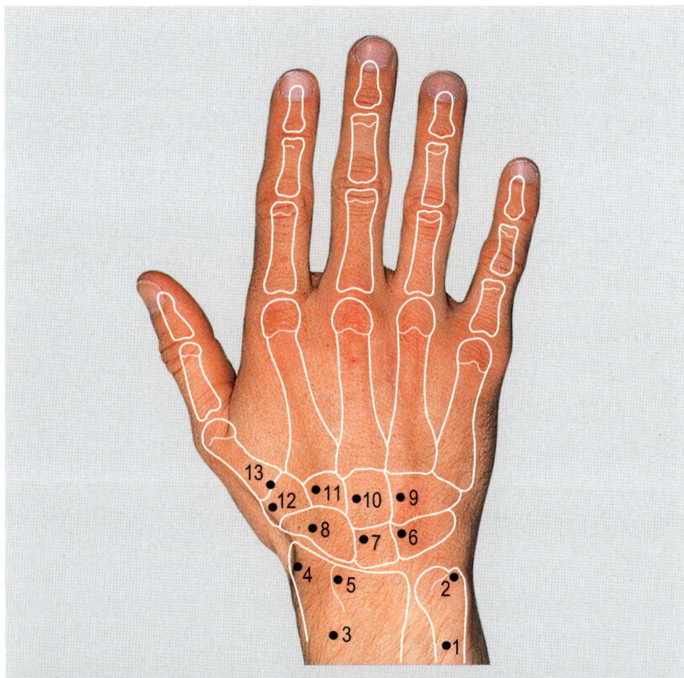

7.56 손목과 손의 등부분: 뼈(Dorsal aspect of the wrist and hand: bones)

1 척골(Ulna)
2 척골경상돌기(Ulna styloid)
3 요골(Radius)
4 요골경상돌기(Radial styloid)
5 요골등융기(Radial dorsal tubercle)
6 삼각골(Triquetral)
7 월상골(Lunate)
8 주상골(Scaphoid)
9 유구골(Hamate)
10 유두골(Capitate)
11 소능형골(Trapezoid)
12 대능형골(Trapezium)
13 모지의 수근중수골 (Carpometacarpal joint of thumb)

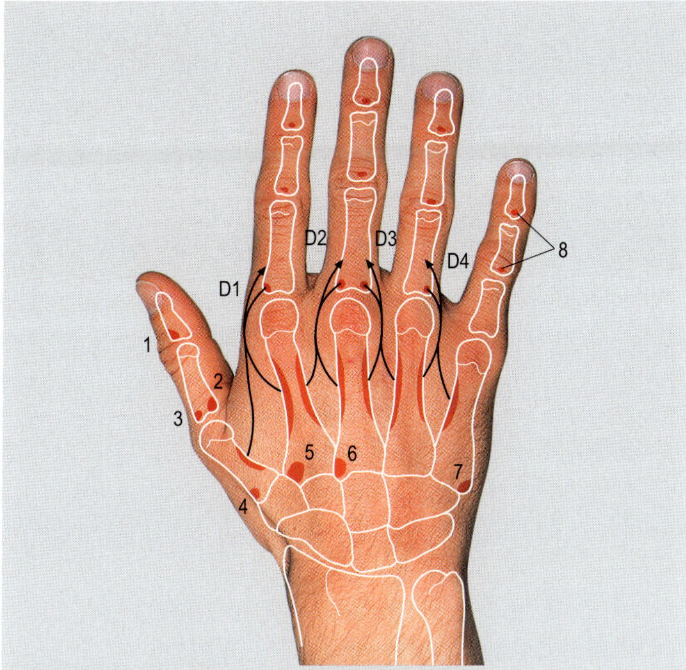

7.57 손목과 손의 등부분: 근육 부착부(Dorsal aspect of the wrist and hand: muscle attachments)

1 장모지신전근(Extensor pollicis longus)
2 모지내전근(Adductor pollicis)
3 단모지신전근(Extensor pollicis brevis)
4 장모지외전근(Abductor pollicis longus)
5 장요측 수근신전근(Extensor carpi radialis longus)
6 단요측 수근신전근(Extensor carpi radialis brevis)
7 척측 수근신전근(Extensor carpi ulnaris)
8 수지신전근(Extensor digitorum)
D1~4. 손등쪽 골간근: 화살표는 손가락신전 확장쪽에 2차 부착부를 가르킴

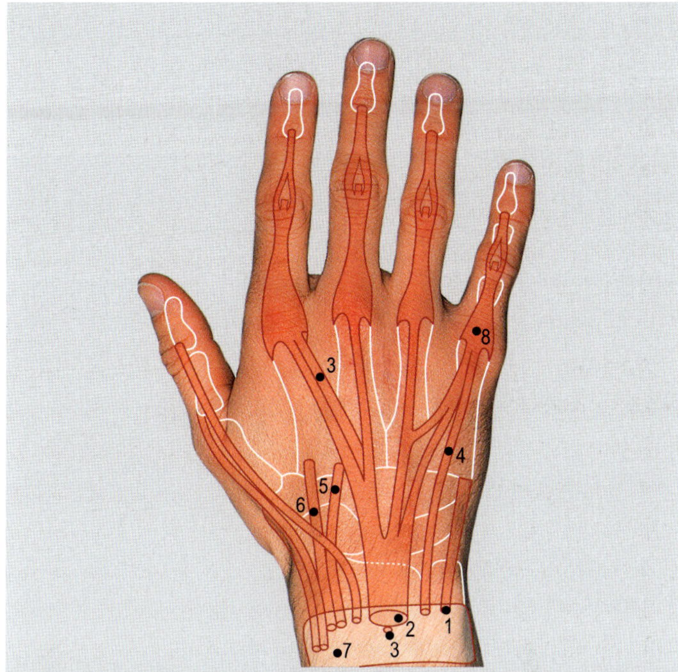

7.58 손목과 손의 등부분: 힘줄(Dorsal aspect of the wrist and hand: tendons)

1 척측 수근신전근(Extensor carpi ulnaris)
2 수지신전근(Extensor digitorum)
3 집게신전근(Extensor indicis)
4 소지신전근(Extensor digiti minimi)
5 단요측 수근신전근(Extensor carpi radialis brevis)
6 장요측 수근신전근(Extensor carpi radialis longus)
7 신전근 지지띠(Extensor retinaculum)
8 수지신전근 확장부(Extensor digital expansion)

소지신전근(extensor digiti minimi)과 집게신전근(extensor indicis)의 힘줄은 제거하여 이식수술에 사용하여도 손의 기능 손실은 최소화 된다. 손등에 정맥은 보통 뚜렷하게 나타나며 해부학적 코담배갑(anatomical snuff box)에 요골쪽 정맥(cephalic vein)처럼 정맥천자시 사용된다.

그림 7.50~7.54 같이 전완과 손이 회내전(pronation)상태에서 척골두가 뚜렷하게 나타나는것을 주목하라. 반면에 전완과 손이 회외전(supination)상태에서 찍은 그림 7.55~7.58 에서는 척골경상돌기(styloid process of the ulna)를 볼수있다.

손목과 손의 움직임 Movement of the wrist and hand (그림 7.59~7.62)

손목(radiocarpal)관절의 움직임은 (손목뼈의 근위부 및 원위부 뼈들사이의 관절인) 중수근(midcarpal)관절에 움직임과 결합되어 발생하며 증가된다. 굴곡은 주로 중수근(midcarpal)관절에서 발생하고 장수지굴곡근(long digital flexor)의 보조를 받아 요측 수근굴곡근(flexor carpi radialis)과 척측 수근굴곡근(flexor carpi ulnaris)에 의해 발생한다(그림 7.59). 신전은 주로 손목(wrist)관절에서 발생하고 장수지신전근(long digital extensor)의 보조역활을 받아 요측 장수근신전근(extensor carpi radialis longus)과 척측 수근신전근(extensor carpi ulnaris)에 의해 발생한다(그림 7.60). 외전(abduction)은 주로 중수근(midcarpal)관절에서 발생하고 요측 수근굴곡근(flexor carpi radialis)과 장요측 수근신전근과 단요측 수근신전근(extensor carpi radialis longus and brevis)에 의해 발생한다(그림 7.61). 내전(adduction)은 주로 손목(wrist)관절에서 발생하고 척측 수근굴곡근(flexor carpi ulnaris)과 척측 수근신전근(extensor carpi ulnaris)에 의해 발생한다(그림 7.62).

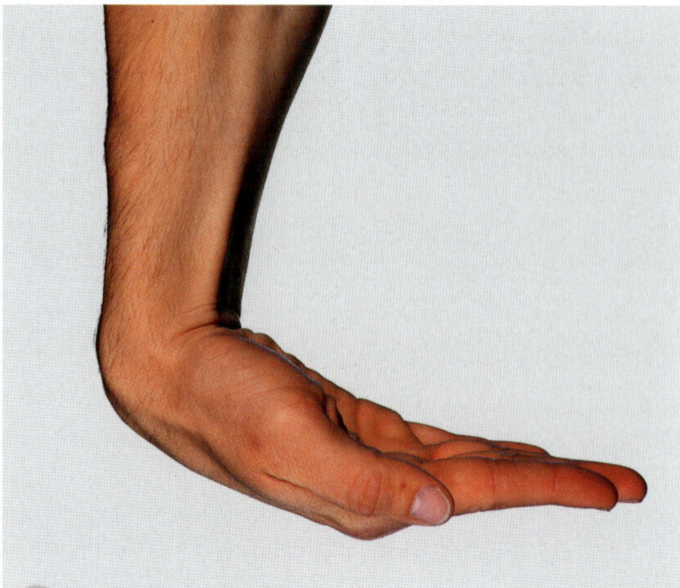

7.59 손목 굴곡(Wrist flexion)

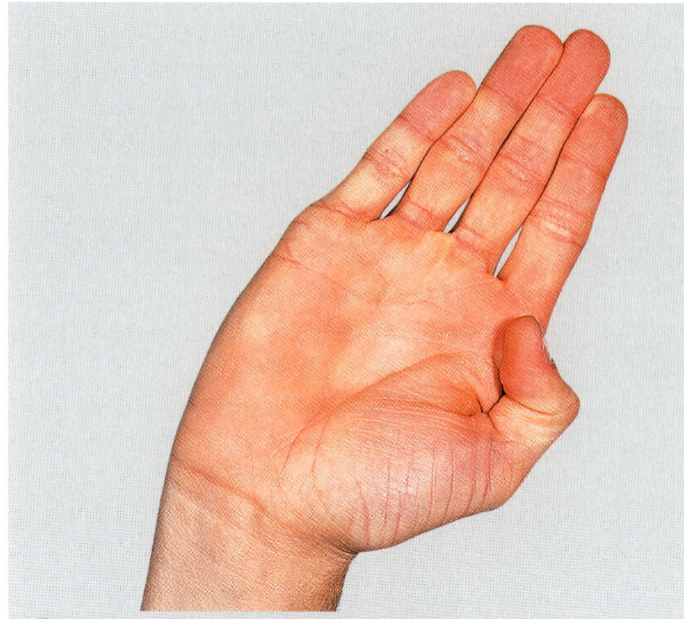

7.61 손목 외전(Wrist abduction)

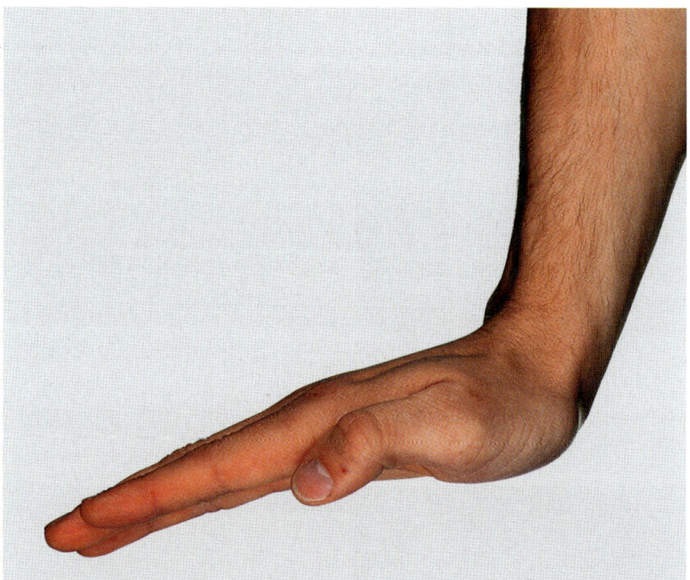

7.60 손목 신전(Wrist extension)

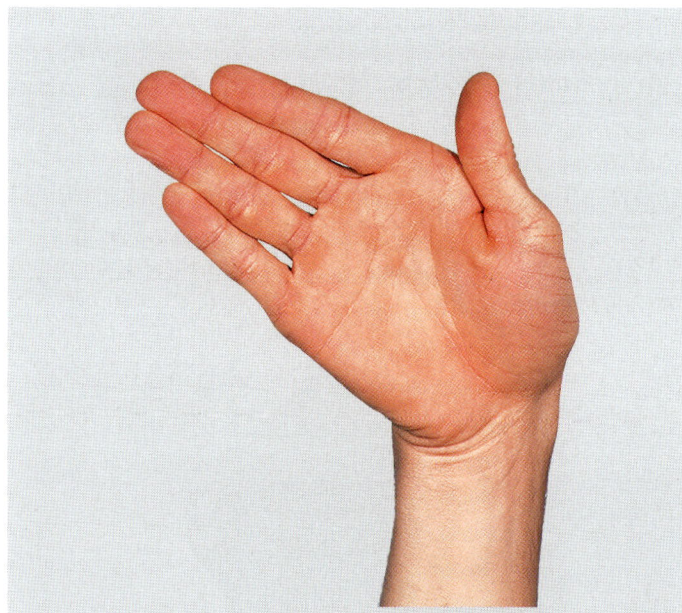

7.62 손목 내전(Wrist adduction)

모지두덩과 새끼두덩 Thenar and hypothenar eminences (그림 7.63~7.65)

모지두덩(Thenar eminences)

손바닥 외측의 근육군을 모지두덩이라하며 모지의 짧은 근육으로 이루어져있다. 모지외전근, 모지굴곡근, 모지대립근은 주상골융기(scaphoid tubercle), 대능형골의 능, 굴곡근지지띠(flexor retinaculum) 부근에 붙는다. 단모지 외전근(abductor pollicis brevis)과 단모지굴곡근(flexor pollicis brevis)은 엄지손가락의 첫마디 손가락뼈의 요골쪽으로 주행하며, 모지대립근(opponens pollicis)은 첫번째 중수골(metacarpal)의 요골쪽 가장자리 전체를 따라 주행한다. 이들 3개의 근육은 수근관터널(carpal tunnel)을 빠져나온 정중신경의 분지가 지배한다. 모지내전근(adductor pollicis)은 손바닥의 심부에 위치하며 내측으로는 유두골(capitate), 2와 3번째 중수골에 붙고 외측으로는 엄지의 근위수지골(proximal phalanx)에 붙는다. 첫 번째 중수골사이(intermetacarpal) 공간의 근육군은 모지내전근, 첫번째 손등과 손바닥 골간근(interossei), 첫

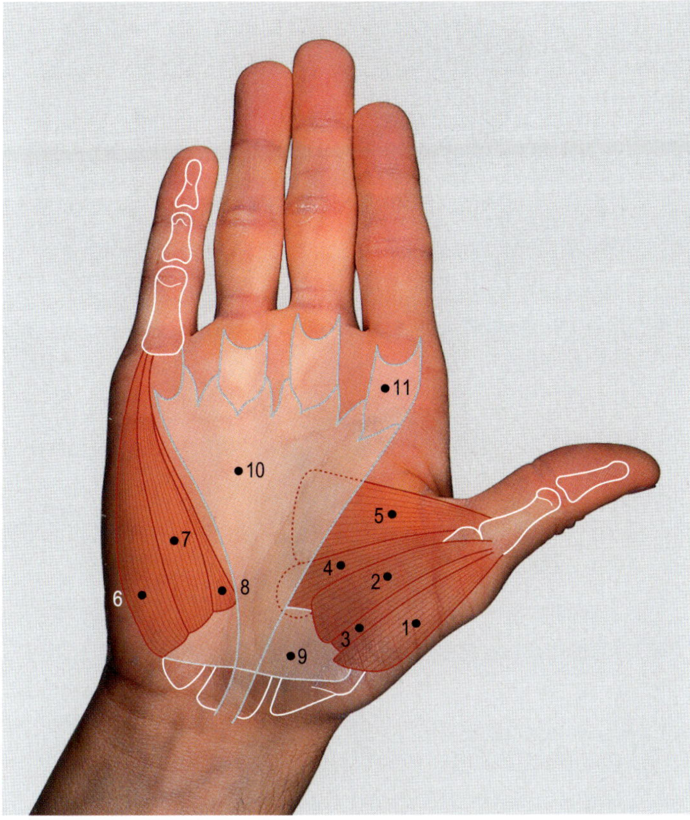

7.63 모지두덩과 새끼두덩(Thenar and hypothenar eminences)

1 단모지외전근(Abductor pollicis brevis)
2 단모지굴곡근(Flexor pollicis brevis)
3 모지대립근(Opponens pollicis)
4 사모지내전근(Adductor pollicis oblique head)
5 횡모지내전근(Adductor pollicis transverse head)
6 소지외전근(Abductor digiti minimi)
7 소지굴곡근(Flexor digiti minimi)
8 소지대립근(Opponens digiti minimi)
9 굴곡근지지띠(Flexor retinaculum)
10 손바닥널힘줄(Palmar aponeurosis)
11 굴곡근 섬유막(Flexor fibrous sheaths)

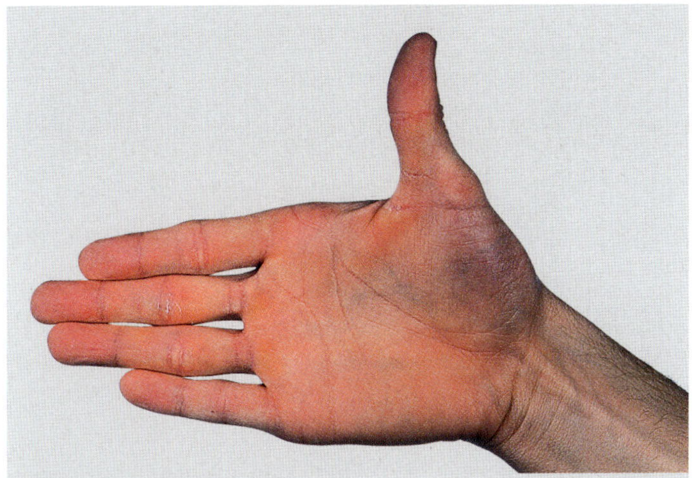

7.65 엄지의 신전 (Extension of the thumb)

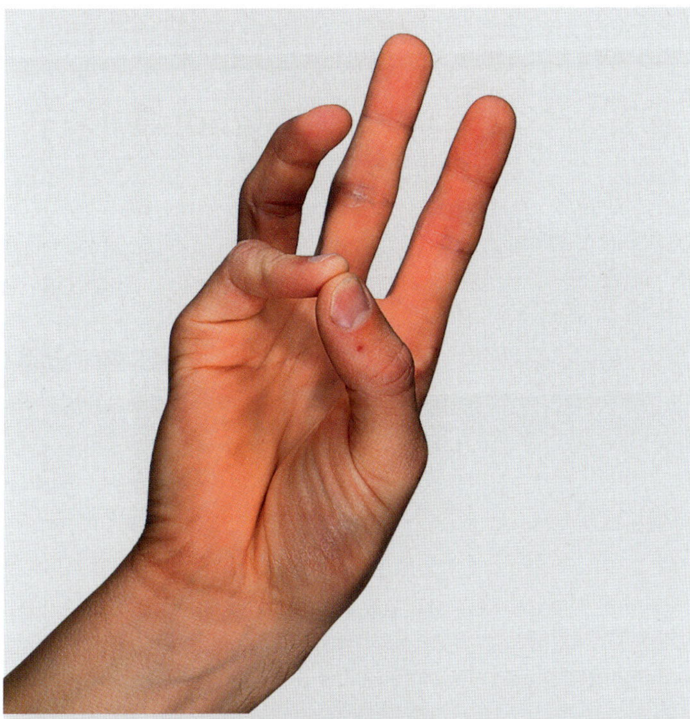

7.64 엄지와 소지의 굴곡과 대립운동 (Flexion & opposition of the thumb & little finger)
(움직임: 2/3는 엄지, 1/3은 소지에서 발생)

번째 충양근(first lumbrical)이다.

말안장 모양의 수근중수골(carpometacarpal)관절에서는 상당한 운동성이 있다. 움직임은 신체의 관상면을 기준으로 하지 않고 엄지손톱면의 방향을 기준으로 기술된다. 굴곡운동은 내회전운동과 결합되어 일어나며 장모지굴곡근(flexor pollicis longus), 단모지굴곡근 그리고 모지대립근에 의해 발생된다. 신전운동은 외회전과 같이 일어나며 장모지신전근(extensor pollicis longus), 단모지신전근 그리고 장모지외전근에 의해 발생된다. 단모지외전근(abductor pollicis brevis)은 외전(손바닥과 90도면에서 손바닥으로부터 멀어지는 움직임), 모지내전근(adductor pollicis)은 내전(상태에서 원위치로 돌아오는 운동), 모지대립근(opponens pollicis)은 엄지손가락과 검지나 다른 손가락과 맞닿는 운동을 발생시킨다.

새끼두덩(Hypothenar eminences)

새끼두덩은 굴곡근지지띠(flexor retinaculum)와 인접내측뼈에서 기시하는 소지외전근(abductor digiti minimi), 소지굴곡근(flexor digiti minimi), 소지대립근(opponens digiti minim)으로 구성되며, 척골측의 근위수지(proximal phalanx), 5번째 중수골(metacarpal)의 척골쪽 가장자리로 주행하고 척골신경이 지배한다. 새끼손가락은 엄지에 비해 가동성이 작지만 약간의 회전운동이 발생한다. 모지두덩 과 새끼두덩의 근육들은 그들 자신의 심부근막인 골근막구획(osseofascial compartment)에 싸여있다.

손가락과 움직임 Finger movements (그림 7.66~7.71)

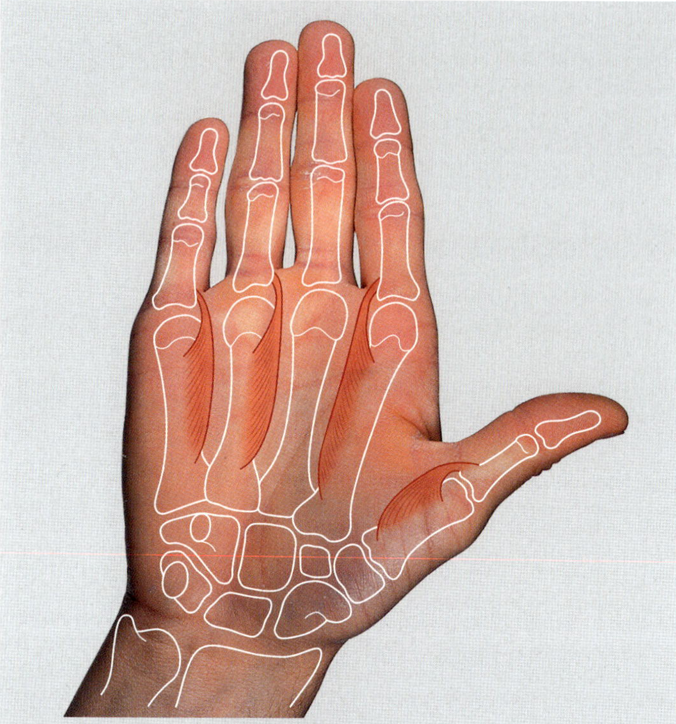

7.66 손바닥 골간근(Palmar interossei)

골간근(Interosseous muscles)

엄지의 수근중수골(carpometacarpal)관절과 모든 중수수지(metacarpophalangeal) 관절에서 발생하는 운동은 굴곡, 신전, 외전, 내전, 원회전(circumduction) 그리고 약간의 회전운동이다. 2~5번째 손가락은 시상단면에서는 굴곡과 신전운동이 발생하는 반면 손바닥면과 일치하는 관상면에서는 외전, 내전운동이 발생한다. 엄지의 운동은 다른 손가락에 비해서 90도로 일어나며 손바닥면과 일치하는 관상면을 기준으로는 굴곡과 신전, 시상단면으로는 내전, 외전운동이 일어난다. 외전, 굴곡, 내회전이 복합되면 엄지의 대립운동이 발생한다. 그림 7.64에서는 새끼손가락은 굴곡과 외측으로 회전하여 엄지에 대립한 자세이다. 가운데 손가락의 정중선에서부터 멀어지고 가까워지는 2~5번째 손가락의 외전과 내전은 중수골(metacarpal)의 양측에서 기시하는 손바닥 및 손등 골간근에 의해 발생하며 이들 뼈 사이에서 촉진 가능한 근육으로 형성되어있다. 이 근육은 특히 첫 번째와 두 번째 중수골(metacarpal)사이에서 특히 두드러진다. 4개의 작은 손바닥쪽 골간근은 1번, 2번, 4번 그리고 5번째 중수골(metacarpal bones)의 손바닥면에 붙는다.

4개의 손등쪽 골간근은 좀더 크고 강력하며 인접한 중수골(metacarpal)의 인접면에서 기시한다. 모든 골간근의 원위부 힘줄은 해당 근위수지골(proximal phalanx)와 손등쪽 확장띠에 붙는다. 이들 부착부는 손바닥근육은 내전 그리고 손등근육은 외전 시킨다. 골간근은 또한 중수수지(metacarpophalangeal)관절에서 근

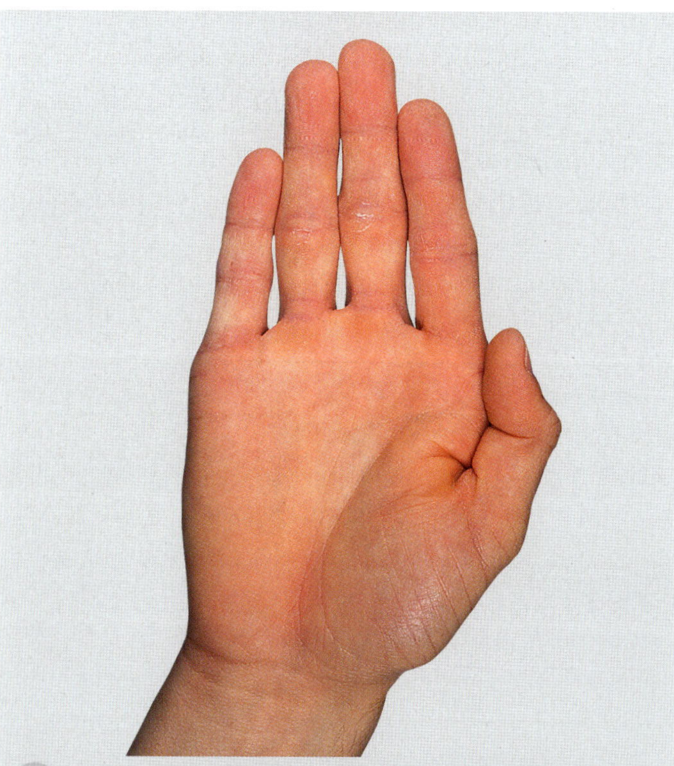

7.67 손가락 내전과 신전(Finger adduction and extension)
엄지손가락은 내전위치: 중수지관절의 부분적 굴곡과 하나의 수지골간관절 주목해서 보자.

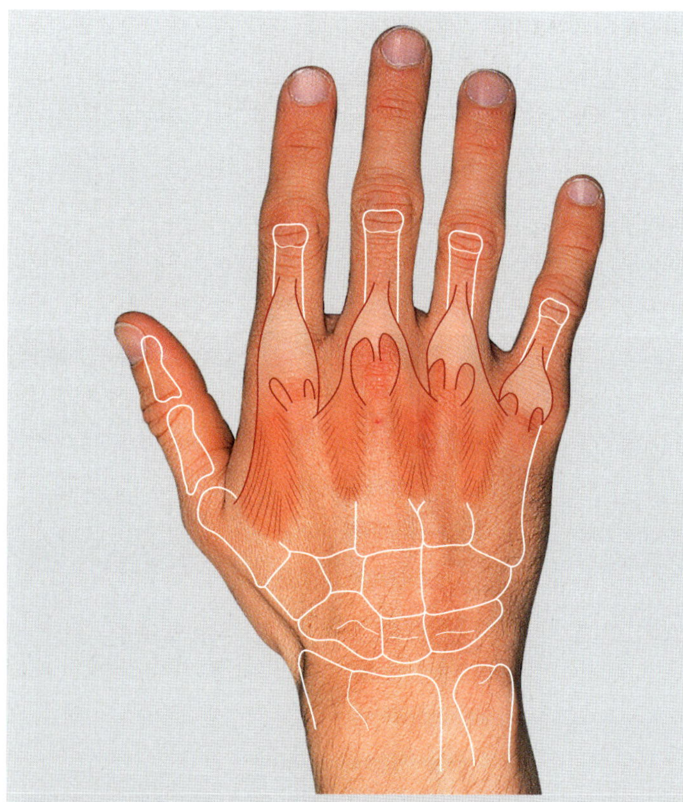

7.68 손등 골간근(Dorsal interossei)

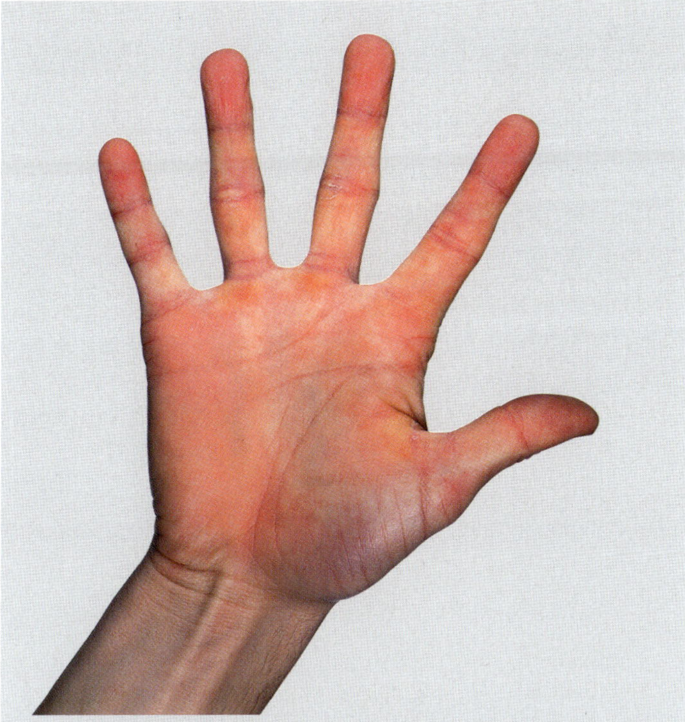

7.69 엄지 신전 및 손가락 외전과 신전(Finger abduction and extension with thumb extension)

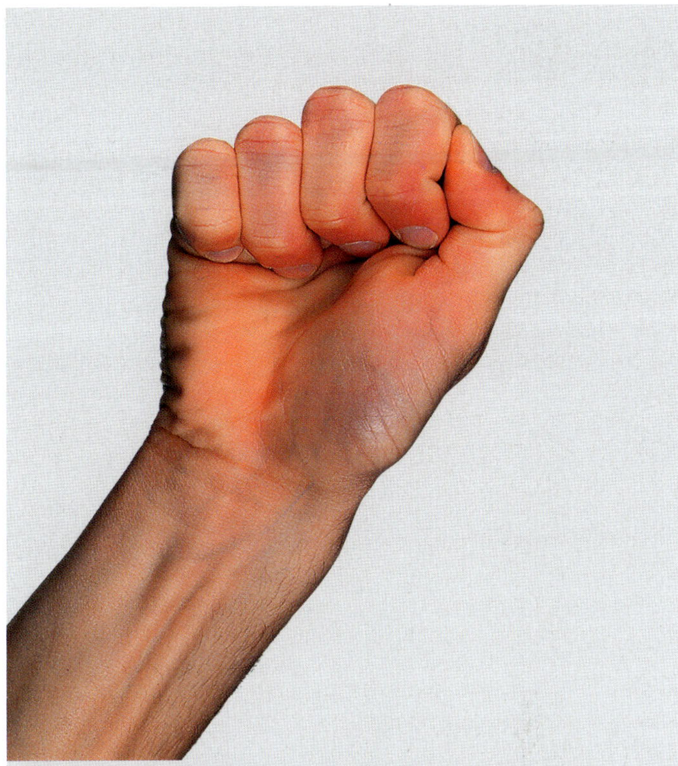

7.70 손가락 굴곡(Finger flexion)

위수지골(proximal phalanx)를 굴곡시키고 등쪽확장띠(extensor expansion)에 부착을 통해서 근위(proximal)와 원위(distal) 수지골간(interphalangeal) 관절을 신전시킨다.

충양근(Lumbrical muscles)

충양근은 손바닥의 각 심지굴근(flexor digitorum profundus) 힘줄 외측면에서 기시하는 4개의 근육이며, 같은 손가락의 등쪽확장띠(dorsal expansion)의 외측면에 붙는다. 골간근(interosseous)의 보조작용과 함께 중수수지(metacarpophalangeal)관절을 굴곡 시키고 근위(proximal)와 원위(distal) 수지골간(interphalangeal) 관절을 신전시킨다.

모든 골간근(interosseous)과 내측의 2개 충양근은 척골신경(ulnar nerve), 외측의 2개 충양근은 정중신경(median nerve)이 지배한다. 장굴곡근 힘줄은 중수골(metacarpal)관절과 수지골간(interphalangeal) 관절을 좀 더 굴곡시킨다. 심지굴근(flexor digitorum profundus)은 단독으로 원위 수지골간(distal interphalangeal) 관절에 작용한다.

손가락의 신전 운동은 집게신전근(extensor indicis)과 소지신전근(extensor digiti minimi)의 보조작용과 함께 주로 장수지신전근의 작용이다. 근위 수지골간(proximal interphalangeal) 관절 위의 등쪽확장띠(extensor expansion)의 교합갈래(collateral slip)는 확장띠 부위를 지나면서 다시 합쳐진다. 다시 합쳐진 힘줄은 원위 수지골(distal phalanx)의 기저부에 붙고 원위수지골간(distal interphalangeal) 관절로 확장된다.

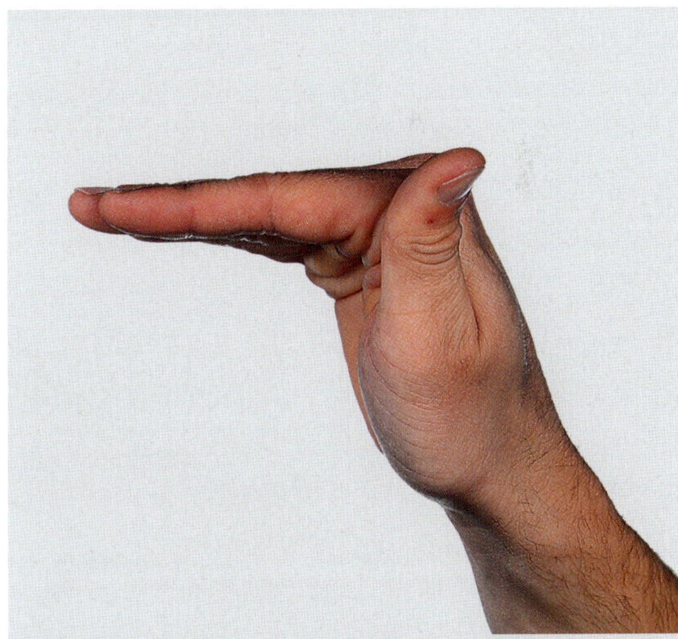

7.71 충양근의 작용(Action of the lumbrical muscles)

손의 운직임 Movements of the hand (그림 7.62~7.77)

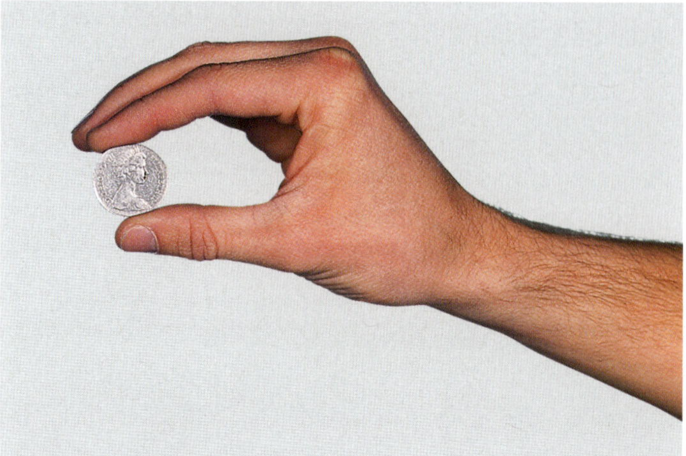

7.72 정확히 잡기(Precision grip)

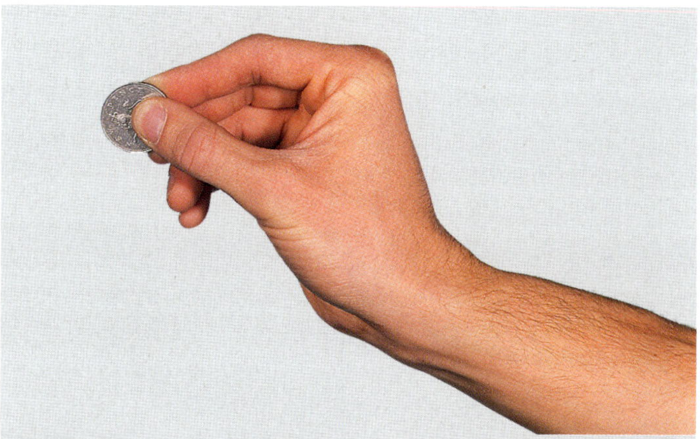

7.73 꼬집듯 잡기(Pinch grip)

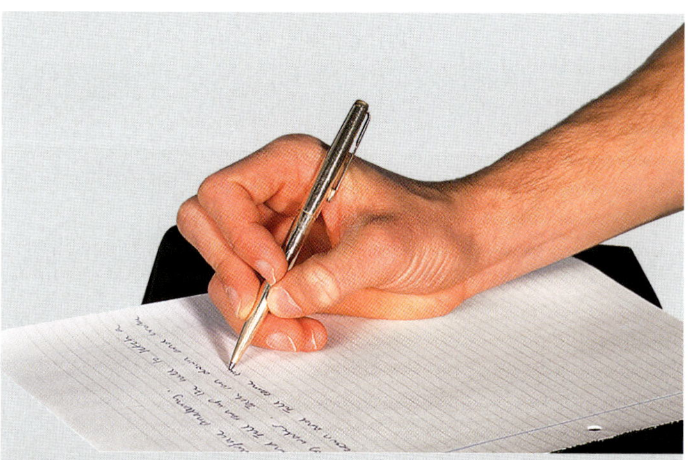

7.74 글쓰기(Writing)

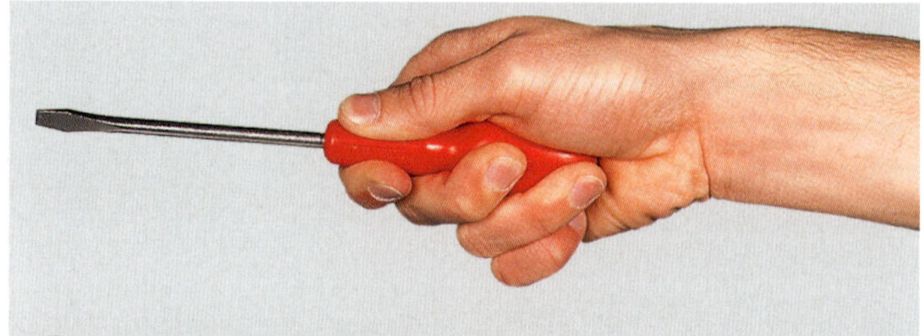

7.75 힘주어 잡기(Power grip)

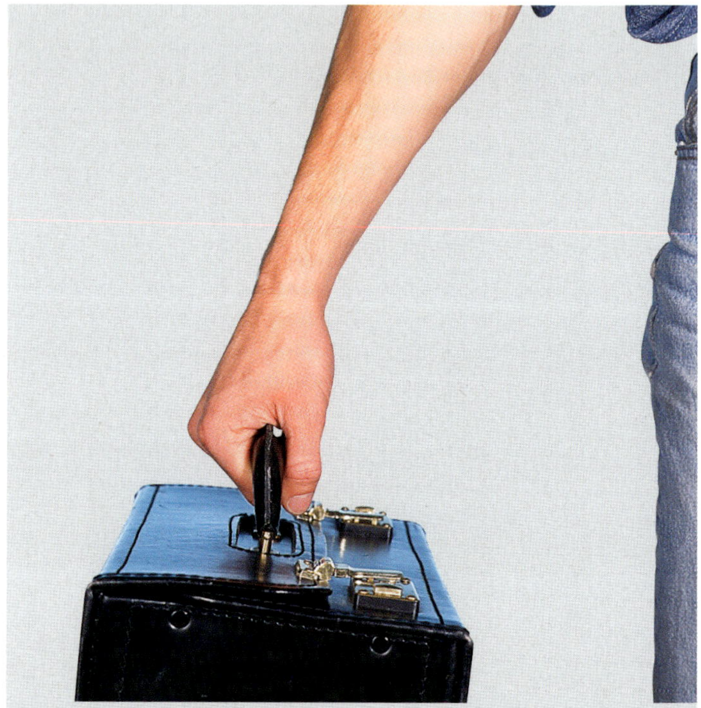

7.76 고리 잡기(Hook grip)

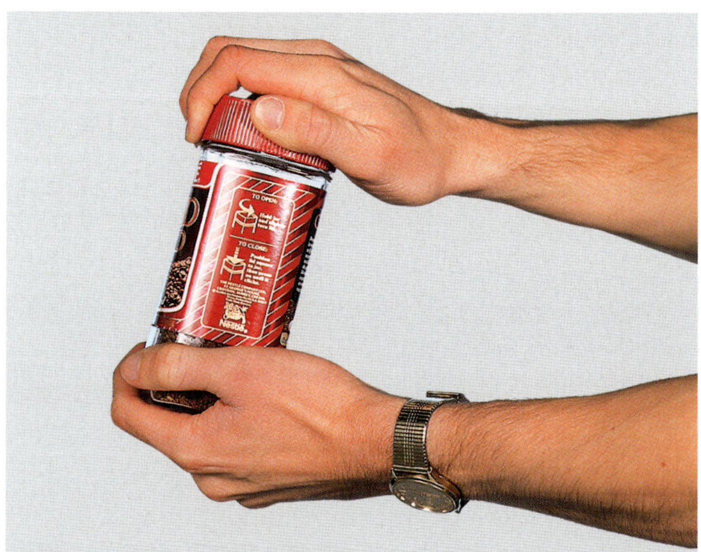

7.77 뚜껑 열기(Unscrewing the top of a jar)

상지의 신경분포 Innervation of the upper limb (그림 7.78~7.81)

사지(상지나 하지)의 신경분포는 분절성 기시와 분포측면에서 3 가지 분명한 임상적 유형을 보인다. 서로 다른 발생으로: (a) 피부(cutaneous), (b) 근육과 관절, (c) 자율신경에 서로 다른 양상을 보인다. 신경분포와 관련된 용어로는 사지의 축; 전축경계(preaxial border)(외측경계, 요골경계, 엄지와 요골쪽 정맥 포함); 후축경계(내측경계, 척골 경계, 새끼손가락과 척골쪽 정맥 포함); 사지 정점(손가락3개 포함); 피부절(dermatome: 하나의 척추신경이 지배하는 피부영역); 근육절(myotome: 하나의 척추신경이 지배하는 근육 용적)이 있다. 가장 높은(척수신경 수준에서) 피부절(dermatome)은 사지의 전축 뿌리(preaxial root)에서 시작되며, 이후의 연속되는 피부절은 전축경계를 따라 하행하여 정점(apex)으로 간 다음 다시 돌아서 후축경계를 따라 상행하여 사지뿌리가 있는 체간에 도달한다. 연속적인 피부절은 상당한 부분이 겹친다. 연속되지 않는 피

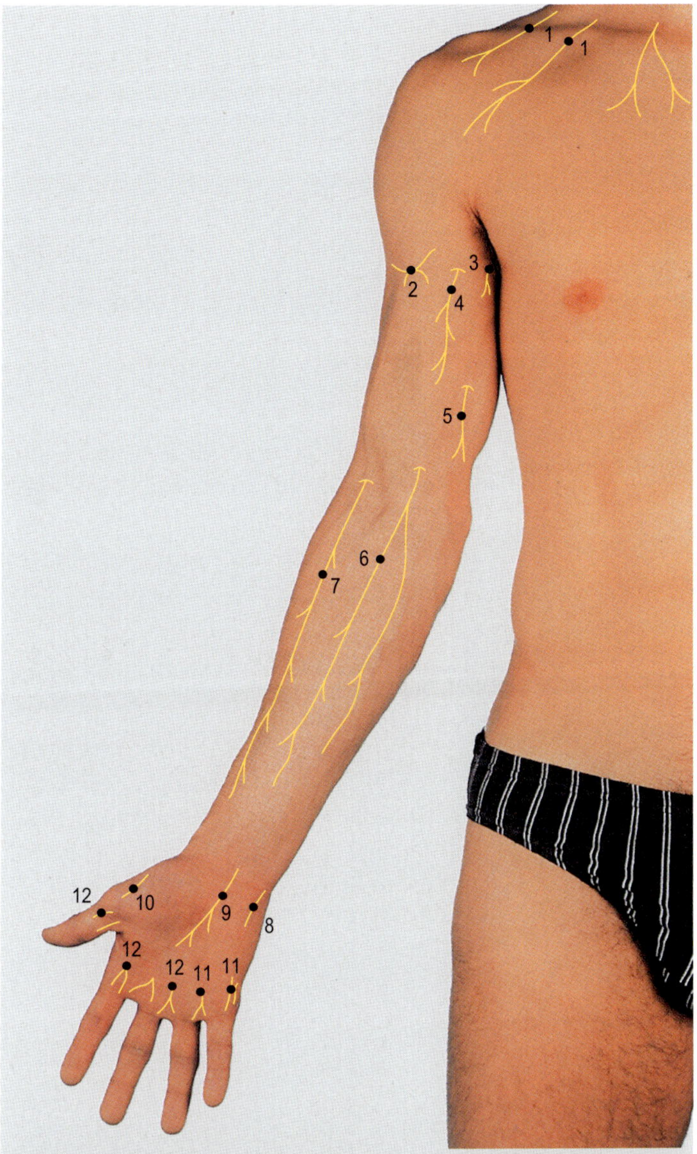

7.78 상지의 표면신경: 전면(Cutaneous nerves of the upper limb: anterior)

1 쇄골위(Supraclavicular)
2 우외측피부신경(Upper lateral cutaneous nerve of arm)
3 늑상완사이(Intercostobrachial)
4 팔의 앞피부신경(Anterior cutaneous nerve of arm (branch of 5)
5 팔의 내측피부신경(Medial cutaneous nerve of arm)
6 전완의 내측피부신경(Medial cutaneous nerve of forearm)
7 전완의 외측피부신경(Lateral cutaneous nerve of forearm)
8 척골신경의 손바닥분지(Palmar branch of ulnar)
9 정중신경의 손바닥분지(Palmar branch of median)
10 요골신경의 표층끝분지(Superficial terminal branch of radial)
11 척골측 수지신경(Ulnar digital)
12 정중신경 수지신경(Median digital)

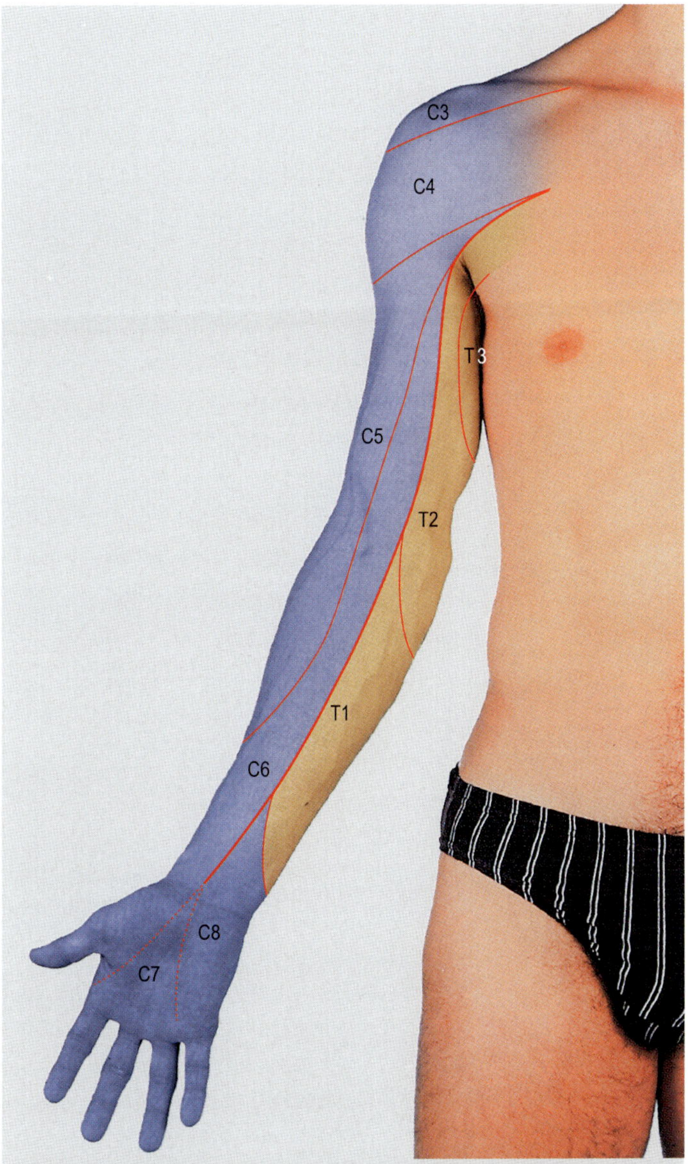

7.79 상지의 표면 피부절: 전면(Cutaneous dermatomes of the upper limb: anterior)

숫자는 신경근을 의미하며, 짙은 선은 전면 축선이다 C는 경추, T는 흉추

부절은 전혀 겹치지 않거나 최소한으로 겹친다. 이들은 dorsal & ventral 축선을 형성한다(그림 7.79, 7.81).

반면에 가장 높은 근육절(척수신경 수준에서)은 근위부에 위치하고, 중간 근육절은 이름에서 암시되듯이 중간에, 그리고 가장 낮은 근육절은 원위에 위치한다(손발의 내재근: intrinsic muscles of the hand or foot).

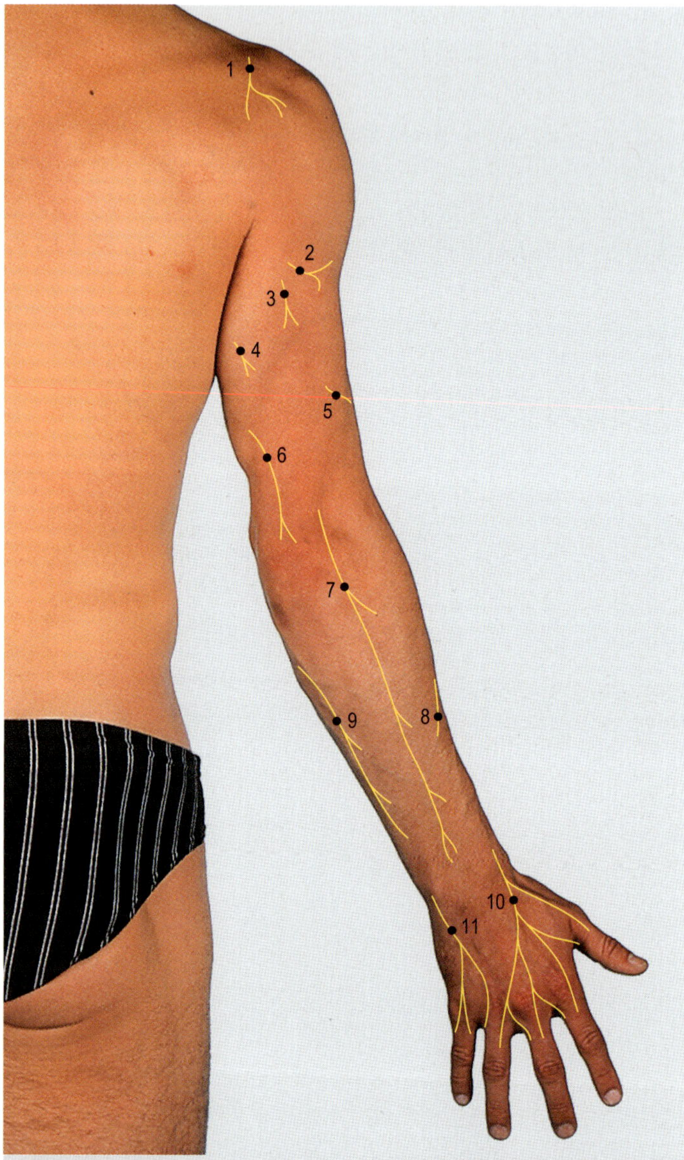

7.80 상지의 표면신경: 후면(Cutaneous nerves of the upper limb: posterior)

1 쇄골위(Supraclavicular)
2 팔의 우외측피부신경(Upper lateral cutaneous nerve of arm)
3 팔의 뒤피부신경(Posterior cutaneous nerve of arm)
4 늑상완사이(Intercostobrachial)
5 팔의 아래외측 피부신경(Lower lateral cutaneous nerve of arm)
6 팔의 내측피부신경(Medial cutaneous nerve of arm)
7 전완의 후피부신경(Posterior cutaneous nerve of forearm)
8 전완의 외측피부신경(Lateral cutaneous nerve of forearm)
9 전완의 내측피신경(Medial cutaneous nerve of forearm)
10 요골신경(Radial)
11 척골신경의 손등분지(Dorsal branch of ulnar)

상지피부는 C5−T1 피부절에 의해 지배되지만, 상완신경총 brachial plexus)을 통해 C4와 T2,3도 추가로 지배하기도 한다. 4번째 경추신경근은 어깨끝 부위의 피부에 분포하며 흉추3번 신경근은 겨드랑이(axilla)에 분포한다. 6번째 경추신경근은 엄지손가락 피부에, 8번째 경추신경근은 새끼손가락 피부에 분포한다. 가운데 손가락쪽으로 가는 7번째 경추신경근의 분포는 다양하다. 감각장애를 검사해보면 인접 피부분절 간의 상당한 겹침으로 축선을 넘는 가장 큰 차이를 볼수있다.

상완신경총의 상부 trunk의 손상(C5, 6−출산손상과 어깨를 심하게 아래로 당김)시에, 삼각근, 소원근, 극상근, 극하근, 이두근, 그리고 상완신근, 때로는 이들 외의 다른 근육에 마비가 오기도 한다. 팔이 축쳐져 내회전과 완전한 회내전(pronated) 상태로 매달려 있기도 한다. 상지의 요골면에 감각이 감소한다. 하부 trunk의 손상(C8, T1)은 출산시 손상, 머리위에 물건을 잡다 넘어지는 경우, 경

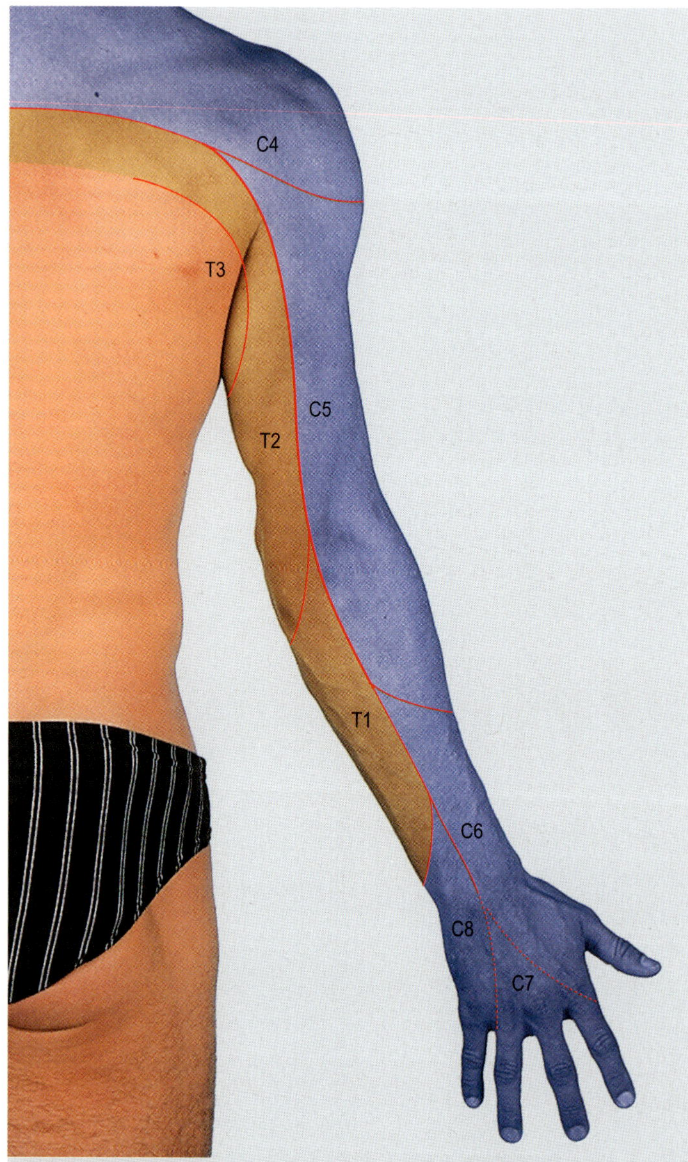

7.81 상지의 표면 피부절: 후면(Cutaneous dermatomes of the upper limb: posterior)

숫자는 신경근을 의미하며, 짙은 선은 후면 축선이다 C는 경추, T는 흉추

추늑골의 압박에 의해 발생할 수 있다. 손의 작은 근육과 장수지굴곡근의 마비가 발생하여 특징적인 갈고리 손(clawed hand)과 상지의 척골측면의 감각감소가 발생한다.

겨드랑이신경(Axillary nerve)의 손상은 대개 어깨관절탈구 또는 탈구보정시 그리고 상완골수술목의 골절과 연관된다. 삼각근의 마비와 삼각근결절 부위 피부에 감각손실이 온다. 요골신경(radial nerve)은 요골신경구(radial groove)를 지나가기 때문에 상완골 골절시 가장 쉽게 손상을 입는다. 손목의 신전근 마비로 손목하수(wrist drop)가 오고 해부학적 코담배갑 원위부에 감각손실이 발생하지만 간혹 거의 안 생기기도 한다.

정중신경(Median nerve)의 손상은 수근관터널에서 가장 흔히 발생하고 모지두덩근육(adductor pollicis 제외)과 외측 2개의 충양근의 마비가 온다. 손바닥쪽의 엄지,검지, 중지, 약지의 반쪽에 감각손실이 온다. 좀더 근위부쪽이 손상되면 전완의 굴곡근 마비가 오고 회내전(pronation)이 안된다.

척골신경(ulnar nerve)은 상완골내측 상관절구의 후면을 지나는 부위에서 손상을 받기 쉽다. 손에 남은 작은 근육들이 마비되며 척측 수근굴곡근(flexor carpi ulnaris)과 심지굴근(flexor digitorum profundus)의 일부가 마비가 된다. 손의 척골면쪽에 감각손실이 온다. 충양근과 골간근의 마비상태에서 장수지굴곡근들이 수축할수 있다면, 손목의 척골신경과 정중신경의 손상처럼, 갈고리 손(clawed hand)이 모양이 될 수 있다.

C5, C6 신경근 손상시에는 이두근 건반사(biceps reflex)가 소실되고, C6 신경근 손상시에는 상완요근건반사(brachioradialis reflex) 소실, C6 & C7 신경근 손상시에는 삼두박근 건반사가 소실된다.

팔에 분포하는 신경절전 자율신경(preganglionic autonomic supply)은 T2–T6에서 기시한다.

상지의 동맥 Arteries of the upper limb (그림 7.82)

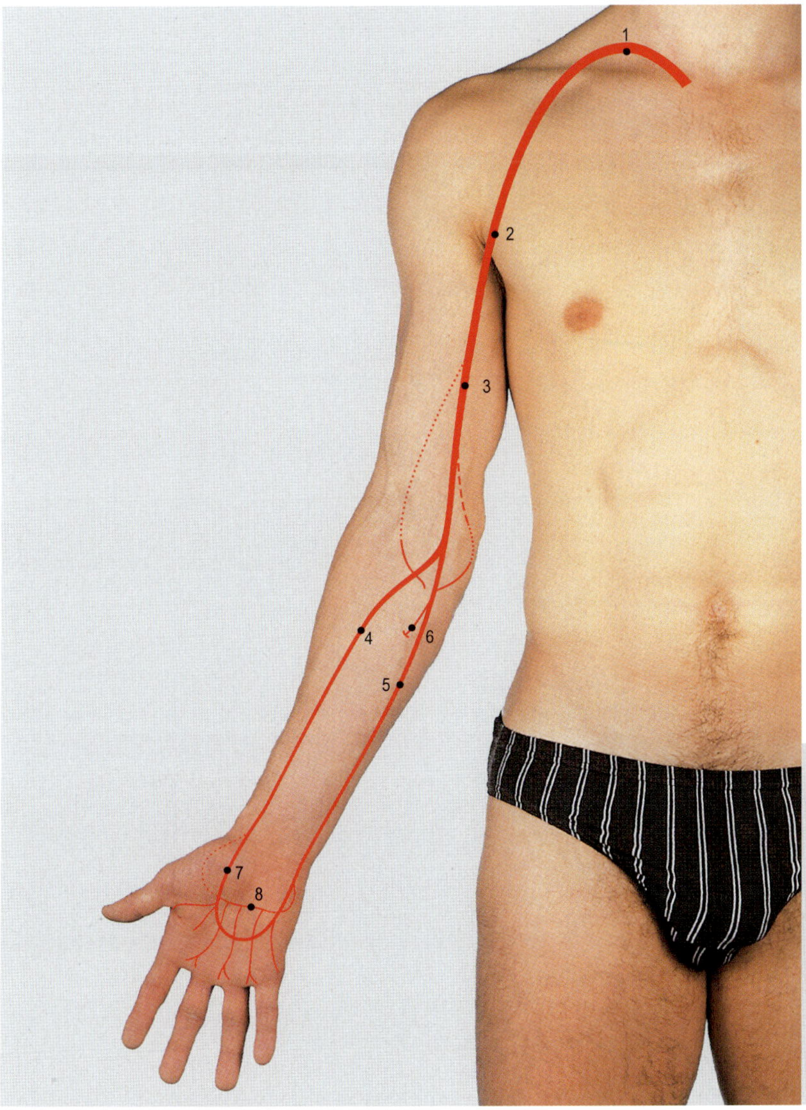

7.82 **상지의 동맥(Arteries of the upper limb)**

1 쇄골밑동맥(Subclavian)
2 겨드랑이 동맥(Axillary)
3 상완동맥(Brachial)
4 요골동맥(Radial)
5 척골동맥(Ulnar)
6 공통골간 동맥(Common interosseous)
7 표층 손바닥궁(Superficial palmar arch)
8 심층 손바닥궁(Deep palmar arch)

상지의 표층 구조 Superficial structures of the upper limb (그림 7.83, 7.84)

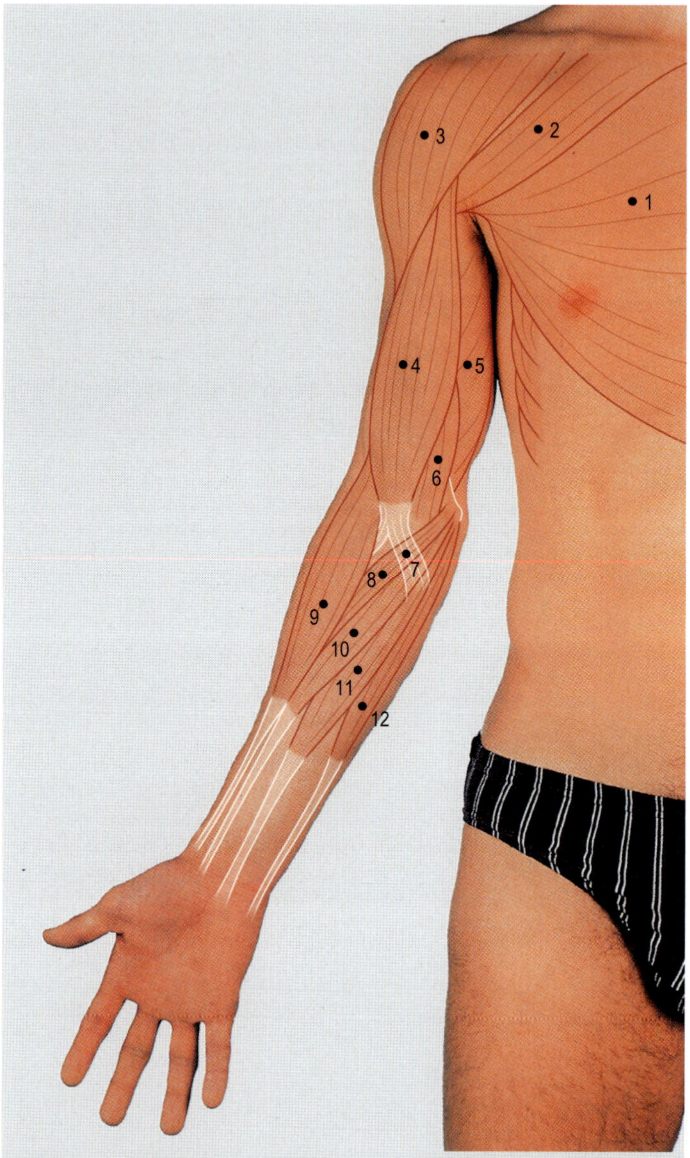

7.83 **상지의 전면: 표층 구조(Anterior aspect of upper limb: superficial structures)**

1 대흉근의 흉골부(Sternal heads of pectoralis major)
2 대흉근의 쇄골두(Clavicular heads of pectoralis major)
3 삼각근(Deltoid)
4 이두박근(Biceps)
5 삼두박근(Triceps)
6 상완근(Brachialis)
7 이두근 건막(Bicipital aponeurosis)
8 원회내근(Pronator teres)
9 상완요근(Brachioradialis)
10 요측 수근굴곡근(Flexor carpi radialis)
11 장장근(Palmaris longus)
12 척측 수근굴곡근(Flexor carpi ulnaris)

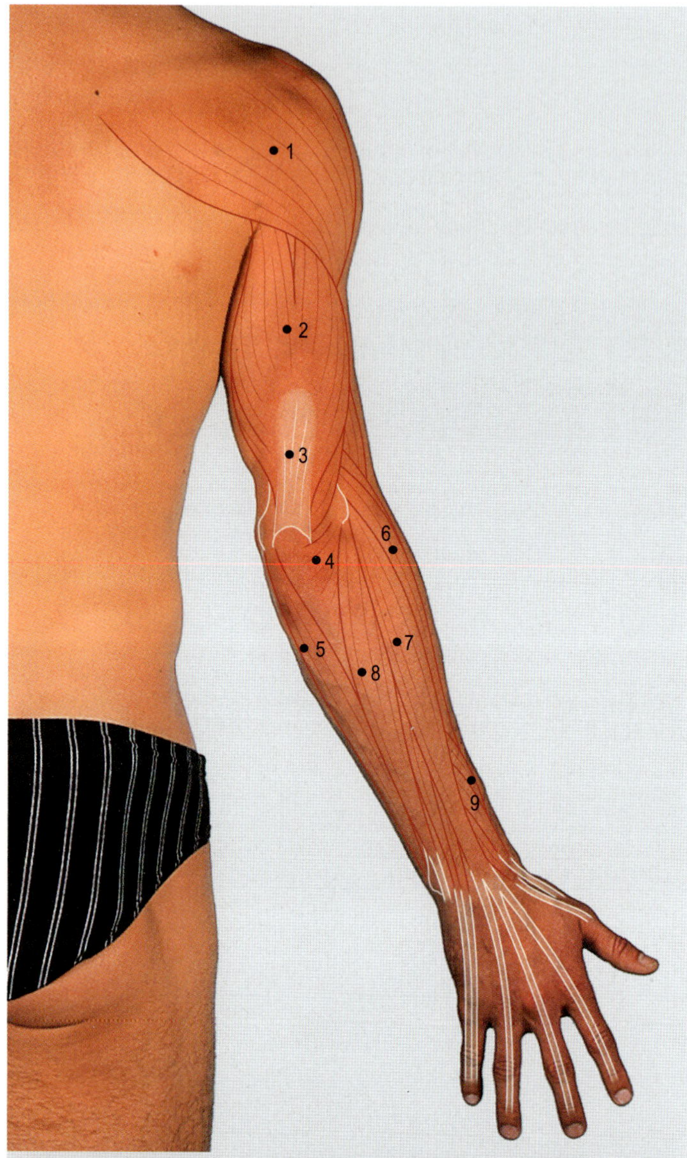

7.84 **상지의 후면: 표층 구조(Posterior aspect of upper limb: superficial structures)**

1 삼각근(Deltoid)
2 삼두박근(Triceps)
3 삼두박근 힘줄(Tendon of triceps)
4 주근(Anconeus)
5 척측 수근굴곡근(Flexor carpi ulnaris)
6 상완요근과 요측 장수근신전근(Brachioradialis & Extensor carpi radialis longus)
7 수지신전근(Extensor digitorum)
8 척측 수근신전근(Extensor carpi ulnaris)
9 장모지외전근(Abductor pollicis longus)

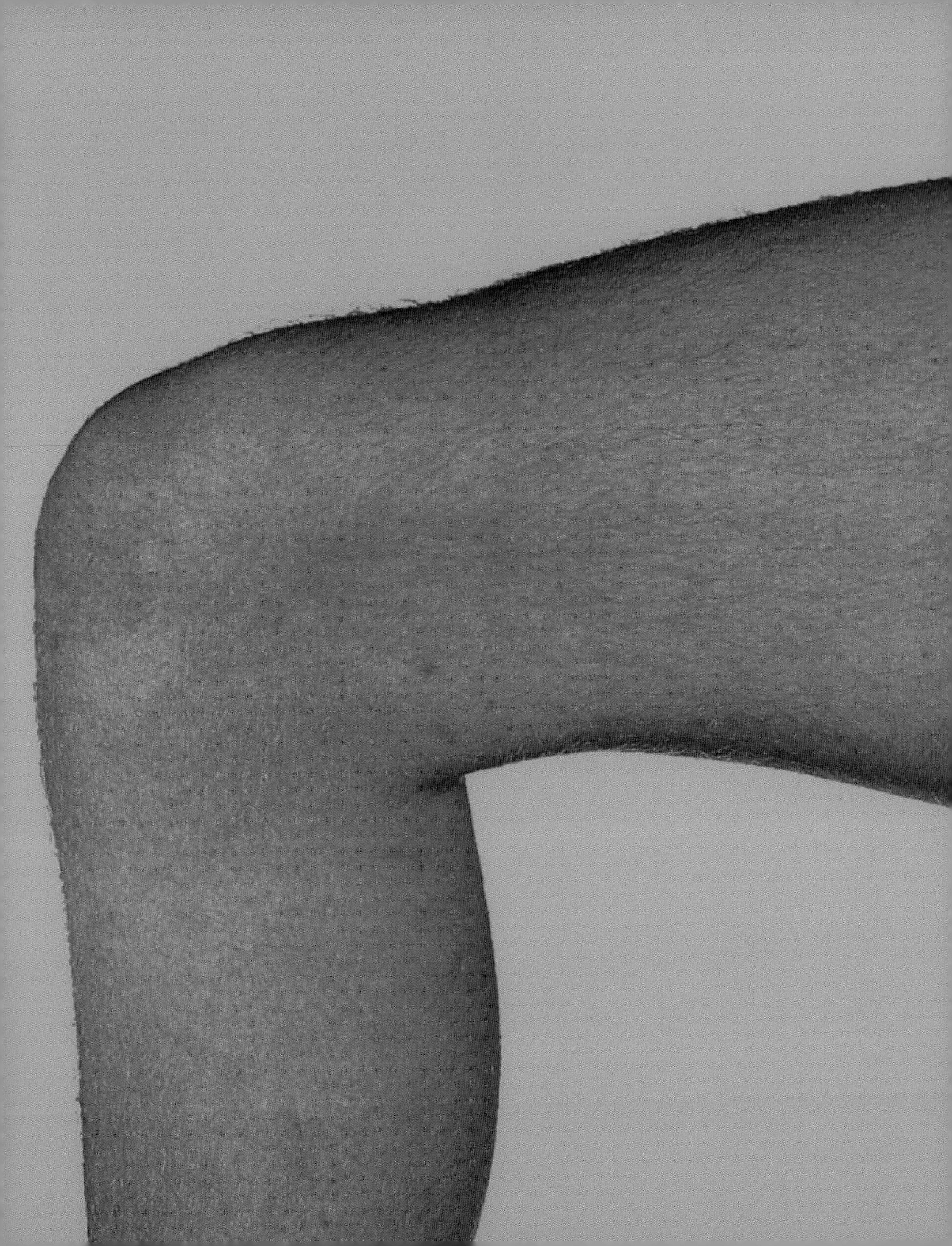

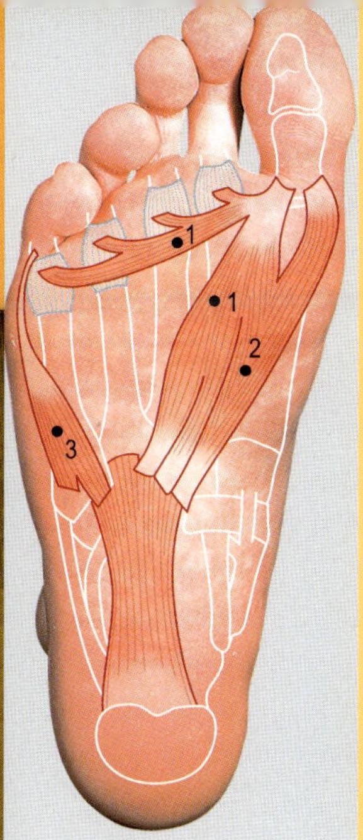

8 하지 LOWER LIMB

대퇴삼각 Femoral triangle (그림 8.1~8.8)

치골결합, 치골체, 치골능선, 치골융기, 전상장골극(ASIS)은 전방에서 촉진가능하다(그림 8.3). 서혜인대(inguinal ligament)는 전상장골극(ASIS)과 치골융기 사이를 주행하며 대퇴삼각기저부의 약3/4을 차지한다(나머지는 치골체를 지나 계속됨–그림 8.6, 8.8). 대퇴삼각의 외측경계는 전상장골극(ASIS)에서부터 원위쪽으로, 넓적다리를 지나, 경골상부의 내측피하표면에 붙는 봉공근(sartorius)이다. 이근육의 기능은 다리를 꼬고 앉은 자세(crossed-leg position)를 하도록하는 근육으로 가장 잘 기술되고, 재단사(tailor's)의 근육으로

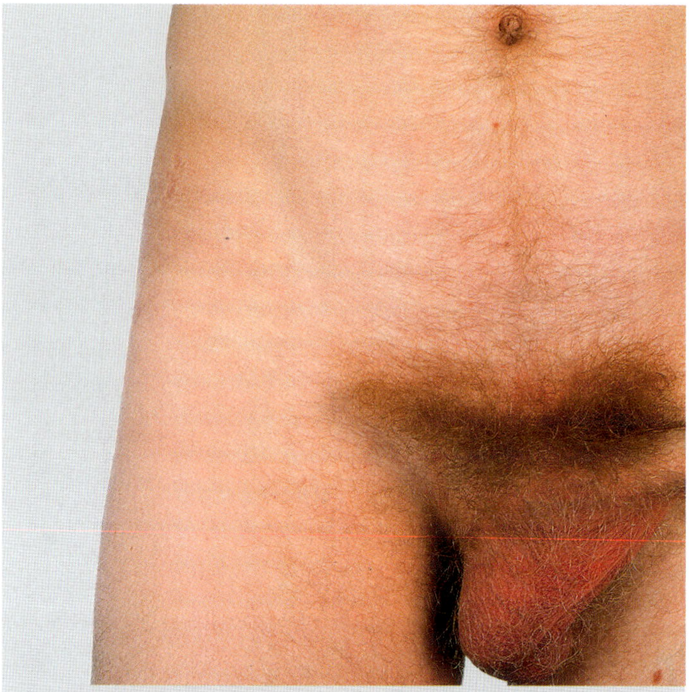

8.1 대퇴삼각(Femoral triangle)

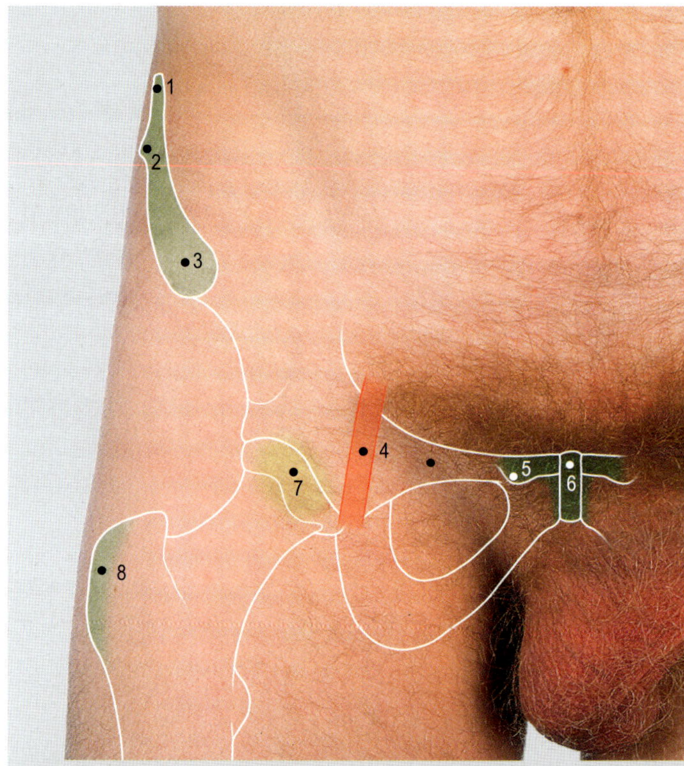

8.3 골반과 앞쪽 넓적다리: 촉진가능 구조(Pelvis and anterior thigh: palpable structures)

1 장골능선(Iliac crest)
2 장골융기(Tubercle of ilium)
3 전상장골극(Anterior superior iliac spine: ASIS)
4 대퇴동맥(Femoral artery)
5 치골융기(Pubic tubercle)
6 치골결합(Symphysis pubis)
7 대퇴골두(Head of femur)
8 대전자(Greater trochanter)

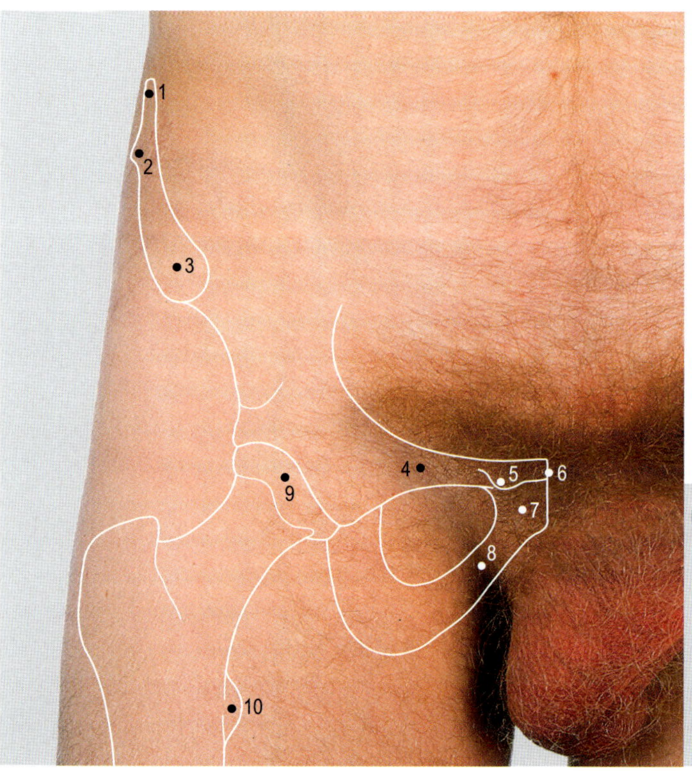

8.2 대퇴삼각: 뼈(Femoral triangle: bones)

1 장골능선(Iliac crest)
2 장골융기(Tubercle of ilium)
3 전상장골극(Anterior superior iliac spine: ASIS)
4 위치골가지(Superior pubic ramus)
5 치골융기(Pubic tubercle)
6 치골결합(Symphysis pubis)
7 치골체(Body of pubis)
8 아래치골가지(Inferior pubic ramus)
9 대퇴골두(Head of femur)
10 소전자(Lesser trochanter)

알려져 있으며, 대퇴신경(femoral nerve)의 지배를 받는다.

대퇴삼각의 내측 경계는 장내전근(adductor longus)이며 이 근육은 치골체에서 시작하여 대퇴골 거친선(linea aspera)에 붙고 폐쇄신경(obturator nerve)이 지배한다. 대퇴삼각의 지붕은 대퇴근막(fascia lata)으로 구성되며 이는 마치 스타킹처럼 넓적다리를 감싸면서 위로는 서혜인대, 장골능선, 치골아래가지(inferior pubic ramus), 천골에 붙는다. 근막에 위치하는 복재개구부(saphenous opening)는 치골결절의 바로 외측에서 하방으로 4cm에 위치하며 대퇴정맥과 그 큰복재분지(great saphenous tributary)가 통과한다.

대퇴삼각의 바닥은 고관절(hip joint)의 전방에 위치한 장요근(iliopsoas)과 치골근(pectineus)으로 형성되며 이 대퇴삼각 부위 깊숙히 촉진시에 대퇴골두가 느껴진다. 장요근의 근위부는 장골의 내측면과 요추의 외측면에 붙는다. 원위부는 그 힘줄이 대퇴골의 소

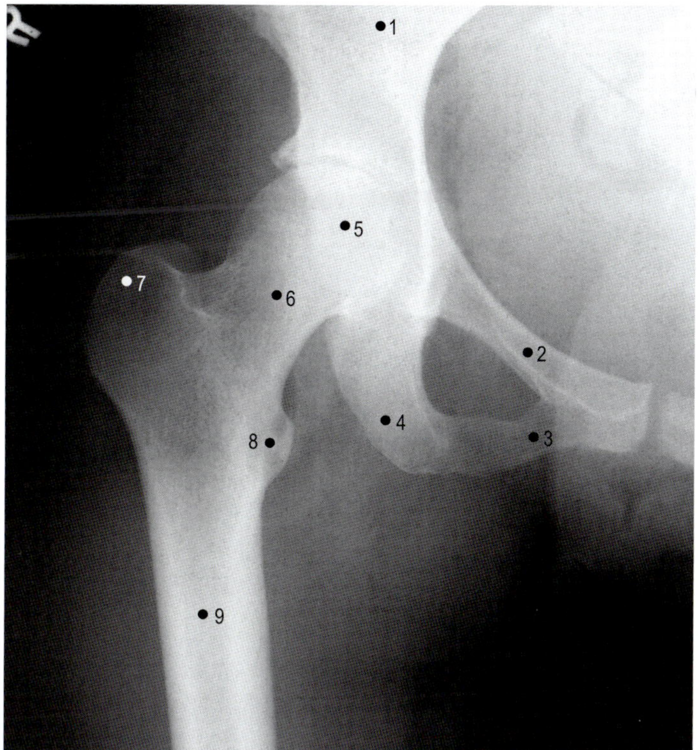

8.4 고관절과 골반: 전방 관찰(Hip and pelvis: anterior view)

1 장골(Ilium)
2 위치골가지(Superior ramus of pubis)
3 아래치골가지(Inferior ramus of pubis)
4 좌골(Ischium)
5 대퇴골두(Head of femur)
6 대퇴골목(Neck of femur)
7 대전자(Greater trochanter)
8 소전자(Lesser trochanter)
9 대퇴골축(Shaft of femur)

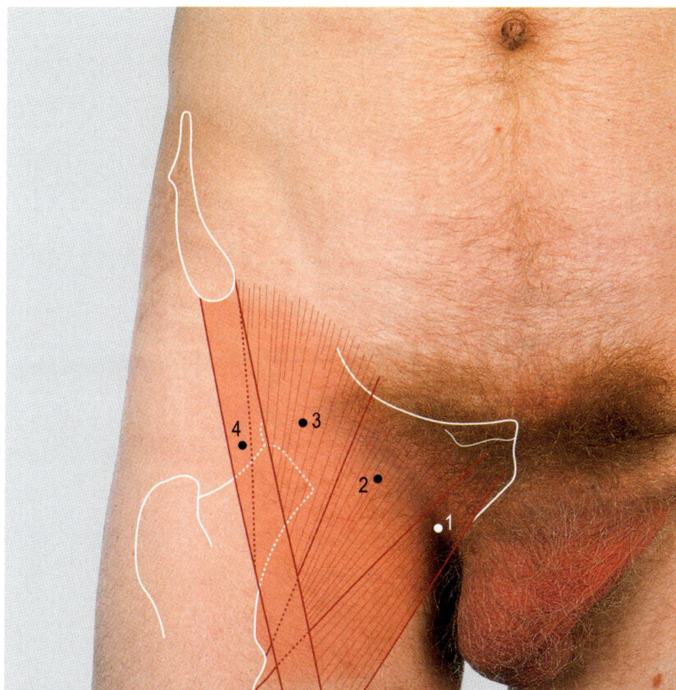

8.6 대퇴삼각: 근육(Femoral triangle: muscles)

1 장내전근(Adductor longus)
2 치골근(Pectineus)
3 장요근(Iliopsoas)
4 봉공근(Sartorius)

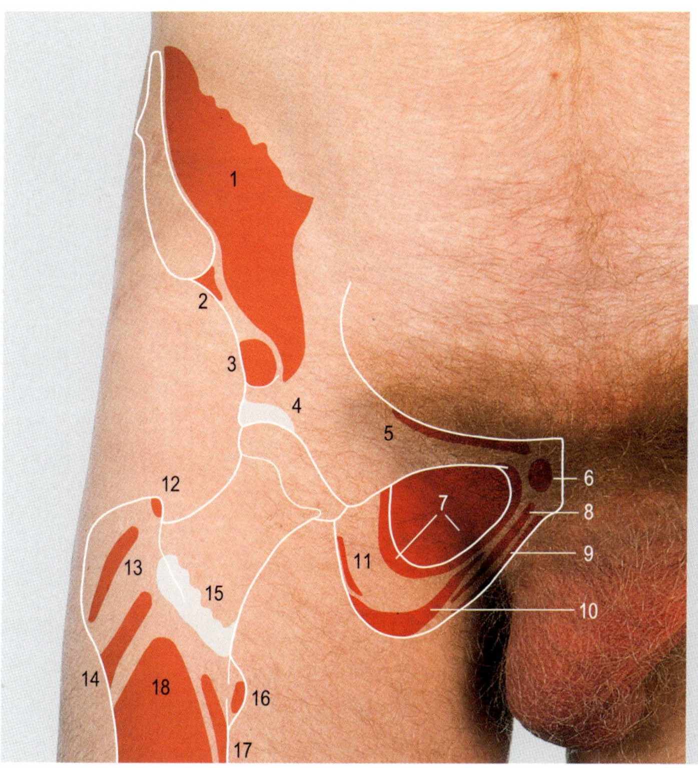

8.5 대퇴삼각: 근육 부착(Femoral triangle: muscle attachments)

1 장골근(Iliacus)
2 봉공근(Sartorius)
3 대퇴직근(Rectus femoris, straight head)
4 & 15 장골대퇴인대(Iliofemoral ligament)
5 치골근(Pectineus)
6 장내전근(Adductor longus)
7 외폐쇄근(Obturator externus : 좌골, 치골, 그리고 폐쇄근막의 테두리에서부터)
8 단내전근(Adductor brevis)
9 박근(Gracilis)
10 대내전근(Adductor magnus)
11 대퇴사각근(Quadratus femoris)
12 이상근(Piriformis)
13 소둔근(Gluteus minimus)
14 외측광근(Vastus lateralis)
16 주장요근(Iliopsoas major)
17 내측광근(Vastus medialis)
18 중간광근(Vastus intermedius)

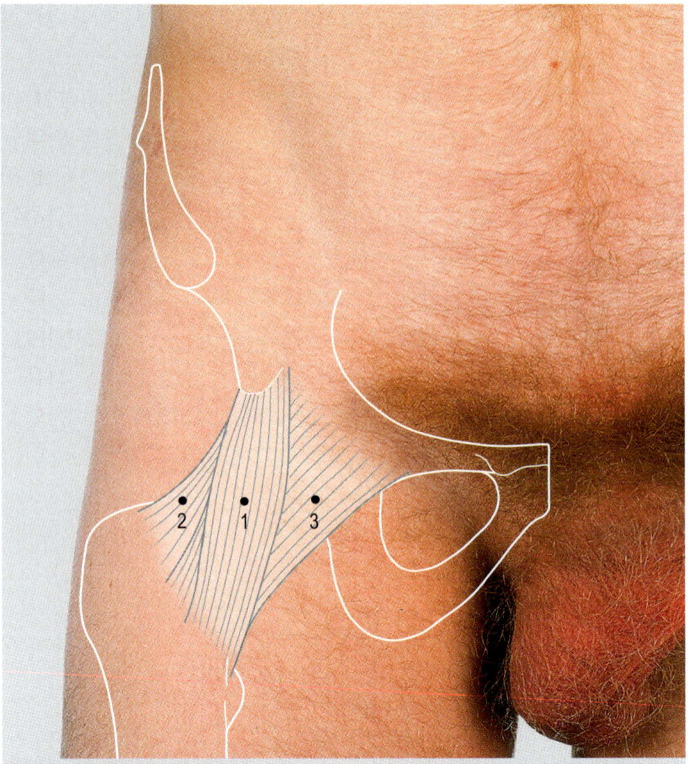

8.7 고관절: 전면(Hip joint: anterior aspect)

1 & 2 장골대퇴인대(Iliofemoral ligament)
3 치골대퇴인대(Pubofemoral ligament)

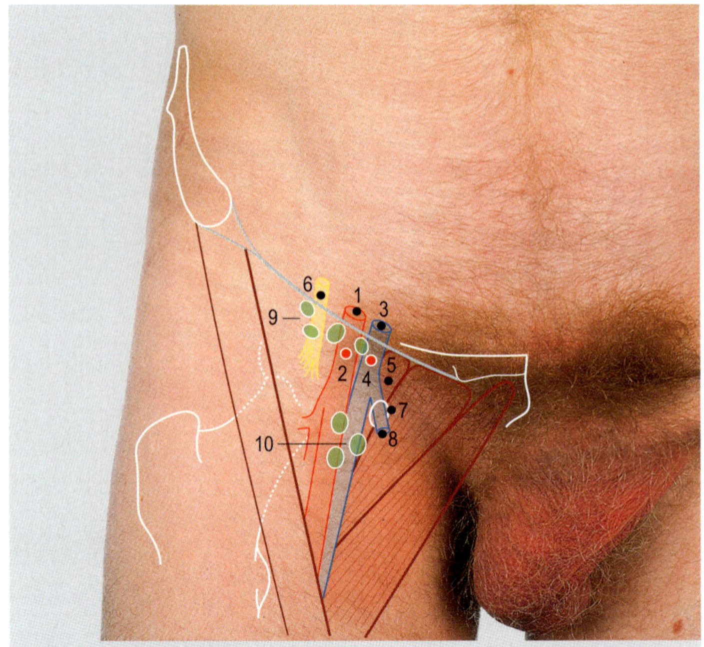

8.8 대퇴삼각: 혈관과 신경(Femoral triangle: vessels and nerves)

1 대퇴동맥(Femoral artery)
2 대퇴동맥 접근 점(Point of access to femoral artery)
3 대퇴정맥(Femoral vein)
4 대퇴정맥 접근점(Point of access to femoral vein)
5 대퇴골(Femoral canal)
6 대퇴신경(Femoral nerve)
7 복재개구부(Saphenous opening)
8 큰복재정맥(Great saphenous vein)
9 서혜 수평 림프절(Horizontal groups of inguinal nodes)
10 서혜 수직 림프절(Vertical groups of inguinal nodes)

전자(less trochanter)에 붙고, 고관절(hip joint)의 강력한 굴곡근 이면서 내회전근이고, 요추 L2, L3 신경근의 지배를 받는다. 치골근은 위치골가지(superior pubic ramus)에서 시작하여 대퇴골의 장요근 힘줄 바로 밑에 부착되고 대퇴신경의 지배를 받는다.

대퇴동맥은 전상장골극(ASIS)와 치골결합의 중앙점에서 나와 대퇴삼각을 수직으로 하행하면서 대퇴삼각의 정점방향으로 주행한다. 대퇴동맥의 깊은가지(deep profunda branch)는 장내전근과 치골근 사이에서 후방으로 지나간다.

대퇴정맥은 동맥의 내측에 위치하며 공통 혈관집(common sheath)에 싸여 있고 그 내측으로는 대퇴굴이 위치한다. 대퇴신경은 동맥의 외측에 있으며 대퇴골 혈관집 밖에 위치한다.

대퇴동맥은 혈관접근에 중요한 곳으로 많은 혈관조영술(arteriographic) 과정이 이곳을 통해서 진행된다. 대퇴정맥 역시 다른 표층 정맥이 잘 나타나지 않을 때 혈액샘플을 재취하는 유용한 곳이다. 대퇴동맥은 혈관질환이 잘 발생하는 혈관이며 수술이 필요한 경우 대퇴삼각부를 종으로 절개하여 혈관에 접근한다.

서혜부는 통상적으로 림프선을 검사하는 부위이다. 서혜 림프절은 일반적인 질환이나 하지질환의 이차적인 부분으로 림프절이 커질수있다. 상부와 하부(수평절/수직절)의 표층 림프절들은 서혜인대와 평행하게 있거나 하부에 위치하고, 상대적으로 큰복재정맥(great saphenous vein)의 끝 수 cm 주위에 있다. 표층 림프절들은 대퇴굴에 심부 서혜림프절로 들어간 다음 외장골림프절(external iliac nodes)로 흐른다. 하지 림프선의 발달이 불량하면 림프순환이 충분히 되지 않아 부종이 발생되고 이를 림프부종(lymphoedema)이라 부른다.

고관절, 넓적다리, 무릎의 전면과 내측면 Anterior and medial aspect of the hip, thigh and knee (그림 8.9, 8.15)

넓적다리의 전면과 내측면(Anterior and medial aspect of the thigh)

넓적다리의 전면은 주로 큰 근육인 대퇴사두근(quadriceps muscle)으로 구성되어있다(그림 8.13). 대퇴사두근은 4개의 근위 부착부가 있다: 수직 대퇴근의 곧은 두부는 전하장골극(AIIS)에 붙고, 비스듬 두부는 대퇴절구(acetabulum) 바로 위에 붙는다. 외측광근과 내측광근은 각각 돌기사이선의 외측, 내측에 붙으며 돌기밑을 감싼 다음 대퇴골의 거친선 외측면 내측면에 각각 모여진다. 중간광근은 대퇴골의 앞면에서부터 시작한다. 대퇴사두근은 밑으로는 슬개골에 부착되고 계속 하방으로 연장되어 슬개골인대(patellar ligament)라는 강한 힘줄을 형성하며 경골결절에 붙는다. 슬개골은 경골결절과 같이 피하에 위치하며 쉽게 촉진가능하다.

슬개골인대(patellar ligament)의 양측면에, 무릎관절피막이 대퇴사두근 힘줄의 섬유성 확장인 무릎 지지띠(retinacula)가 아래로 대부분 형성되어 있어 이를 통해 대퇴사두근은 경골의 관절구(tibial condyles)에 붙는다. 대퇴사두근은 대퇴신경이 지배한다. 대퇴사두근의 근위부는 누운자세 또는 힘없이 서있는 자세에서는 잘 나타나지 않지만, 무릎을 편채로 중력에 저항하여 다리를 들어 올릴 때에는 분명하게 볼수있다. 슬개골인대와 슬개골의 내측으로 주행하는 내측광근(vastus medialis)의 수평 섬유도 볼수있다. 이 수평섬유는 사용하지 않으면 금방 위축되는 근섬유이다. 대퇴골의 내측, 외측 관절구와 경골의 상방경계부는 무릎관절의 앞면, 내측면, 외측면에

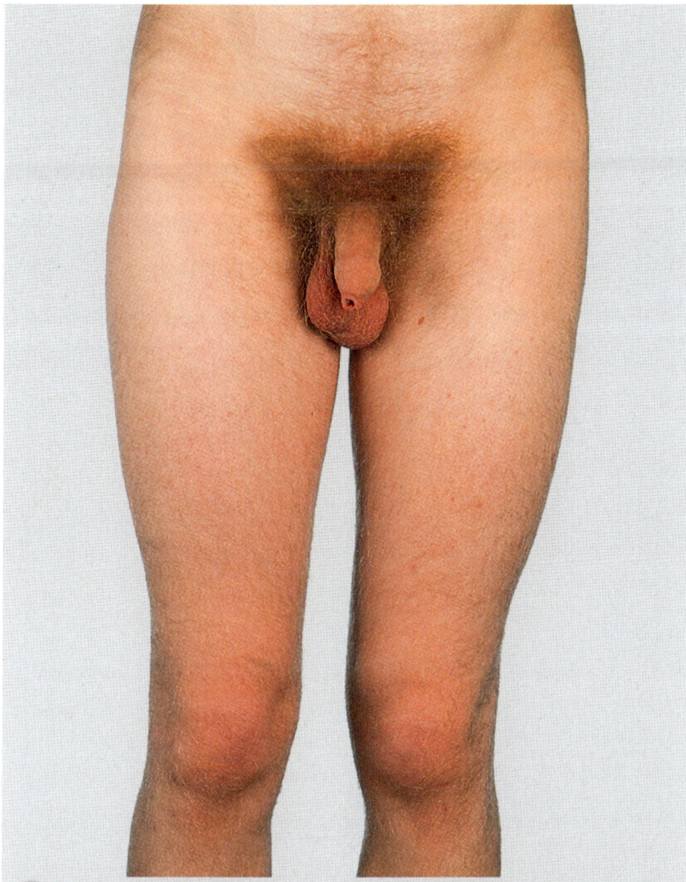

8.9 넓적다리의 전면과 내측면(Anterior and medial aspect of the thigh)

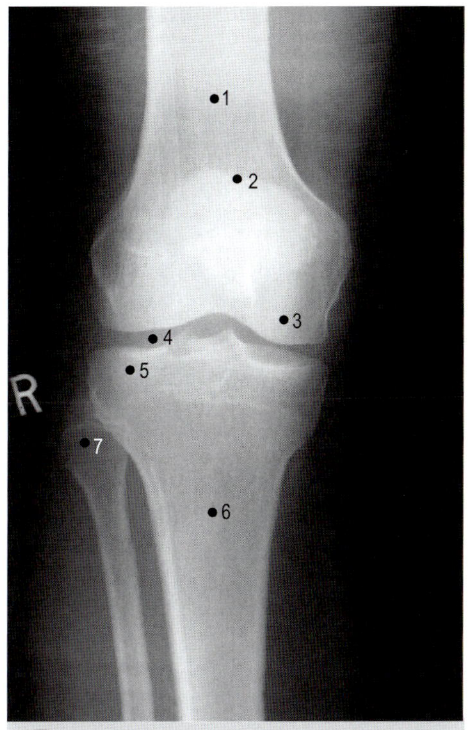

8.11 무릎관절: 전면(The knee joint: anterior view)

1 대퇴골축(Femoral shaft)
2 슬개골의 상방경계(Upper border of patella)
3 내측대퇴관절구(Medial femoral condyle)
4 무릎관절 간격(Joint space of the knee)
5 외측경골관절구(Lateral tibial condyle)
6 경골 축(Tibial shaft)
7 비골두(Head of fibula)

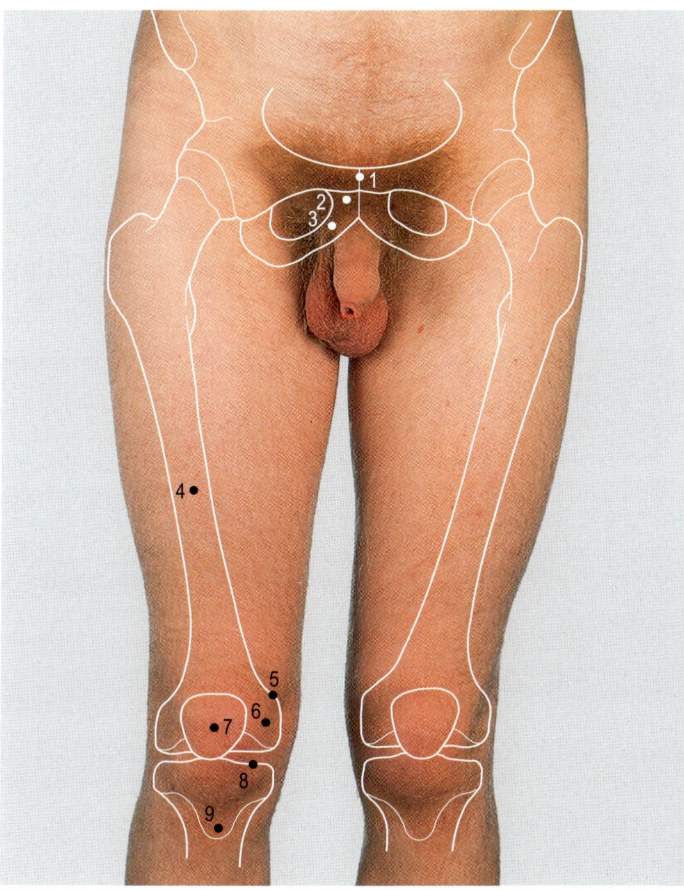

8.10 넓적다리의 앞면과 내측면: 뼈(Anterior and medial aspect of the thigh: bones)

1 치골결합(Symphysis pubis)
2 치골체(Body of pubis)
3 아래치골가지(Inferior pubic ramus)
4 대퇴골(Femur)
5 내전근융기(Adductor tubercle)
6 내측대퇴골관절구(Medial femoral condyle)
7 슬개골(Patella)
8 경골수평면(Tibial plateau)
9 경골결절(Tibial tuberosity)

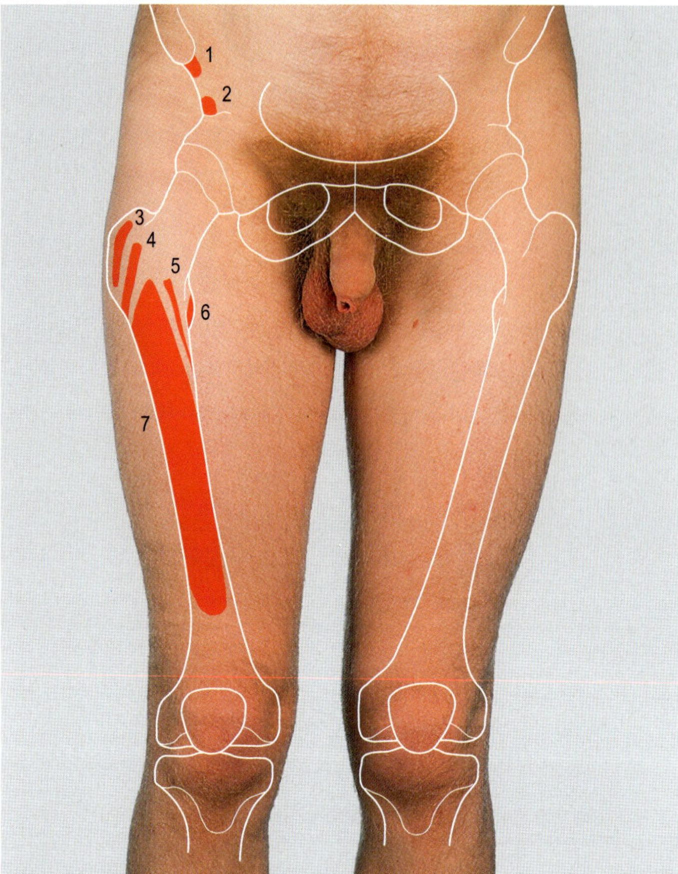

8.12 넓적다리의 전면과 내측면: 근육 부착(Anterior and medial aspect of thigh: muscle attachments)

1 봉공근(Sartorius)
2 대퇴직근, 곧은 두부(Rectus femoris, straight head)
3 소둔근(Gluteus minimus)
4 외측광근(Vastus lateralis)
5 내측광근(Vastus medialis)
6 장요근(Iliopsoas)
7 중간광근(Vastus intermedius)

서 대부분 촉진가능하다.(그림 8.15, 8.30, 109쪽, 113쪽)

넓적다리의 내측면은 내전근을 내포하고 있다. 첫 번째층의 치골근과 장내전근은 대퇴삼각부에서 기술해왔다. 단내향근은 아래치골가지에서부터 시작하여 대퇴골의 거친면으로 주행하며, 보다 심부에는 강한 근육인 대내향근(adductor magnus)이 위치한다(그림 8.13).

대내전근은 내측으로는 좌골치골가지와 좌골결절, 외측으로는 대퇴거친면과 내측상관절능에 붙어있고 강한 힘줄로 대퇴골의 내향근결절에 부착된다. 내전근결절은 촉진가능하다. 대퇴혈관들은 거친면부착부의 결손부를 통하여 대퇴골에 근접하게 지나가며, 이 부분(내전근 열공: adductor hiatus)을 지나면서 슬와부혈관(popliteal vessels)이 된다. 이 내전근열공은 무릎에서 약 10cm 위에 위치해 있다. 이 내전(adductor)근들 위로 얇고 평편한 박근(gracilis)이 아래치골가지에서부터 경골의 상내측까지 주행한다. 박근과 내전근들이 고관절을 내전시키며 폐쇄신경(obturator nerve)이 지배한다. 대내전근은 좌골결절에서 시작하기 때문에 또한 좌골신경의 지배도 받는다. 이는 기능적 그리고 발생학적으로 고관절(hip joint)을 신전시키는 슬와부근(hamstring)의 일부이다.

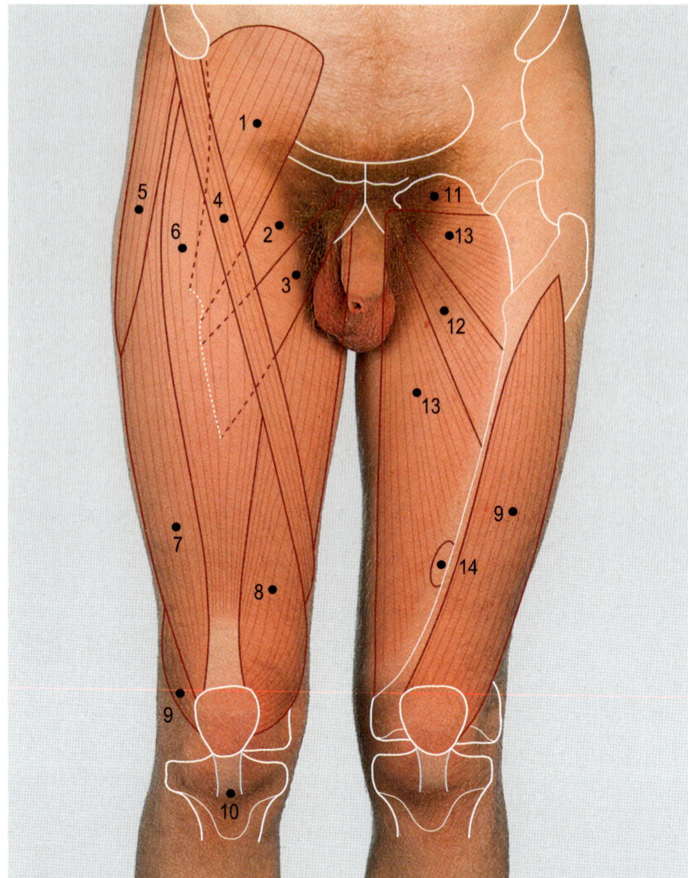

8.13 넓적다리의 전면과 내측면: 표층근육(오른쪽)과 심층근육(왼쪽) (Anterior and medial aspect of the thigh: superficial (right limb) and deep (left limb) muscles)

(항목 6–10은 대퇴사두근을 형성)

1 장요근(Iliopsoas)
2 치골근(Pectineus)
3 장내전근(Adductor longus)
4 봉공근(Sartorius)
5 근막긴장근(Tensor fascia lata)
6 대퇴직근(Rectus femoris)
7 외측광근(Vastus lateralis)
8 내측광근(Vastus medialis)
9 중간광근(Vastus intermedius)
10 슬개골 힘줄(Patellar tendon)
11 바깥폐쇄근(Obturator externus)
12 단내전근(Adductor brevis)
13 대내전근(Adductor magnus)
14 내향근열공(Adductor hiatus)

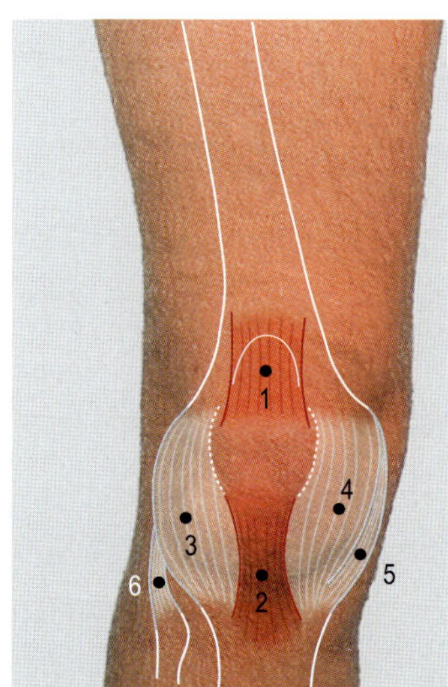

8.14 무릎관절: 전면(Knee joint: anterior aspect)

1 대퇴사두근 힘줄(Tendon of quadriceps)
2 슬개골 인대(Ligamentum patellae)
3 외측슬개지지띠(Lateral patellar retinaculum)
4 내측슬개지지띠(Medial patellar retinaculum)
5 내측곁인대(Medial collateral ligament)
6 외측곁인대(Lateral collateral ligament)

무릎의 내측면(Medial aspect of the knee)

내측곁인대(medial collateral ligament)는 넓고 편평하며 강한인 대로 관절피막과 섞이며 대퇴의 내측상관절구(epicondyle)에서부터 시작하여 경골축의 상부까지 주행한다(그림 8.17) 내측반월판(medial meniscus)의 내측가장자리는 대퇴골관절구와 경골관절구의 사이에 위치한다. 정상적으로는 촉진이 안 되지만 손상을 받으면 관절선을 따라 압통이 있으며 손상이 된 부분에서 돌출이 되기도 한다. 앞쪽에서 뒤쪽방향으로 봉공근, 박근(gracilis), 반힘줄근(semitendinosus)들의 힘줄이 경골의 상부표면의 피하에 부착한다. 무릎을 직각으로 구부리면 쉽게 촉진할수있다.

구부린 무릎의 내측면 Medial aspect of the flexed knee (그림 8.16~8.18)

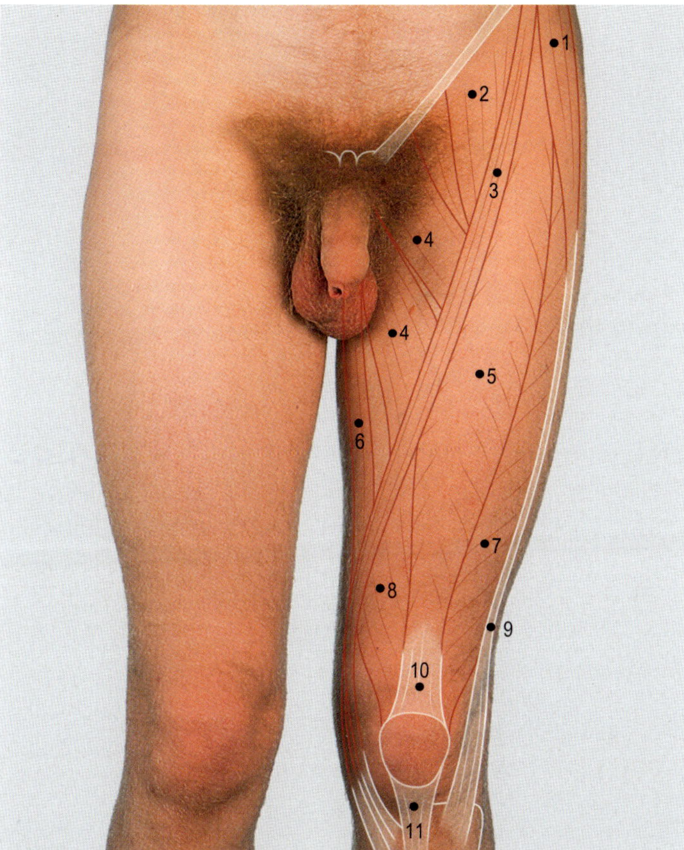

8.15 넓적다리의 전면과 내측면: 표층구조(Anterior and medial aspect of thigh: superficial structures)

1 근막긴장근(Tensor fascia lata)
2 장요근(Iliopsoas)
3 봉공근(Sartorius)
4 대내전근(Adductor magnus)
5 대퇴직근(Rectus femoris)
6 박근(Gracilis)
7 외측광근(Vastus lateralis)
8 내측광근(Vastus medialis)
9 장경인대(Iliotibial tract)

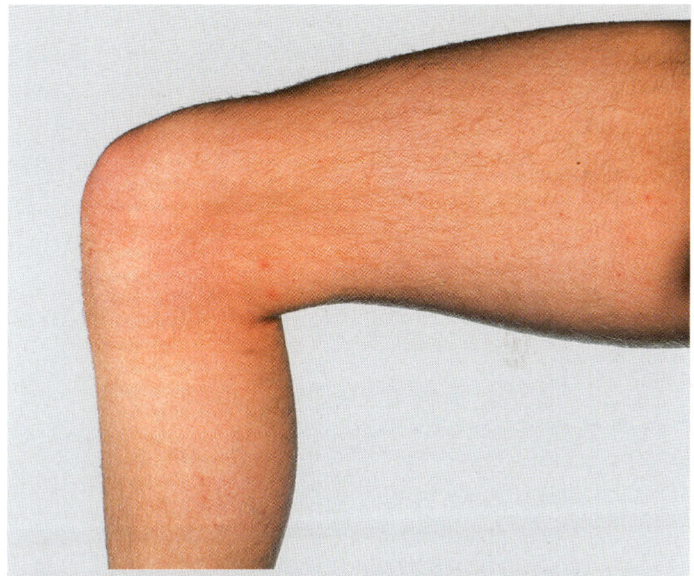

8.16 구부린 무릎의 내측면(Medial aspect of the flexed knee)

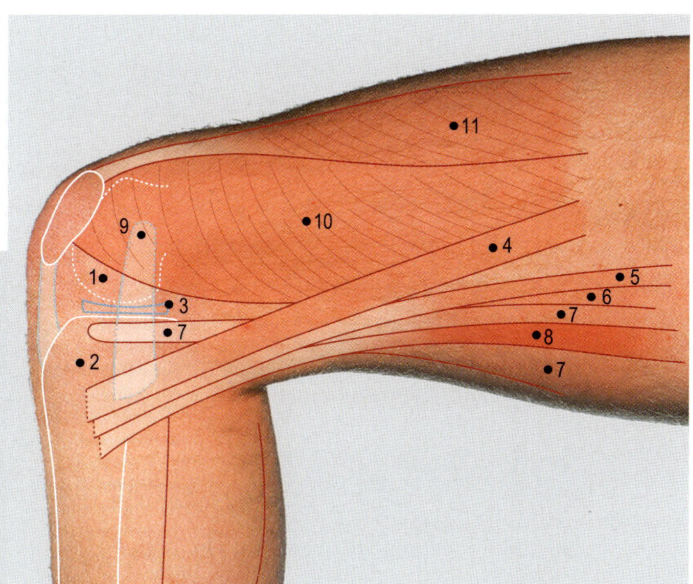

8.17 구부린 무릎의 내측면: 뼈와 근육(Medial aspect of the flexed knee: bones and muscles)

1 내측대퇴골관절구(Medial femoral condyle)
2 내측 경골관절구(Medial tibial condyle)
3 내측반월판(Medial meniscus)
4 봉공근(Sartorius)
5 박근(Gracilis)
6 대내전근(Adductor magnus)
7 반막근(Semimembranosus)
8 반힘줄근(Semitendinosus)
9 내측곁인대(Medial collateral ligament)
10 내측광근(Vastus medialis)
11 대퇴직근(Rectus femoris)

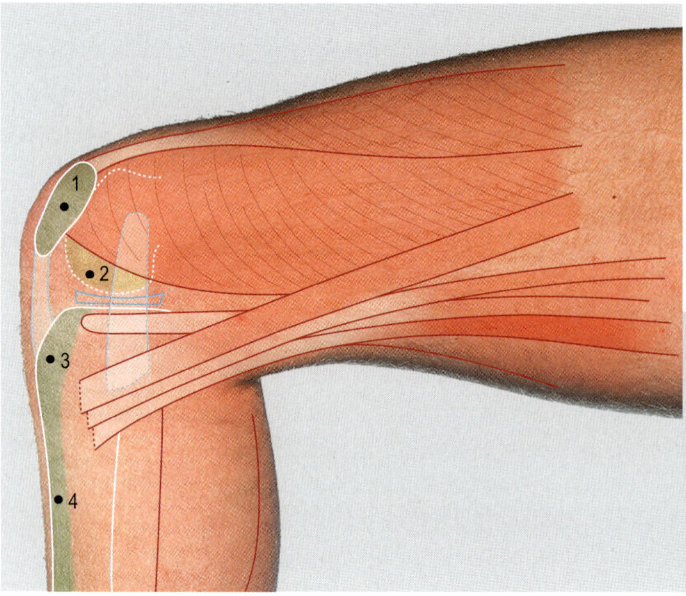

8.18 무릎의 내측면: 촉진가능 구조(Medial aspect of knee: palpable structures)
1 슬개골(Patella)
2 내측대퇴관절구(Medial femoral condyle)
3 내측 경골관절구(Medial tibial condyle)
4 경골의 피하앞쪽경계(Subcutaneous anterior border of tibia)

고관절, 넓적다리, 무릎의 외측면 Lateral aspect of the hip, thigh and knee (그림 8.19~8.25)

고관절의 외측면(Lateral aspect of the hip)

대전자(greater trochanter)는 넓적다리의 상부 외측면에서 촉진가능하다; 전상장골극(ASIS)의 후방 원위부에 위치한다. 앉은 자세시, 체중은 좌골결절에 받치고, 대둔근과 둔부의 지방조직에 의해 완충된다.

대퇴골목의 골절시 그림 8.20의 삼각형(bryant's triangle)에서 BC거리가 짧아지며 이는 정상쪽과 골절쪽의 길이를 비교해 보면 알 수 있다. 이 골절은 노인에서 흔하며 특히 낙상이나 경미한 손상시에도 발생한다. 심한 손상시에는 대퇴골 축 골절이 생기며 보터사이클 사고처럼 대퇴골의 길이를 따라 직접적인 손상을 받으면 고관절의 후방탈구가 발생할 수 있다. 이런 경우에는 관골절구(acetabulum)의 후방테두리도 보통 골절이 발생하며 좌골신경도 손상을 입을 수 있다. 슬개골절은 대개 직접적인 손상 때문이다. 대퇴골관절관절구와 경골관절관절구도 같이 손상되며 무릎 관절표면도 손상될 수 있다. 비틀림(Torsion) 손상은 곁인대와 관절내 반월판도 손상될 수 있다.

무릎의 외측면(Lateral aspect of the knee)

무릎을 직각으로 구부리면 무릎의 외측에서 비골 상부 말단에 붙는 대퇴이두근의 힘줄이 잘 나타난다(그림 8.29, 8.30 & 8.62, 113쪽, 124쪽). 경골관절구의 외측 뼈 경계를 촉진할 수 있고 대퇴골 관절구에서 부터 비골의 두로 주행하는 비골 외측곁인대(fibular lateral collateral ligament)는 관절피막과 분리되어 단단한 띠처럼 만져진다. 외측반월판은 경골의 경계부위에 위치하며 손상을 받으면 압통이 생기고 때로는 촉진 가능할 때 도 있다. 총비골신경(common peroneal nerve)은 대퇴이두근의 힘줄과 겹쳐지며 피하층에서 비골목위를 지나가고 각각 다리의 앞쪽구획과 옆쪽구획(lateral compartments)으로 들어가는 심층가지와 표층 가지로 나누어지기 전에 이곳에서 촉진가능하다.

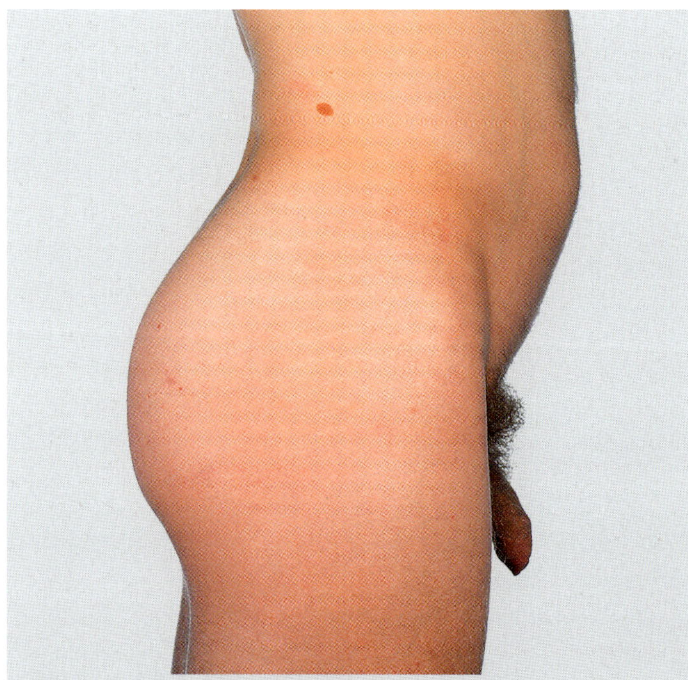

8.19 고관절의 외측면(Lateral aspect of the hip joint)

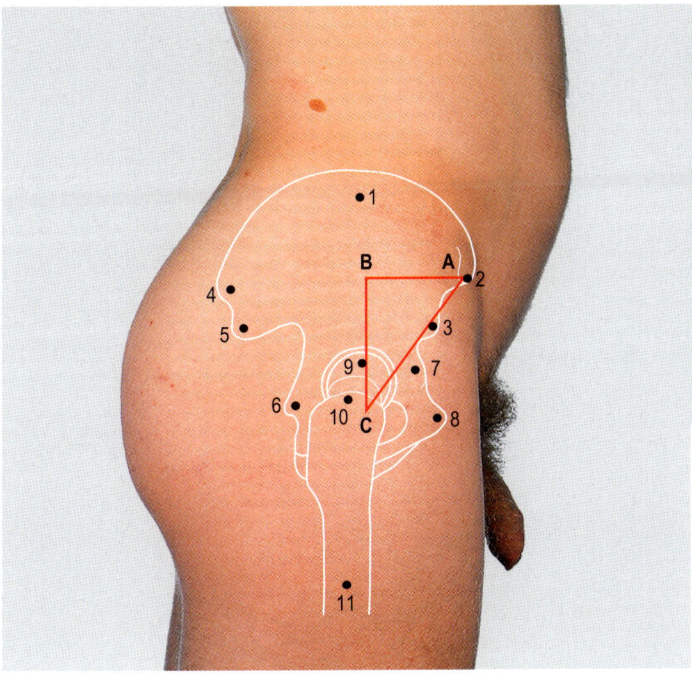

8.20 고관절의 외측면: 뼈(Lateral aspect of the hip joint: bones)

1 장골(Ilium)
2 전상장골극(Anterior superior iliac spine)
3 전하장골극(Anterior inferior iliac spine)
4 후상장골극(Posterior superior iliac spine)
5 후하장골극 ABC, Bryant's 삼각형 (Posterior inferior iliac spine ABC, Bryant's triangle)
6 좌골극(Ischial spine)
7 장골치골돌출부(Iliopubic eminence)
8 치골체(Body of pubis)
9 대퇴골두(Head of femur)
10 대전자(Greater trochanter)
11 대퇴골축(Shaft of femur)

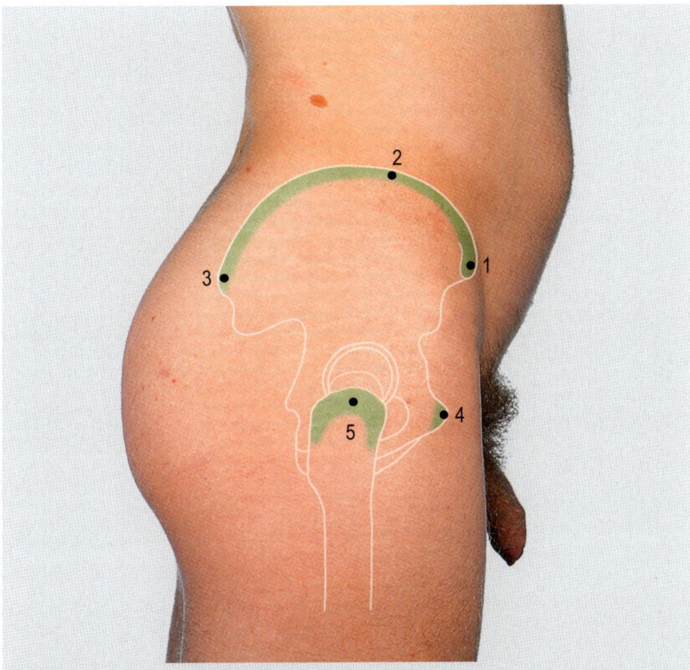

8.21 고관절의 외측면: 촉진가능 구조(Lateral aspect of hip joint: palpable structures)

1 전상장골극(Anterior superior iliac spine; ASIS)
2 장골능선(Iliac crest)
3 후상장골극(Posterior superior iliac spine)
4 치골결합(Symphysis pubis)
5 대전자(Greater trochanter)

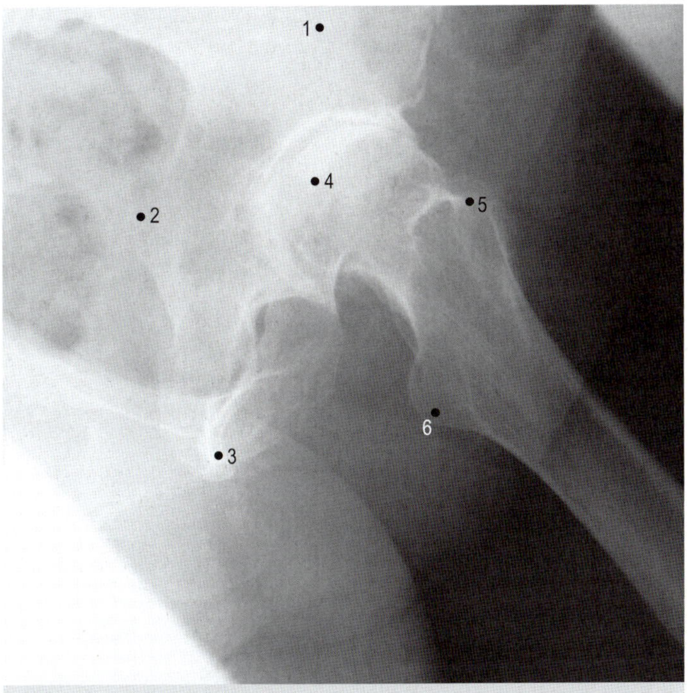

8.22 고관절: 비스듬한 면(Hip joint: oblique view)

1 장골(Ilium)
2 좌골극(Ischial spine)
3 좌골결절(Ischial tuberosity)
4 대퇴골두(Head of femur)
5 대전자(Greater trochanter)
6 소전자(Lesser trochanter)

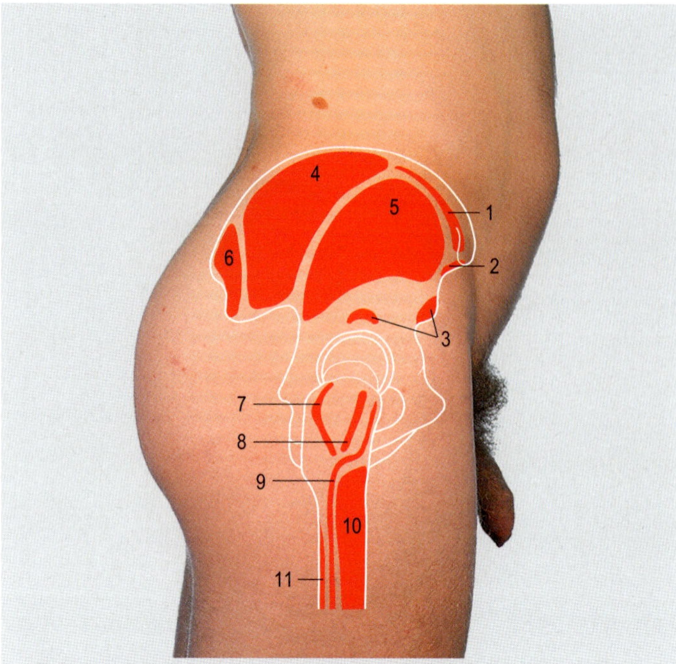

8.23 **고관절의 외측면: 근육 부착(Lateral aspect of the hip joint: muscle attachments)**

1 근막긴장근(Tensor fascia lata)
2 봉공근(Sartorius)
3 대퇴직근 직두와 사두(Rectus femoris straight and oblique heads)
4 & 7 중둔근(Gluteus medius)
5 & 8 소둔근(Gluteus minimus)
6 & 11 대둔근(Gluteus maximus)
9 외측광근(Vastus lateralis)
10 중간광근(Vastus intermedius)

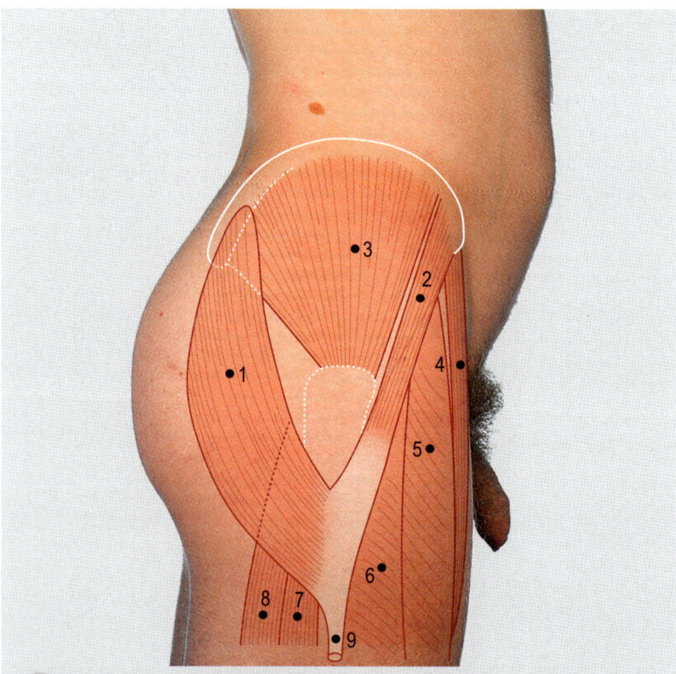

8.24 **고관절의 외측면: 표층 근육(Lateral aspect of the hip joint: superficial muscles)**

1 대둔근(Gluteus maximus)
2 근막긴장근(Tensor fascia lata)
3 중둔근(Gluteus medius)
4 봉공근(Sartorius)
5 대퇴직근(Rectus femoris)
6 외측광근(Vastus lateralis)
7 대퇴이두근의 긴갈래(Long head of biceps femoris)
8 반힘줄근(Semitendinosus)
9 장경인대(Iliotibial tract)

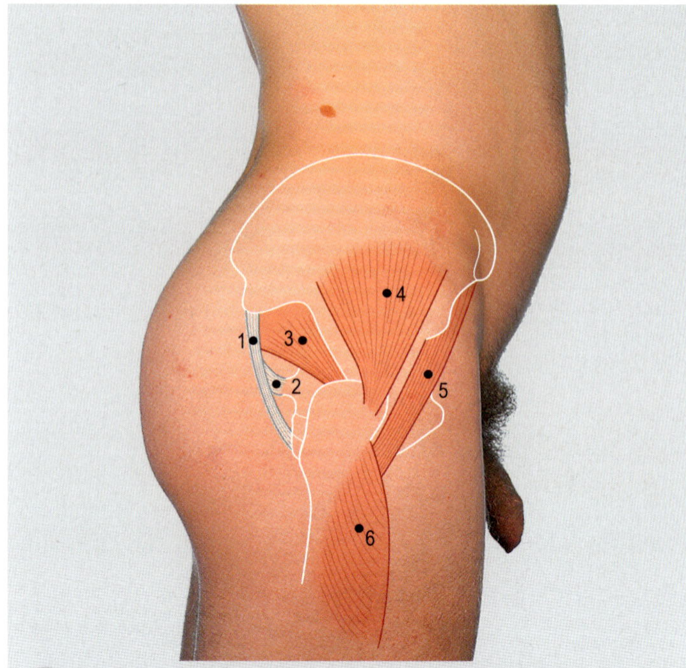

8.25 **고관절의 외측면: 심층 근육과 인대(Lateral aspect of the hip joint: deep muscles and ligaments)**

1 천골결절인대(Sacrotuberous ligament)
2 천골좌골극인대(Sacrospinous ligament)
3 이상근(Piriformis)
4 소둔근(Gluteus minimus)
5 장요근(Iliopsoas)
6 외측광근(Vastus lateralis)

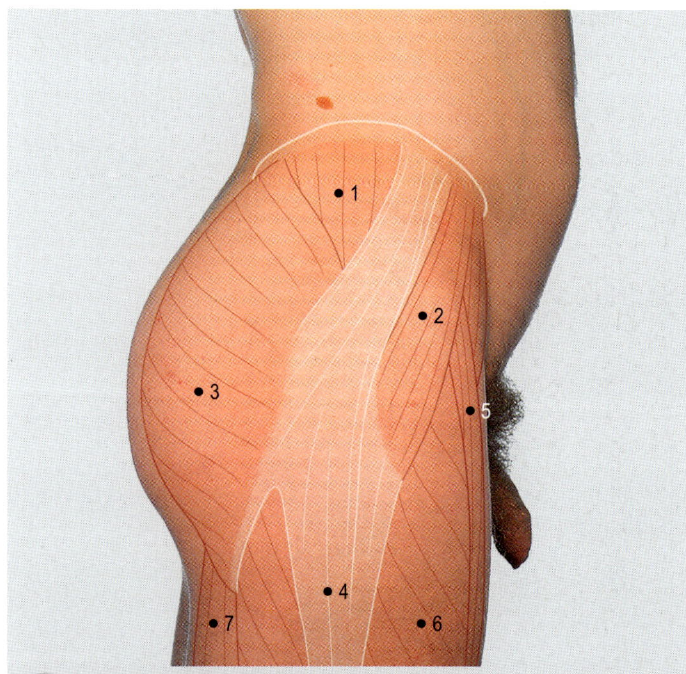

8.26 **고관절의 외측면: 표층 구조(Lateral aspect of the hip joint: superficial structures)**

1 중둔근(Gluteus medius)
2 근막긴장근(Tensor fascia lata)
3 대둔근(Gluteus maximus)
4 장경인대(Iliotibial tract)
5 봉공근(Sartorius)
6 외측광근(Vastus lateralis)
7 슬와부근(Hamstring muscles)

구부린 무릎의 외측면 Lateral aspect of the flexed knee (그림 8.27~8.30)

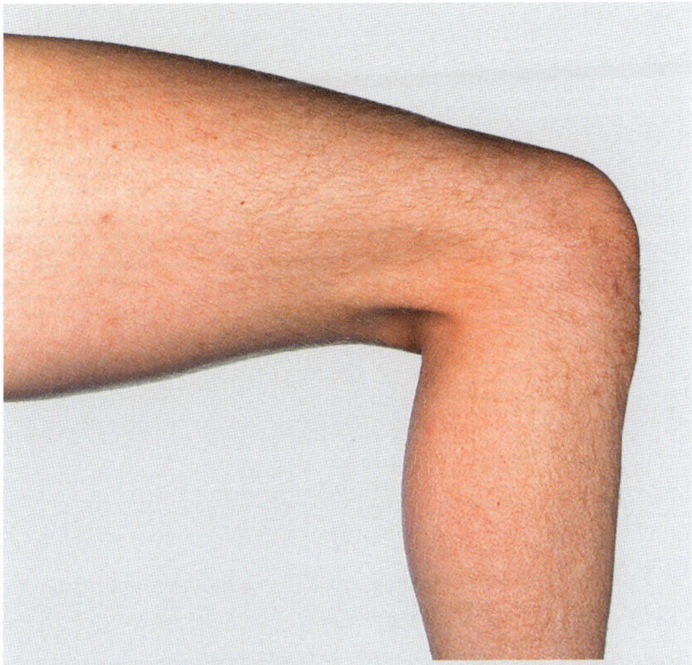

8.27 구부린 무릎의 외측면(Lateral aspect of the flexed knee)

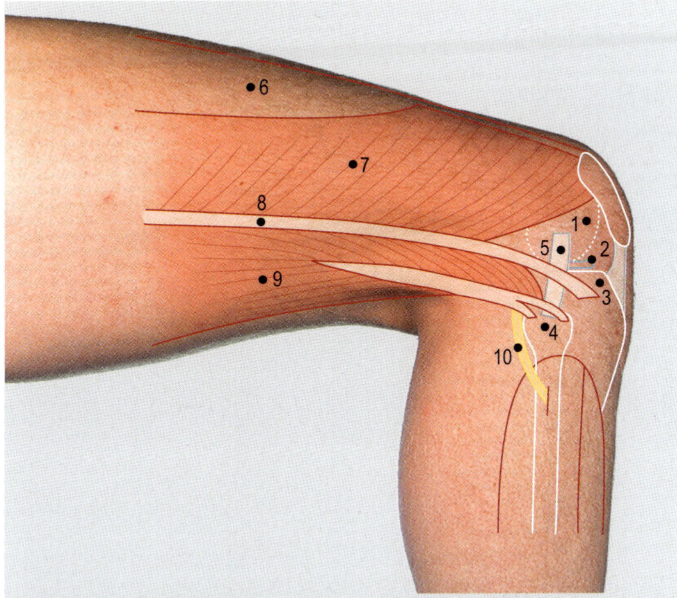

8.29 구부린 무릎의 외측면: 뼈와 연부조직(Lateral aspect of the flexed knee: bones and soft tissues)

1 외측대퇴관절구(Lateral femoral condyle)
2 외측 반월판(Lateral meniscus)
3 외측 경골 관절구(Lateral tibial condyle)
4 비골두(Head of fibula)
5 외측곁인대(Lateral collateral ligament)
6 대퇴직근(Rectus femoris)
7 외측광근(Vastus lateralis)
8 장경인대(Iliotibial tract)
9 대퇴이두근(Biceps femoris)
10 총비골신경(Common peroneal nerve)

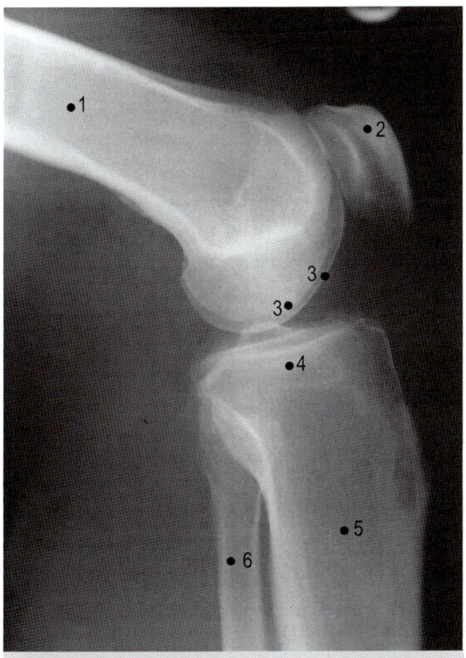

8.28 무릎: 외측면(Knee: lateral view)

1 대퇴골 축(Femoral shaft)
2 슬개골(Patella)
3 대퇴골 관절구 (Femoral condyles)
4 경골 관절구(Tibial condyle)
5 경골 축(Shaft of tibia)
6 비골 축(Shaft of fibula)

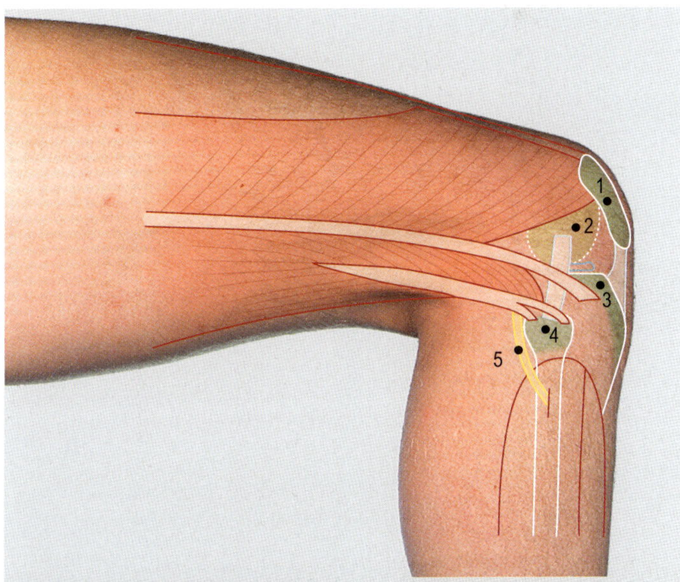

8.30 구부린 무릎의 외측면: 촉진가능 구조(Lateral aspect of flexed knee: palpable structures)

1 슬개골(Patella)
2 외측대퇴관절구(Lateral femoral condyle)
3 외측 경골 관절구(Lateral tibial condyle)
4 비골두(Head of fibula)
5 총비골신경(Common peroneal nerve)

고관절, 넓적다리, 무릎의 후면 Posterior aspect of the hip, thigh and knee (그림 8.31~8.37)

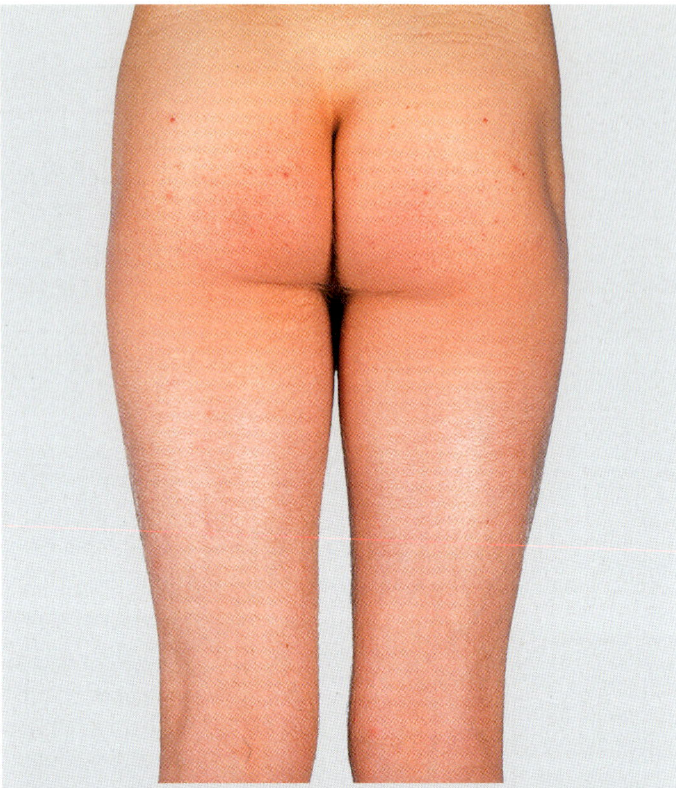

8.31 둔부와 넓적다리 후면(Gluteal region and posterior aspect of the thigh)

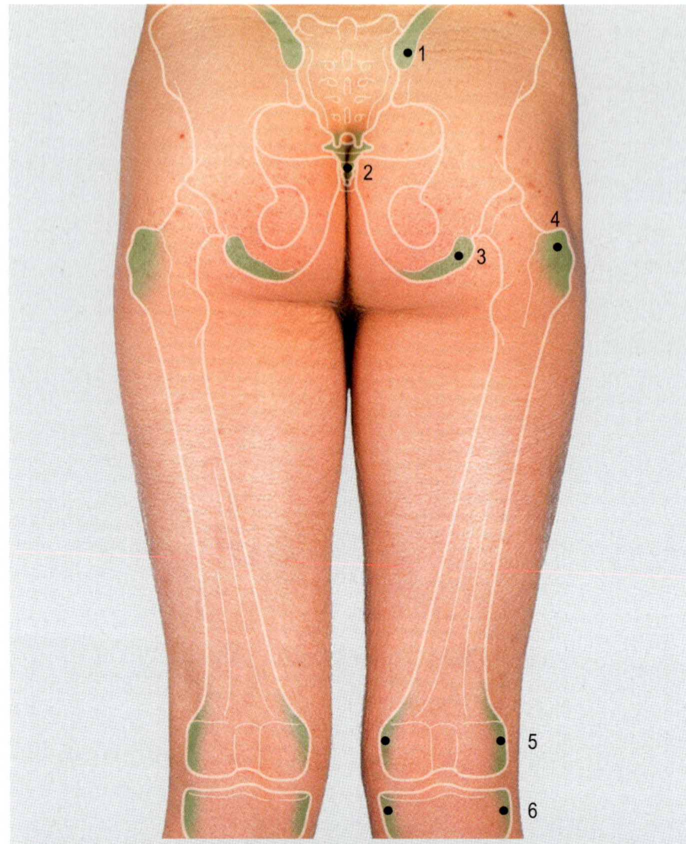

8.33 둔부와 넓적다리 후면: 촉진가능 구조(Gluteal region and posterior aspect of thigh: palpable structures)

1 후상장골극(Posterior superior iliac spine)
2 미골(Coccyx)
3 좌골결절(Ischial tuberosity)
4 대전자(Greater trochanter)
5 내측과 외측대퇴관절구(Medial and lateral femoral condyles)
6 내측과 외측 경골관절구(Medial and lateral tibial condyles)

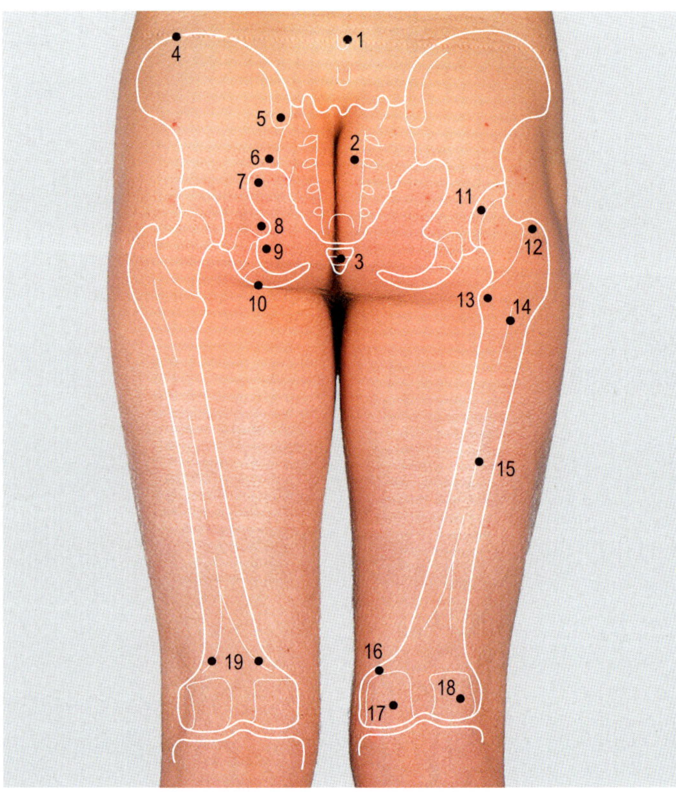

8.32 둔부와 넓적다리 후면: 뼈(Gluteal region and posterior aspect of the thigh: bones)

1 4번째 요추(Fourth lumbar spine)
2 천골(Sacrum)
3 미골(Coccyx)
4 장골능선(Iliac crest)
5 후상장골극(Posterior superior iliac spine)
6 후하장골극(Posterior inferior iliac spine)
7 대좌골절흔(Greater sciatic notch)
8 좌골극(Ischial spine)
9 소좌골절흔(Lesser sciatic notch)
10 좌골결절(Ischial tuberosity)
11 대퇴골두(Head of femur)
12 대전자(Greater trochanter)
13 소전자(Lesser trochanter)
14 둔부근결절(Gluteal tuberosity)
15 거친선(Linea aspera)
16 내전근융기(Adductor tubercle)
17 내측대퇴관절구(Medial femoral condyle)
18 외측대퇴관절구(Lateral femoral condyle)
19 내측과 외측상관절구 능선(Medial and lateral supracondylar ridges)

둔부(Gluteal region)

둔부의 돌출은 두껍고 넓은 섬유지방성의 얇은층 근막으로 덮여있는 커다란 사변형모양의 대둔근(Gluteus maximus) 때문이다. 대둔근은 장골의 외측면, 천골, 미골, 천골결절인대(sacrotuberous ligament)를 포함하는 광범위한 근위부의 부착부를 가지고 있다. 근섬유는 아래외측방향 장경인대(iliotibial tract)와 대퇴골의 둔부결절으로 주행한다. 이 근육은 고관절의 강력한 외회전과 신전근이며, 장경인대를 통해 무릎관절을 안정화시킨다. 대둔근의 아래경계는 수평 둔부주름선(gluteal fold)과 일치하지 않는다. 이 주름선은 고관절과 연관된 "신전선(extensor line)" 또는 뒤쪽 피부주름이다.

대둔근(Gluteus maximus)은 하둔부신경(inferior gluteal nerve)이 지배한다. 이 근육은 고관절과 짧은 관절근육들 위에 위치하며, 특히 좌골 신경, 둔부신경, 음부신경(pudendal nerve)들이 큰 좌골구멍과 작은 좌골구멍을 통과하여 지나간다. 둔부에 주사를 놓을 때는 이들 깊은 구조물들의 손상을 피하기 위해 상부외측 1/4 부위에 놓아야 한다. 근막긴장근(tensor fascia lata)은 장골능선 아래, 외연의 전방 1/4에 기시하여 장경인대(iliotibial tract)에 부착하며 대둔근과 같이 작용하여 무릎관절을 신전시키고 안정화 시킨다. 근막긴장근은 상둔부신경(superior gluteal nerve)의 지배를 받는다.

한발로 서있는 자세에서, 체중을 지탱하지 않는 다른 쪽의 다리를 지면으로부터 들어올리기 위해 골반이 올라간다. 이 작용은 내측으로는 장골의 앞위측과 외측으로는 대전자에 붙는 중둔근과 소둔근에 의해 발생한다. 상둔부신경이 이 근육들을 지배하고 한 다리를 땅에서 띤 자세에서 대둔근 안쪽으로 수축을 느낄 수 있다.

넓적다리 후면(Posterior aspect of the thigh)

넓적다리 후면의 근육들은 주로 좌골결절에서 기시하는 슬와부근(hamstring)으로 형성된다(그림 8.34, 8.35). 반막근은 원위적으로 경골관절구 후내면의 고랑에 붙고 또한 그 힘줄의 연장이 외측대퇴관절구와 밑으로는 경골의 가자미근선에 붙으면서 슬와근(popliteus muscle)위로 슬와막(popliteal fascia)을 형성한다. 반힘

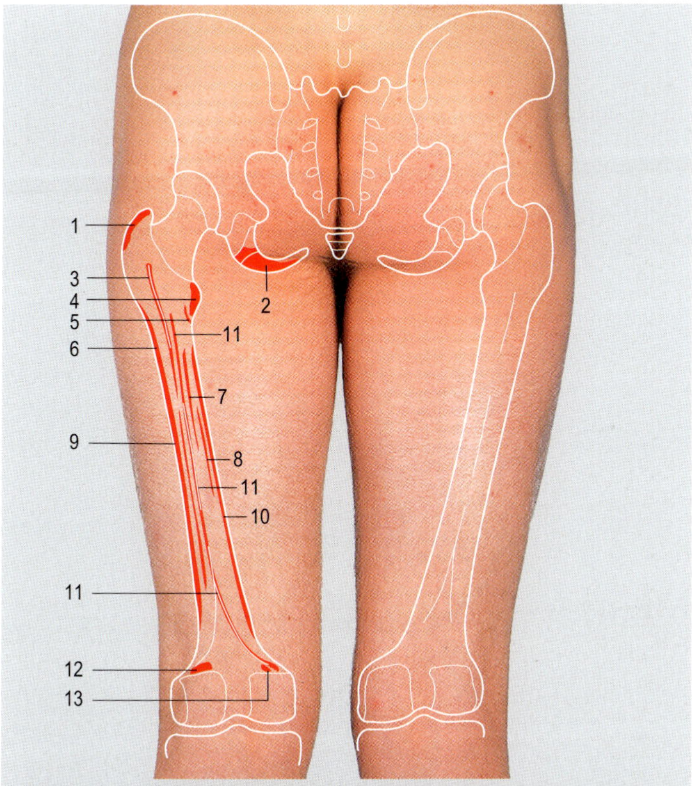

8.34 둔부와 넓적다리 후면: 근육 부착(Gluteal region and posterior aspect of the thigh: muscle attachments)

1 중둔근(Gluteus medius)
2 슬와부근(Hamstring muscles)
3 대둔근(Gluteus maximus)
4 장요근(Iliopsoas)
5 치골근(Pectineus)
6 외측광근(Vastus lateralis)
7 단내전근(Adductor brevis)
8 장내전근(Adductor longus)
9 대퇴이두근의 짧은갈래(Short head of biceps femoris)
10 내측광근(Vastus medialis)
11 대내전근(Adductor magnus)
12 & 13 비복근(Gastrocnemius)

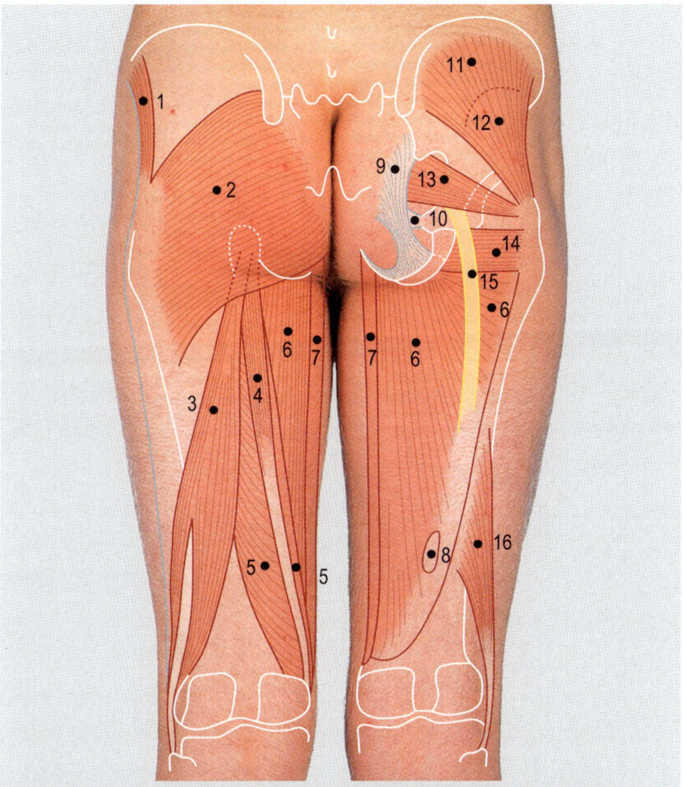

8.35 둔부와 넓적다리 후면: 표층 근육(왼쪽)과 심층 근육(오른쪽) (Gluteal region and posterior aspect of the thigh: superficial (left limb) and deep (right limb) muscles)

1 근막긴장근(Tensor fascia lata)
2 대둔근(Gluteus Maximus)
3 대퇴이두근의 긴갈래(Long head of biceps femoris)
4 반힘줄근(Semitendinosus)
5 반막근(Semimembranosus)
6 대전전근(Adductor magnus)
7 박근(Gracilis)
8 내전근 열공(Adductor hiatus)
9 천골결절인대(Sacrotuberous ligament)
10 천골극인대(Sacrospinous ligament)
11 중둔근(Gluteus medius)
12 소둔근(중둔근의 심부에 위치) (Gluteus minimus, deep to medius)
13 이상근(Piriformis)
14 대퇴사각근(Quadratus femoris)
15 좌골신경(Sciatic nerve)
16 대퇴이두근의 짧은갈래(Short head of biceps femoris)

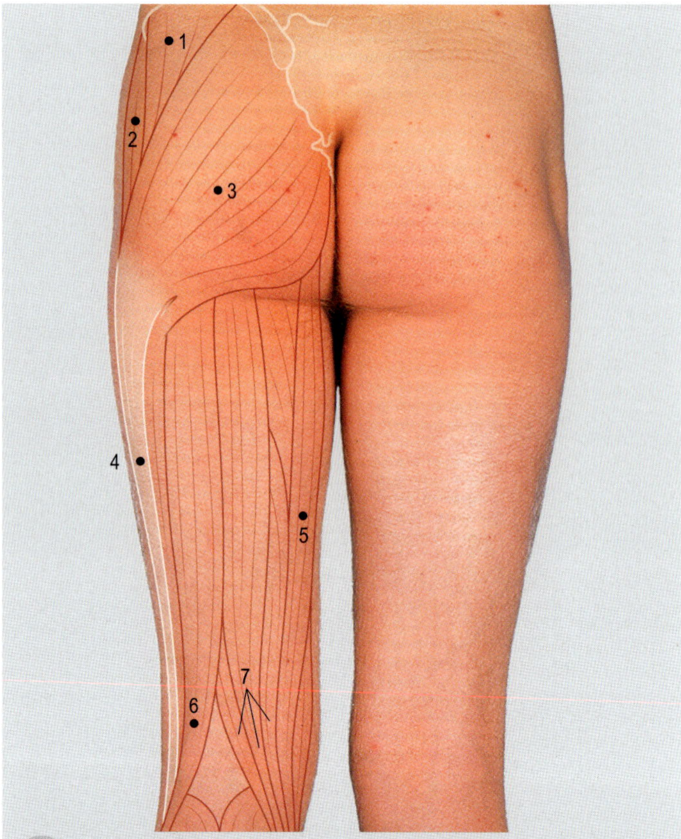

8.36 **둔부와 넓적다리 후면: 표층 구조(Gluteal region and posterior thigh: superficial structures)**

1 중둔근(Gluteus medius)
2 근막긴장근(Tensor fascia lata)
3 대둔근(Gluteus maximus)
4 장경인대(Iliotibial tract)
5 박근(Gracilis)
6 이두근(Biceps)
7 빈막근 위에 겹친 반힘줄근(Semitendinosus overlying semimembranosus)

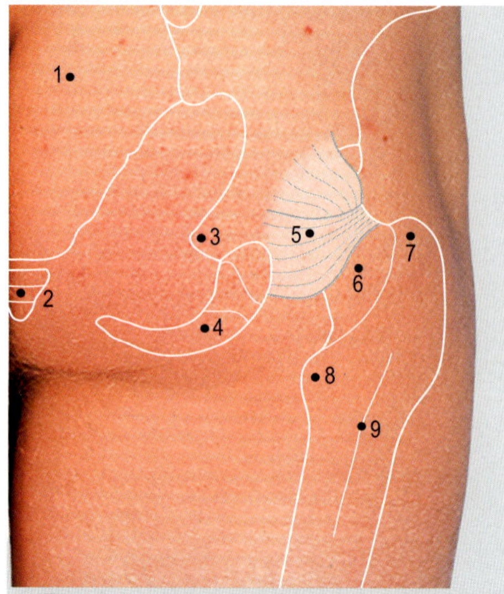

8.37 **고관절: 후면(Hip joint: posterior aspect)**

1 천골(Sacrum)
2 미골(Coccyx)
3 좌골극(Ischial spine)
4 좌골결절(Ischial tuberosity)
5 좌골대퇴인대(Ischiofemoral ligament)
6 대퇴골목(Neck of femur)
7 대전자(Greater trochanter)
8 소전자(Lesser trochanter)
9 둔부결절(Gluteal tuberosity)

줄근은 원위적으로 경골의 내측 상부피하에 붙고, 대퇴이두근은 비골두에 붙는다. 대퇴이두근은 또한 거친선에서 기시하는 짧은갈래가 추가된다. 슬와부근(hamstring)은 고관절의 강력한 신전근임과 동시에 무릎관절의 굴곡근이다. 이 근육들은 좌골신경에 의해 지배된다. 외측의 이두근과 내측의 반막근, 반힘줄근은 슬와의 상부에 역 V 자 경계를 형성한다.

좌골신경은 큰좌골구멍(greater sciatic foramen)을 통해서 골반을 빠져나오며 좌골과 고관절의 작은 관절근육들과 관련이 있다. 이 신경은 대둔근의 안쪽을 지나고 난 뒤 슬와부근(hamstring)을 거쳐 경골과 총비골분지 신경으로 나뉜다. 고관절 가까이에 위치해 있음으로 관절의 후방탈구시 손상 받을 수 있다.

슬와(Popliteal fossa 그림 8.38~8.40)

슬와는 무릎관절 뒤에 위치한 다이아몬드 모양의 공간이다. 위쪽 촉진경계는 슬와부근(hamstring)의 힘줄이며 아래경계는 비복근(gastrocnemius muscle)의 내측과 외측 갈래로 형성된다. 대퇴근막이 두꺼워진 슬와근막(popliteal fascia)에 의해 슬와가 지붕으로 덥

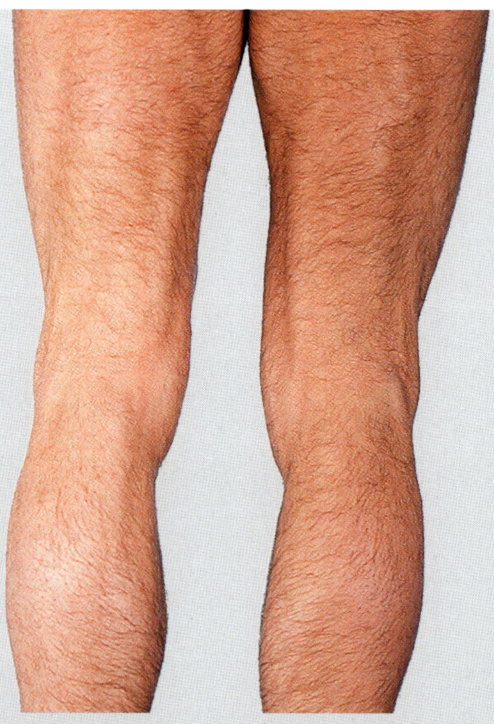

8.38 **슬와(Popliteal fossa)**

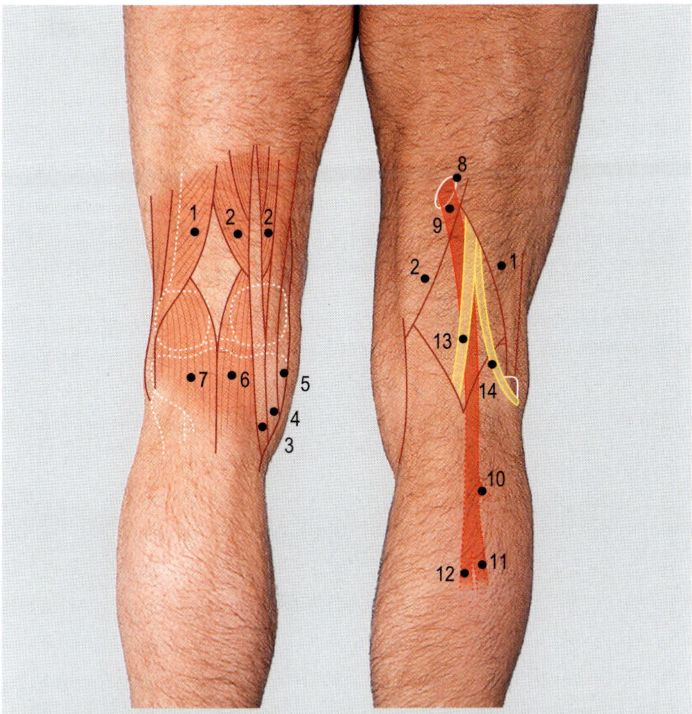

8.39 슬와: 연부 조직(Popliteal fossa: soft tissues)
(분명히 보기 위해, 오목동맥과 경골신경사이를 내려가는 슬와정맥을 제거하였다.)

1 대퇴이두근(Biceps femoris)
2 반막근(Semimembranosus) (반힘줄근 힘줄의 양쪽)
3 반힘줄근(Semitendinosus)
4 박근(Gracilis)
5 봉공근(Sartorius)
6 비복근 내측갈래(Gastrocnemius, medial head)
7 비복근 외측갈래(Gastrocnemius, lateral head)
8 내전근 열공(Adductor hiatus)
9 슬와동맥(Popliteal artery)
10 전경골동맥(Anterior tibial artery)
11 비골동맥(Peroneal artery)
12 후경골동맥(Posterior tibial artery)
13 경골신경(Tibial nerve)
14 총비골신경(Common peroneal nerve)

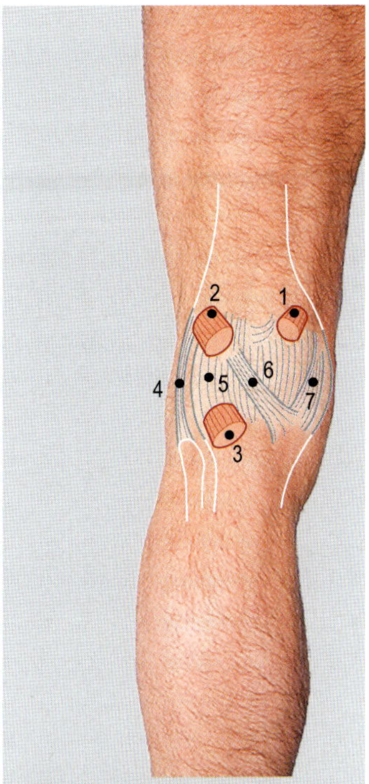

8.40 무릎관절: 후면(Knee joint: posterior aspect)
1 & 2 비복근(Gastrocnemius)
3 슬와근(Popliteus)
4 외측곁인대(Lateral collateral ligament)
5 후방피막(Posterior capsule)
6 사슬와인대(Oblique popliteal ligament)
7 내측곁인대(Medial collateral ligament)

히고, 바닥은 위에서부터 아래로 대퇴골 뒷면, 무릎관절, 경골 위 슬와근이다.

슬와는 슬와혈관(popliteal vessels), 경골과 총비골신경(common peroneal nerve), 지방과 소수의 림프선이 포함되어있다. 슬와동맥은 슬와정맥의 심부에 위치하며 무릎관절 가까이에 있다. 슬와 길이를 따라 깊이 누르면 느낄 수 있지만, 무릎을 약간 구부린 상태에서 경골의 윗부분을 누를 때 가장 쉽게 느낄 수 있다.

무릎관절의 움직임(Movements of the knee joint)

무릎관절의 움직임은 굴곡, 신전 그리고 약간의 회전이다. 굴곡은 비복근(Gastrocnemius)의 도움을 받아 슬와부근(hamstring)에 의해 실행되고 종아리와 넓적다리가 서로 맞닿게 되면서 굴곡은 제한을 받게 된다. 제한된다. 신전은 대퇴사두근과 장경인대(iliotibial tract)에 의해 된다. 대퇴관절구는 십자인대(cruciate ligaments)가 팽팽해질 때까지 뒤로 굴음(roll)과 미끄러짐(glide) 운동을 한다. 과신전(hyperextension)은 팽팽한 앞십자인대(anterior cruciate ligament) 주위에 대퇴골이 경골위에서 내회전함으로서 발생한다. 이 내회전이 또한 사슬와인대(oblique popliteal ligament)에 의해 제한될 때 무릎이 잠김(locked) 되었다고 한다.

굴곡을 시작하려면, 슬와근에 의해 경골위에 대퇴골을 외회전 시킴으로서 무릎의 잠김이 풀어(unlocking)져야 한다. 이 슬와근은 경골의 상후방 표면에서 시작하여 외측대퇴골 돌기와 외측반월판에 모두 부착한다. 이 근육은 무릎이 풀리(unlocking)는 동안 경골과 대퇴골 사이에서 반월판(meniscus)이 짓 눌리는 것을 방지하기위해 잡아당기는 작용을 한다. 슬와근은 경골신경의 지배를 받는다. 뼈 표면은 무릎관절의 안정성에 거의 기여하지 않고 강한 근육과 인대에 좌우된다. 경골과 대퇴골의 관절구사이(intercondylar)를 지나는 십자인대는 앞뒤 미끄러짐(gliding)운동과 뼈의 당김을 제한시킨다.

하지의 전면 Anterior aspect of the lower leg (그림 8.41~8.46)

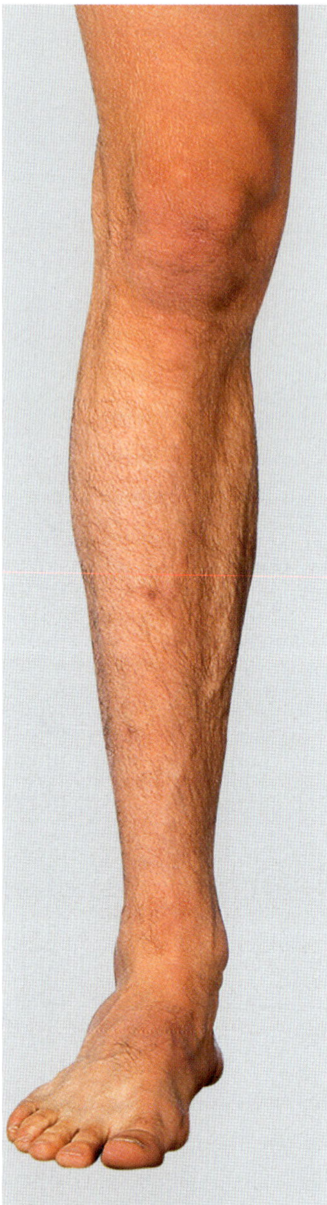

8.41 하지의 전면(Anterior aspect of the lower leg)

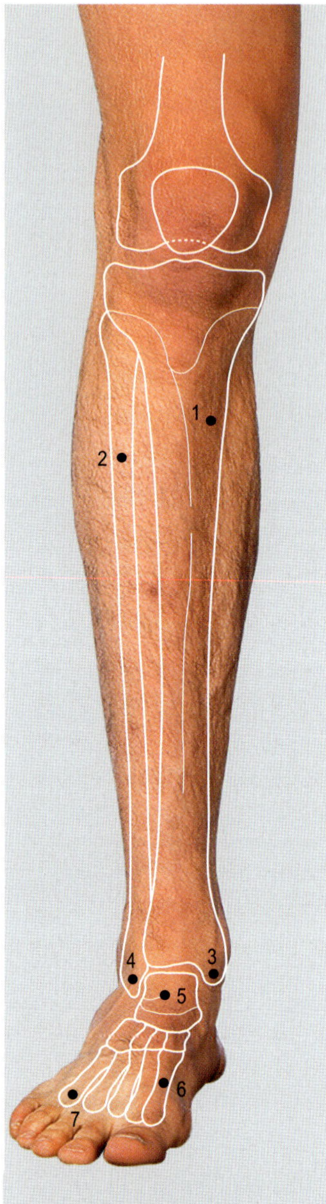

8.42 하지의 전면: 뼈(Anterior aspect of the lower leg: bones)

1 경골(Tibia)
2 비골(Fibula)
3 내측 복사(Medial malleolus)
4 외측복사(Lateral malleolus)
5 거골(Talus)
6 첫 번째 중족골(First metatarsal)
7 다섯번째 중족골(Fifth metatarsal)

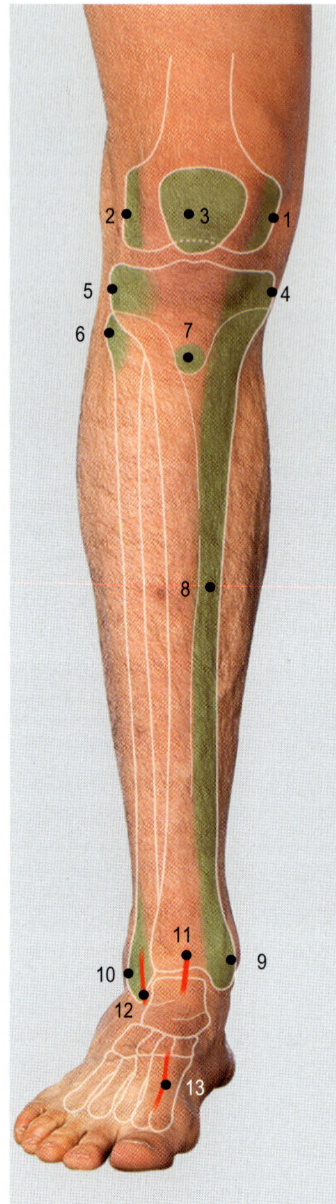

8.43 하지의 전면: 촉진가능 구조(Anterior aspect of lower leg: palpable structures)

1 내측 대퇴골관절구(Medial femoral condyle)
2 외측대퇴골관절구(Lateral femoral condyle)
3 슬개골(Patella)
4 내측 경골관절구(Medial tibial condyle)
5 외측 경골관절구(Lateral tibial condyle)
6 비골두(Head of fibula)
7 경골결절(Tibial tuberosity)
8 경골의 피하경계와 표면(Subcutaneous border and surface of tibia)
9 내측복사(Medial malleolus)
10 외측복사(Lateral malleolus)
11 전경골동맥(Anterior tibial artery)
12 관통비골동맥(Perforating peroneal artery)
13 발등동맥(Dorsalis pedis artery)

하지의 근육은 경골, 비골, 골간막(interosseous membrane) 그리고 대퇴근막(fascia lata)에서 비골까지 지나는 앞뒤 근육사이 중격(anterior & posterior intermuscular septa)에 의해 앞쪽, 외측, 뒤쪽 3군으로 나뉜다. 앞쪽 근육사이 중격(anterior intermuscular septum)은 앞쪽근육(족배굴곡근과 장지신근)과 외측(외전/evertor) 구획을 나눈다. 경골은 앞쪽 경계와 내측표면을 따라 거의 피하에 있고, 경계는 경골결절(Tibial tuberosity)과 내측관절융기의 표면에서부터 내측복사까지 위치한다. 앞쪽구획의 4근육 중, 오직 전경골근(tibialis anterior)만이 경골에 붙으며 이는 외측표면의 위2/3와 인접 뼈사이막에 부착한다(그림 8.45). 이 전경골근의 원위 힘줄은 내측쐐기골(medial cuneiform)과 첫 번째 중족골의 기저로 주행한다.

장무지신근(extensor hallucis longus)의 근위부 부착부는 비골의 중간과 뼈사이막에 붙고 그리고 발가락신전근(extensor digitorum)은 비골의 위 2/3와 부근의 근육사이중격(intermuscular septum)에 붙는다. 이 힘줄들은 원위 발가락뼈(distal phalanges)의 기저까지 주행하고, 이들 중 장지신근(extensor digitorum longus)은 외측4개의 발가락까지 주행하여 손에서 기술한것과 유사하게 신

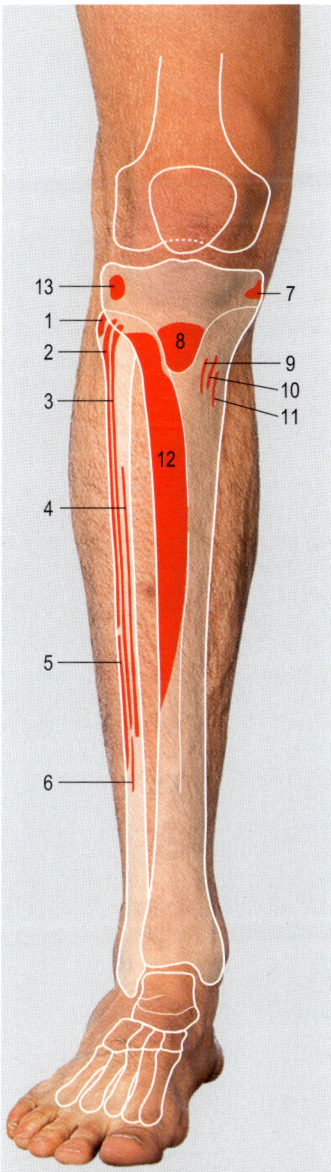

8.44 하지의 전면: 근육 부착 (Anterior aspect of the lower leg: muscle attachments)

1 대퇴이두근(Biceps)
2 장비골근(Peroneus longus)
3 장지신근(Extensor digitorum longus)
4 장무지신근(Extensor hallucis longus)
5 단비골근(Peroneus brevis)
6 셋째 비골근(Peroneus tertius)
7 반막근(Semimembranosus)
8 슬개골 인대(Ligamentum patellae)
9 봉공근(Sartorius)
10 박근(Gracilis)
11 반힘줄근(Semitendinosus)
12 전경골근(Tibialis anterior)
13 장경인대(Iliotibial tract)

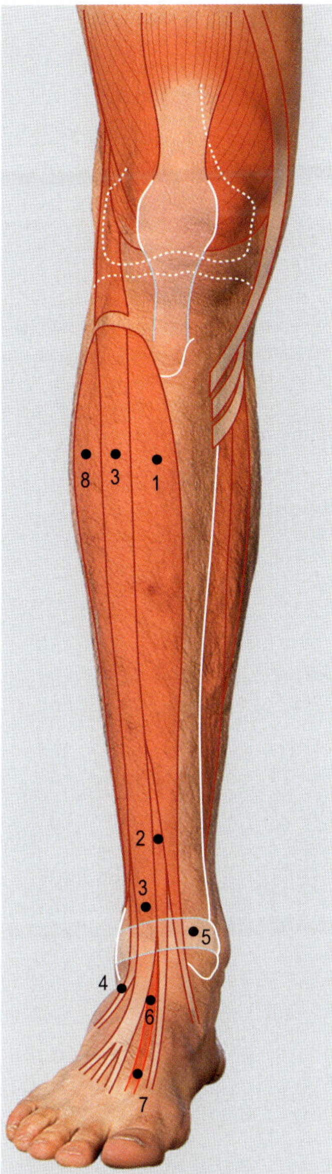

8.45 하지의 전면: 근육 (Anterior aspect of the lower leg: muscles)

1 전경골근(Tibialis anterior)
2 장무지신근(Extensor hallucis longus)
3 장지신근(Extensor digitorum longus)
4 셋째 비골근(Peroneus tertius)
5 위신전근지지띠(Superior extensor retinaculum)
6 발등동맥(Dorsalis pedis artery)
7 첫 번째 발등중족동맥(First dorsal metatarsal artery)
8 비골근(Peroneal muscles)

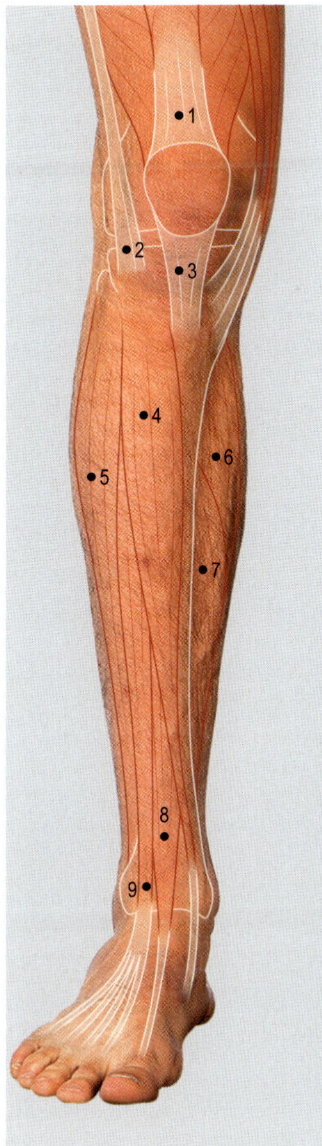

8.46 오른쪽 하지의 전면: 표층 구조(Anterior aspect of right lower leg: superficial structures)

1 대퇴사두근 힘줄(Quadriceps tendon)
2 장경인대(Iliotibial tract)
3 슬개골 힘줄(Patellar tendon)
4 전경골근(Tibialis anterior)
5 비골근(Peroneal muscles)
6 비복근 내측두(Gastrocnemius, medial head)
7 가자미근(Soleus)
8 장무지신근(Extensor hallucis longus)
9 장지신근(Extensor digitorum longus)

전근 확장부를 형성한다(그림. 7.58, 91쪽). 셋째 비골근(peroneus tertius)은 비골하부와 5번째 중족골(fifth metatarsal) 사이를 주행하는 작은 근육이다. 앞쪽구획의 근육은 발목을 족배굴곡(dorsiflex)시키고, 더불어, 장무지신근(extensor hallucis longus)과 장지신근(extensor digitorum longus)은 발가락을 신전시키고, 모든 4근육은 심층 비골신경(deep peroneal nerve)이 지배한다.

2개의 신전근 지지띠(extensor retinaculae)는 하지의 아래부분과 발목의 앞부분에 있는 앞쪽근육들의 힘줄들을 가로질러 위치한다. 위의 지지띠는 경골과 비골사이 심부근막(deep fascia)이 두꺼워진 것으로 발목에서 3cm 위에 위치한다. 두갈래의 아래 지지띠는 종골(calcaneus) 윗부분부터 발목을 가로질러 주행하며, 위갈래 지지띠는 내측복사로 주행하고, 아래갈래 지지띠는 족저근막(plantar fascia)과 합쳐진다. 전경골근과 장무지신근은 아래신전 지지띠(inferior retinaculum) 밑에서 각기 다른 활액막집(synovial sheaths)을 갖는다. 전경골근의 활액막집은 근위적으로 위 지지띠 아래에서부터 이어진다. 장지신근과 셋째 비골근은 같은 활액막집에 싸여있다.

앞경골동맥은 발목의 앞쪽에서 내측복사와 외측복사의 거의 중간을 지나며, 내측으로는 전경골근과 장무지신근 힘줄이, 외측으로는 발가락신전근과 셋째비골근 힘줄이 놓여있다. 이 시점에서 동맥은 발등동맥(dorsalis pedis)이 된 다음 장무지신근의 힘줄 외측을 지나 첫 번째 중족골사이 공간(intermetatarsal space)의 근위말단에 첫 번째 발등골간근육(dorsal interosseous muscle)사이를 지나기 전에 발바닥으로 들어간다. 이 동맥은 말단쪽으로 첫 번째 발등중족동맥(dorsal metatarsal artery)으로 이어진다. 이부위에서 거골(talus), 주상골(navicular) 또는 중간쐐기골(intermediate cuneiform) 부위를 뒤로 누르면 동맥박동을 촉진할 수 있다. 때때로 비골동맥의 관통가지(perforating branch of the peroneal artery)가 외측복사의 정면에서 내려가는 것을 느낄 수 있다.

발목과 발의 전면 Anterior aspect of the ankle and foot (그림 8.47~8.51)

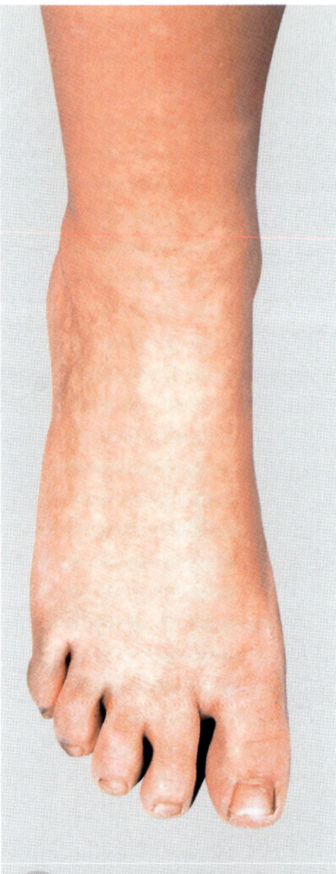

8.47 발등(Dorsum of the foot)

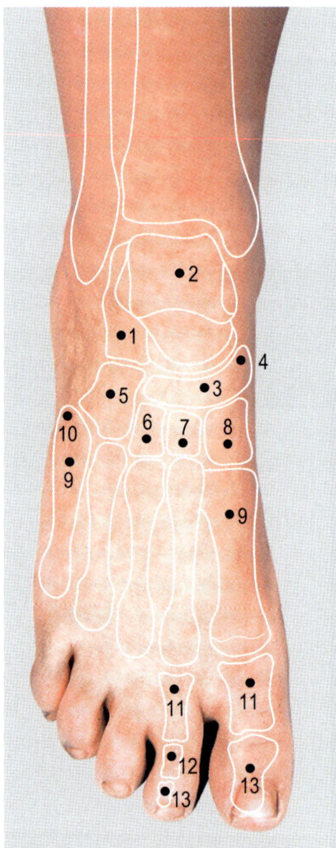

8.48 발등: 뼈(Dorsum of the foot: bones)

1 종골(Calcaneus)
2 거골(Talus)
3 주상골(Navicular)
4 주상골 융기(Tubercle of navicular bone)
5 입방골(Cuboid)
6 외측쐐기골(Lateral cuneiform)
7 중간쐐기골(Intermediate cuneiform)
8 내측 쐐기골(Medial cuneiform)
9 중족골(Metatarsals)
10 제5 중족골 결절[Tuberosity (styloid process) of fifth metatarsal bone]
11 근위 발가락마디(Proximal phalanges)
12 중간 발가락마디(Middle phalanx)
13 원위 발가락마디(Distal phalanges)

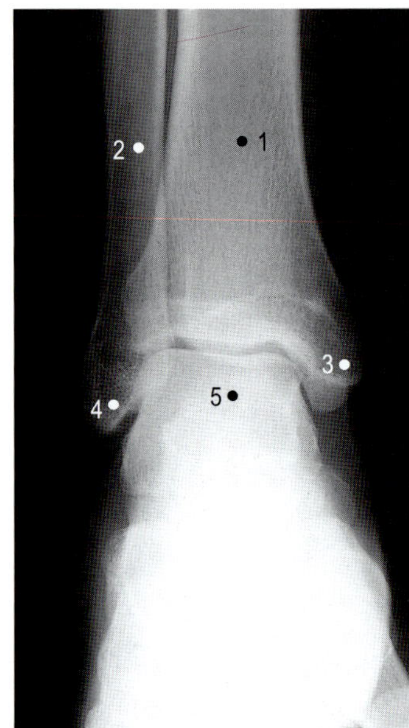

8.49 발목: 전면 관찰(Ankle: anterior view)

1 경골 축(Shaft of tibia)
2 비골 축(Shaft of fibula)
3 내측 복사(Medial malleolus)
4 외측복사(ateral malleolus)
5 거골(Talus)

발등(Dorsum of the foot)

발등에서, 내측의 주상골(navicular) 결절, 외측의 5번째 중족골의 기저에 결절(tuberosity /styloid process)은 돌출된 지표들이다(그림 8.48).

발목뼈의 원위 열의 뼈들인 중족골과 발가락 뼈들은 발등 힘줄사이에서 촉진가능하다. 짧은 발가락신전근(extensor digitorum brevis)은 종골(calcaneus)의 앞쪽위 표면에서 기시하는 발등에 유일하게 짧은 근육이고, 이 근육의 4개 힘줄 중에 내측것은 발등동맥(dorsalis pedis artery)을 지나며 엄지발가락의 근위 발가락마디뼈(proximal phalanx)의 기저부에 붙는다(그림 8.51). 다른 힘줄들은 2, 3, 4째 발가락의 긴신전근(extensor digitorum) 힘줄 외측면에 합쳐진다. 이 근육은 내측 4발가락을 족배굴곡(dorsiflex)시키고 깊은 비골신경(deep peroneal nerve)의 지배를 받는다.

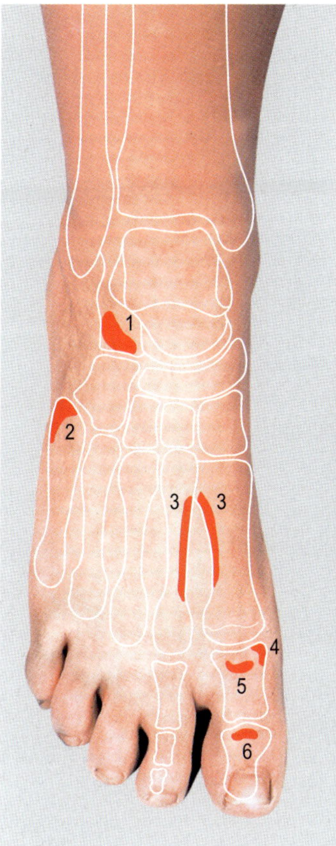

8.50 발등: 근육 부착(Dorsum of the foot: muscle attachments)

1 단지 신전근(Extensor digitorum brevis)
2 단비골근(Peroneus brevis)
3 첫 번째 발등 뼈사이근(First dorsal interosseus)
4 무지외전근(Abductor hallucis)
5 단무지 전근(Extensor hallucis brevis)
6 장무지신근(Extensor hallucis longus)

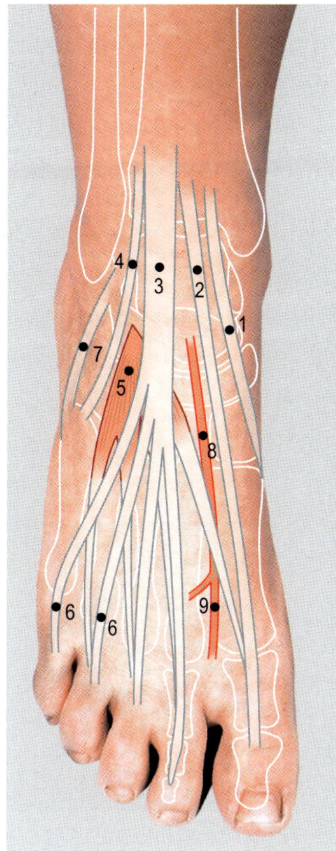

8.51 발등: 힘줄(Dorsum of the foot: tendons)

1 전경골근(Tibialis anterior)
2 장무지신근(Extensor hallucis longus)
3 장지신근(Extensor digitorum longus)
4 셋째 비골근(Peroneus tertius)
5 단지신전근(Extensor digitorum brevis)
6 신전근 힘줄(Extensor tendons)
7 단비골근(Peroneus brevis)
8 발등동맥(Dorsalis pedis artery)
9 첫 번째 발등중족동맥(First dorsal metatarsal artery)

하지의 내측면 Medial aspect of the lower leg (그림 8.52~8.57)

경골의 내측면은 전체길이에 걸쳐 피하에 위치함으로 열상부터 골절까지 다양한 손상을 받기 쉽다. 경골의 아래 끝은 내측복사로 되며 그 외측에는 거골(talus)과 관절을 이룬다(그림 8.53). 발의 내측면을 따라 종골의 뒤내측면에서 거골재돌기(sustentaculum tali), 주상골 융기(navicular tubercle), 제1중족골의 내측면과 그 두 개의 발가락뼈를 촉진할 수 있다(상대적 위치 참조 그림 8.52, 8.53).

봉공근(sartorius), 박근(Gracilis), 반힘줄근(Semitendinosus)은 경골의 윗부분 피하면에 부착한다. 장딴지의 뒤 깊은층 근육들의 힘줄은 경골 아래 끝에 고랑(groove)을 형성한다. 이를 모두 촉진할 수 없지만, 후경골근(tibialis posterior)과 그 외측의 장지굴곡근(flexor digitorum longus)은 후경골동맥(posterior tibial artery)의 내측 바로위에서 느낄 수 있다. 발목관절에서 동맥의 표면 표시는 내측복사 돌출부와 종골의 내측 돌출부 사이 이다. 그 동맥이 발바닥 깊이 들어가기 전에 거골 위를 누르면 촉진가능하다.

깊은층 힘줄들은 근막이 두꺼워진 굴곡지지띠(flexor retinaculum)로 덮혀있고 내측복사와 종골의 내측 융기(tubercle of the calcaneus) 사이를 지나간다. 각 힘줄들은 지지띠 밑에 각각 다른 활액막집(sheath)에 싸여있다.

내측복사 끝 약 2cm 아래를 깊이 누르면, 거골재돌기(Sustentaculum tali)가 느껴지고 이곳은 힘줄을 찾는 중요한 임상적 지표(clinical landmark)다. 후경골근(tibialis posterior)은 거골재돌기 위에서 아래와 앞쪽방향으로 휘어져가고, 장지굴곡근(flexor digitorum longus)은 거골재돌기의 내측면을 가로질러 지나가고, 장무지굴곡근(flexor hallucis longus)은 거골재돌기 밑 아래면 깊은 고랑(deep groove)에 위치한다.

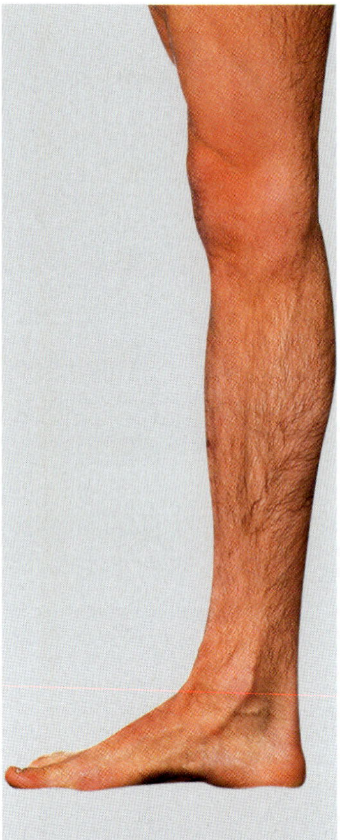

8.52 하지와 발의 내측면 (Medial aspect of the lower leg and foot)

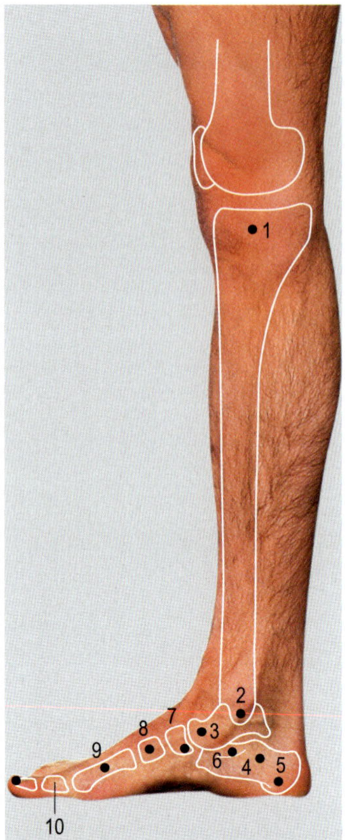

8.53 하지와 발의 내측면: 뼈 (Medial aspect of the lower leg and foot: bones)

1 경골(Tibia)
2 내측 복사(Medial malleolus)
3 거골(Talus)
4 종골(Calcaneus)
5 종골의 내측융기(Medial tubercle of calcaneus)
6 거골재돌기(Sustentaculum tali)
7 주상골 융기(Navicular tubercle)
8 내측 쐐기골(Medial cuneiform)
9 제1 중족골(First metatarsal)
10 발가락뼈(Phalanges)

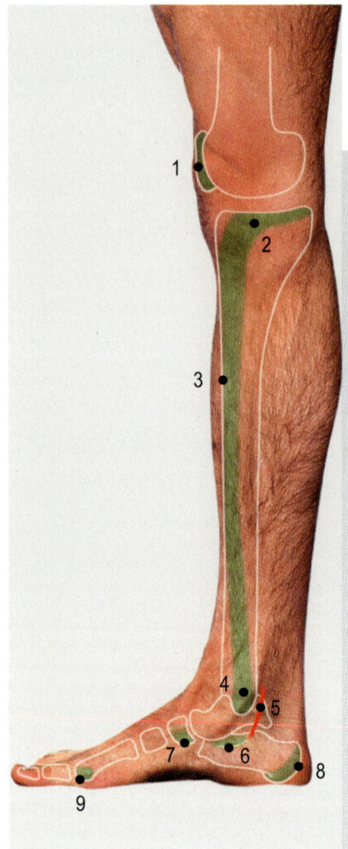

8.54 하지와 발의 내측면: 촉진가능 구조(Medial aspect of lower leg and foot: palpable structures)

1 슬개골(Patella)
2 내측 경골관절구(Medial tibial condyle)
3 경골의 피하경계와 전면 (Subcutaneous border and anterior surface of tibia)
4 내측 복사(Medial malleolus)
5 후경골동맥(Posterior tibial artery)
6 거골재돌기(Sustentaculum tali)
7 주상골 융기(Tubercle of navicular)
8 종골결절(Calcaneal tuberosity)
9 제1 중족골 두(Head of first metatarsal)

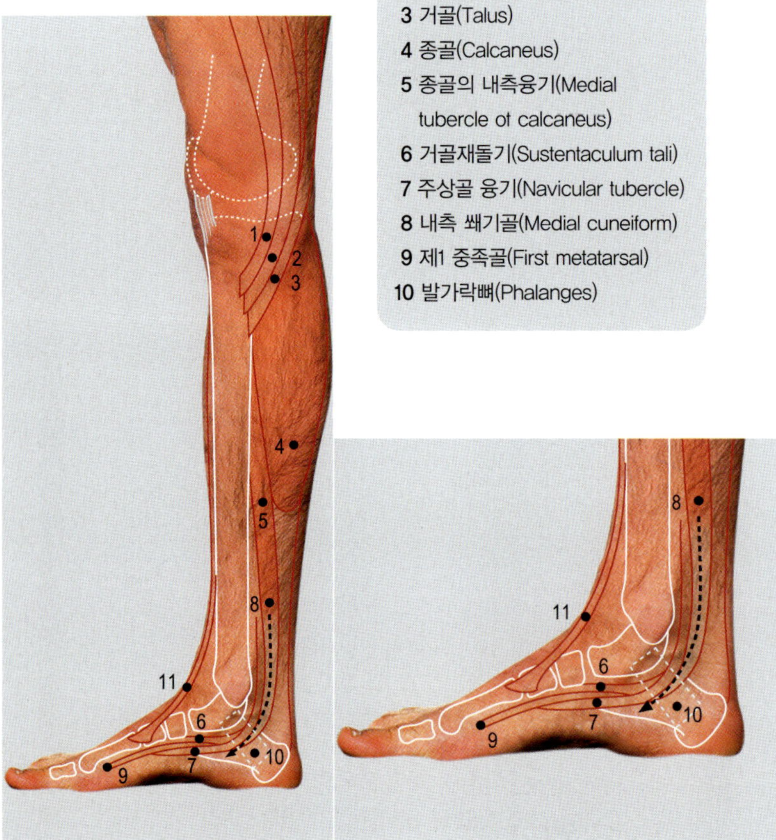

8.55 하지와 발의 내측면: 근육(Medial aspect of the lower leg and foot: muscles)

1 봉공근(Sartorius)
2 박근(Gracilis)
3 반힘줄근(Semitendinosus)
4 비복근(Gastrocnemius)
5 가자미근(Soleus)
6 후경골근(Tibialis posterior)
7 장지굴곡근(Flexor digitorum longus)
8 후경골동맥(점선) (Posterior tibial artery: dotted)
9 장무지굴곡근(Flexor hallucis longus)
10 굴곡근지지띠(Flexor retinaculum)
11 전경골근(Tibialis anterior)

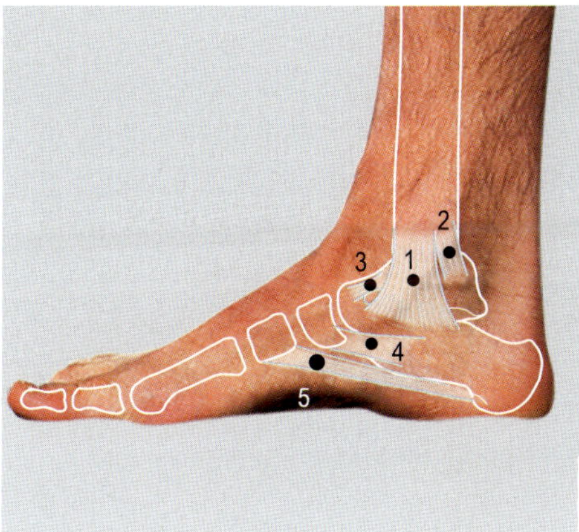

8.56 발목 관절: 내측면(Ankle joint: medial aspect)

1 내측인대(Medial ligament)
2 후경골거골인대(Posterior tibiotalar ligament)
3 앞인대(Anterior ligament)
4 족저 종골주상골 인대(Plantar calcaneonavicular ligament)
5 장족저인대(Long plantar ligament)

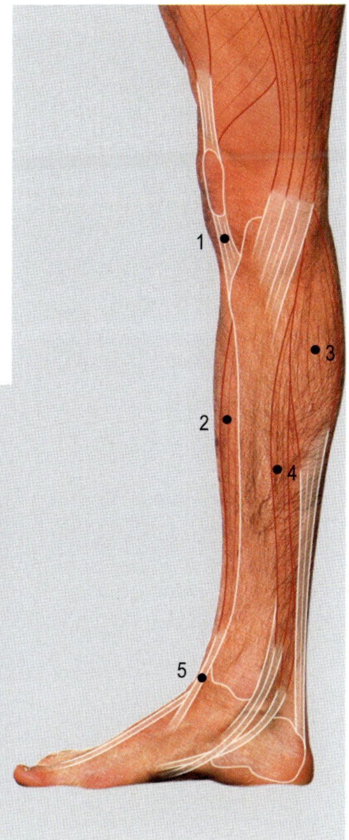

8.57 하지와 발의 내측면: 표층 구조(Medial aspect of lower leg and foot: superficial structures)

1 슬개골 힘줄(Patellar tendon)
2 비복근의 내측두(Medial head of gastrocnemius)
3 가자미근(Soleus)
4 다리의 앞쪽 구획근육(Muscles of anterior compartment of leg)
5 전경골근 인대(Tendon of tibialis anterior)

하지의 외측면 Lateral aspect of the lower leg (그림 8.58~8.63)

비골두는 무릎관절 아래에서 촉진 가능하지만, 비골축은 근육으로 둘러싸여있다. 비골의 아래 끝은 외측복사가 되고 내측복사보다 1cm 아래에 있으며 발목의 장부(mortise)관절 형성에 기여한다. 종골(calcaneus)의 외측면에 비골결절, 입방골(cuboid)과 제5 중족골 기저에 결절(tuberosity / styloid)은 이 외측면을 따라 쉽게 만져진다(그림 8.59, 60). 외측구획에 2개의 외반근(evertor)은 장비골근(peroneus longus)과 단비골근(peroneus brevis)이며 각각 비골의 외측면 상부2/3와 하부1/3에 붙어있다(그림 8.62). 외측복사 뒤로 지나는 촉진가능 힘줄은 단비골근과 그 힘줄은 앞쪽에 위치하고 종골 외측면을 단비골근은 비골융기 위로, 장비골근은 비골융기(peroneal tubercle) 아래로 지나간다.

장비골근(peroneus longus) 힘줄은 입방골(cuboid) 아래면 고랑을 지나 제1중족골 기저와 인접한 내측쐐기골(medial cuneiform)에 붙는다. 단비골근(peroneus brevis) 힘줄은 제5중족골 기저의 융기까지 주행한다. 이 두근육은 발을 외반과 족저굴곡시키며 표층비골신경의 지배를 받는다. 이 힘줄들은 외측복사와 종골사이에 심부근막인 위 비골지지띠(peroneal retinaculae)와 아래 비골지지띠에 의해 감싸여있다. 이 힘줄들은 공통활액막(common synovial sheath)에 싸여 각각의 원위부 부착까지 이어진다.

하지의 골절은 보통 경골과 비골 모두 관여되고, 경골의 피하위치로 인하여 이곳의 골절은 보통 복합개방(compound)골절이 된다.

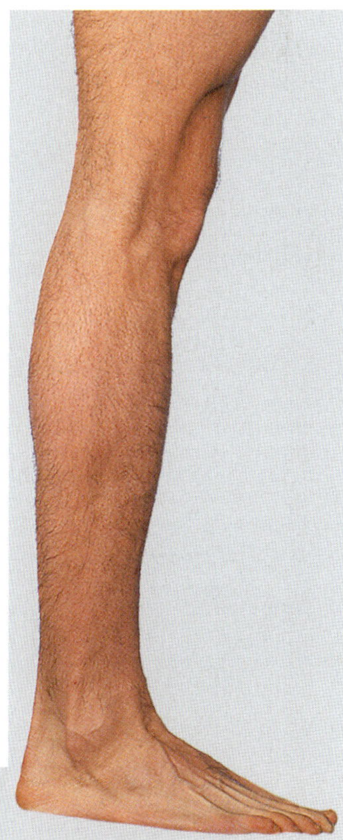

8.58 하지와 발의 외측면 (Lateral aspect of the lower leg and foot)

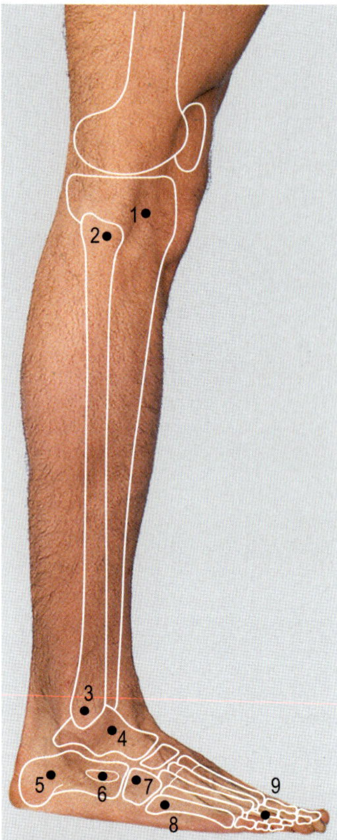

8.59 하지와 발의 외측면: 뼈(Lateral aspect of the lower leg and foot: bones)

1 경골(Tibia)
2 비골두(Head of fibula)
3 외측복사(Lateral malleolus)
4 거골(Talus)
5 종골(Calcaneus)
6 종골의 비골융기(Peroneal tubercle of calcaneus)
7 입방골(Cuboid)
8 제5 중족골(Fifth metatarsal)
9 발가락뼈(Phalanges)

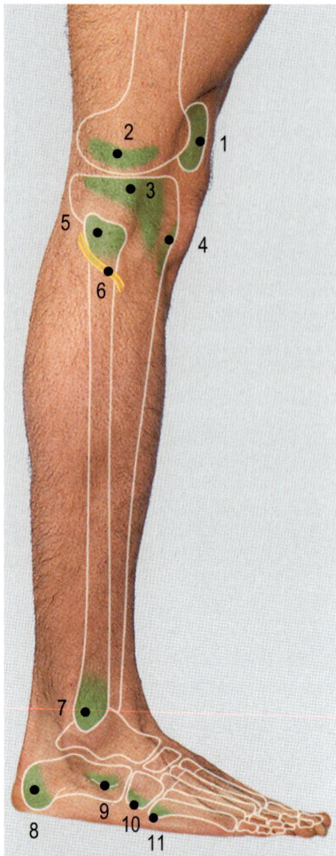

8.60 하지와 발의 외측면: 촉진가능 구조(Lateral aspect of lower leg and foot: palpable structures)

1 슬개골(Patella)
2 외측대퇴골관절구(Lateral femoral condyle)
3 외측경골관절구(Lateral tibial condyle)
4 경골결절(Tibial tuberosity)
5 비골두(Head of fibula)
6 총비골신경(Common peroneal nerve)
7 외측복사(Lateral malleolus)
8 종골결절(Calcaneal tuberosity)
9 비골융기(Peroneal tubercle)
10 입방골(Cuboid)
11 제5 중족골 결절(Tuberosity of 5th metatarsal)

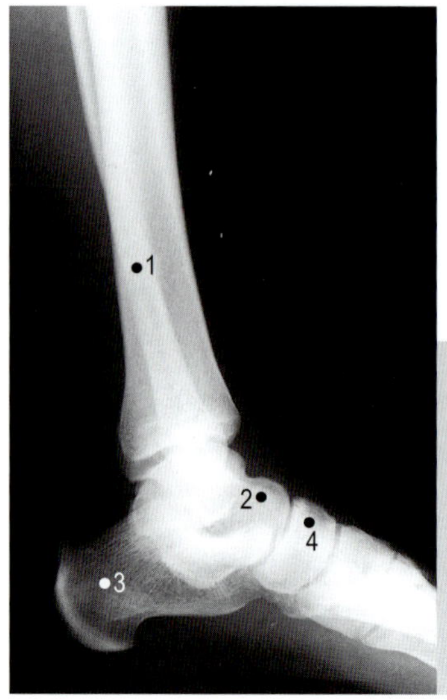

8.61 발목: 측면 관찰(Ankle: lateral view)

1 경골과 비골 축의 겹침(Overlapping shafts of tibia and fibula)
2 거골(Talus)
3 종골(Calcaneus)
4 주상골(Navicular)

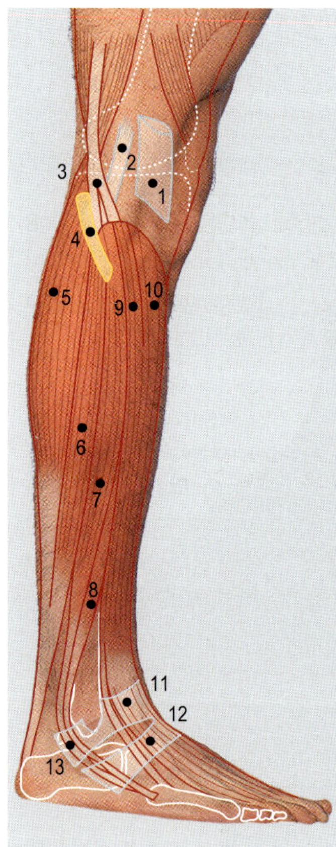

8.62 하지와 발의 외측면: 근육(Lateral aspect of the lower leg and foot: muscles)

1 장경인대(Iliotibial tract)
2 외측곁인대(Lateral collateral ligament)
3 대퇴이두근힘줄(Biceps femoris tendon)
4 총비골신경(Common peroneal nerve)
5 비복근(Gastrocnemius)
6 가자미근(Soleus)
7 장비골근(Peroneus longus)
8 단비골근(Peroneus brevis)
9 장지신근(Extensor digitorum longus)
10 전경골근(Tibialis anterior)
11 & 13 상신전근 지지띠(Superior extensor retinaculum)
12 하 신전근 지지띠(Inferior extensor retinaculum)

발목의 회전 손상은 흔히 발생하고 보통 외측인대와 내측인대가 손상된다. 좀 더 심한 손상시에는 외측복사와 내측복사가 골절될 수도 있고, 심각한 외상의 경우에는 경골의 후방테두리(후방 복사/posterior malleolus)가 또한 골절될 수 있으며. 발목관절이 탈구된다.

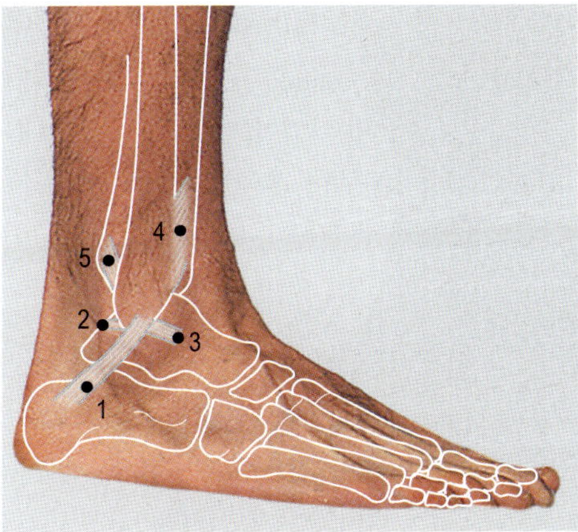

8.63 발목 관절: 외측면 관찰(Ankle: lateral view)
1 종골비골 인대(Calcaneofibular ligament)
2 후 거골비골 인대(Posterior talofibular ligament)
3 전 거골비골 인대(Anterior talofibular ligament)
4 전 경골비골 인대(Anterior tibiofibular ligament)
5 후 경골비골 인대(Posterior tibiofibular ligament)

하지의 후면 Posterior aspect of the lower leg (그림 8.64~8.71)

종아리의 대부분은 비복근(gastrocnemius)과 가지미근(soleus)으로 구성되어있고 아래쪽에서 합쳐져 아킬레스건(tendo calcaneus)으로 되며 종골의 뒷면 중심에 부착된다(그림 8.68). 점액낭(bursa)과 지방 패드(pad)는 종골 뒷면 상부와 힘줄을 분리시킨다. 비복근(gastrocnemius)은 가자미근의 표층에 위치하며 내측두와 외측두 각각 대퇴골관절구(femoral condyles) 내측, 외측에 붙는다. 가자미근의 위쪽 부착부는 비골두, 경골혈관과 경골신경위에 가지미근 힘줄궁(tendinous arch)에서부터 시작하여 경골의 가자미선(soleal line)에 부착한다. 이 근육은 종아리에서 비복근의 어느 한쪽으로 튀어나와 있다. 이 근육들은 발의 강한 족저굴곡근(plantar flexors)이며 자세와 이동(posture & locomotion)에 있어 모두 중요하다. 경골신경이 이 근육들을 지배한다. 이들 근육 안과 근육사이에는 정맥총(plexus of veins)이 위치하여 근육이 수축할 때 혈액을 근위부로 배출(pump)한다. 족저근(plantaris)은 비복근의 외측 두근육을 따라 주행하는 얇은 잔류(vestigial) 근육이다. 종아리의 심부 근육들은 발목 부위에서 촉진할 수 없다.

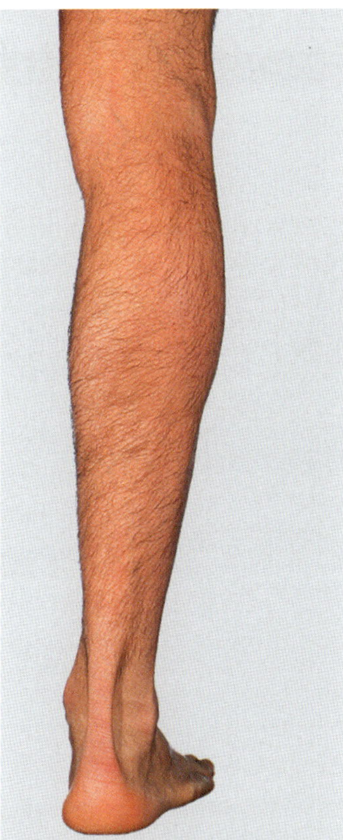

8.64 하지와 뒤꿈치의 후면 (Posterior aspect of the lower leg and heel)

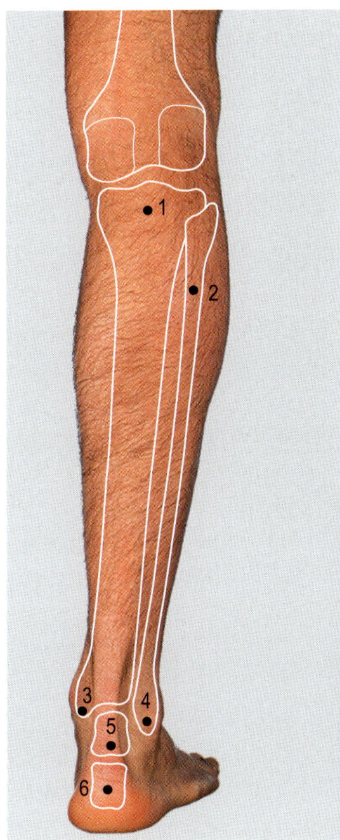

8.65 하지와 뒤꿈치의 후면: 뼈 (Posterior aspect of the lower leg and heel: bones)
1 경골(Tibia)
2 비골(Fibula)
3 내측 복사(Medial malleolus)
4 외측복사(Lateral malleolus)
5 거골(Talus)
6 종골(Calcaneus)

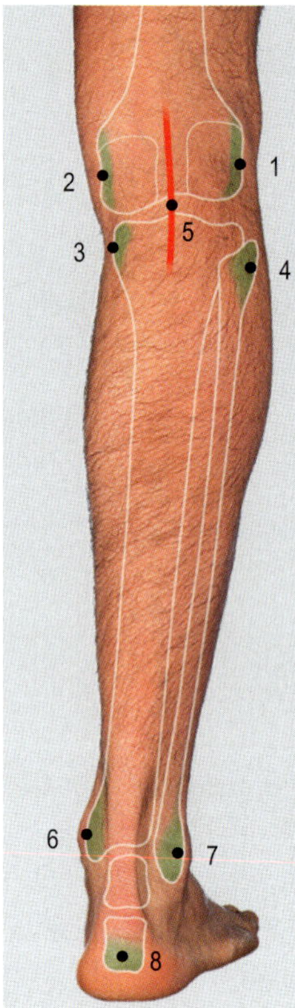

8.66 하지와 뒤꿈치의 후면: 촉진가능 구조(Posterior aspect of lower leg and heel: palpable structures)

1 외측대퇴골관절구(Lateral femoral condyle)
2 내측 대퇴골관절구(Medial femoral condyle)
3 내측 경골관절구(Medial tibial condyle)
4 비골두(Head of fibula)
5 슬와동맥(Popliteal artery)
6 내측 복사(Medial malleolus)
7 외측복사(Lateral malleolus)
8 종골결절(Calcaneal tuberosity)

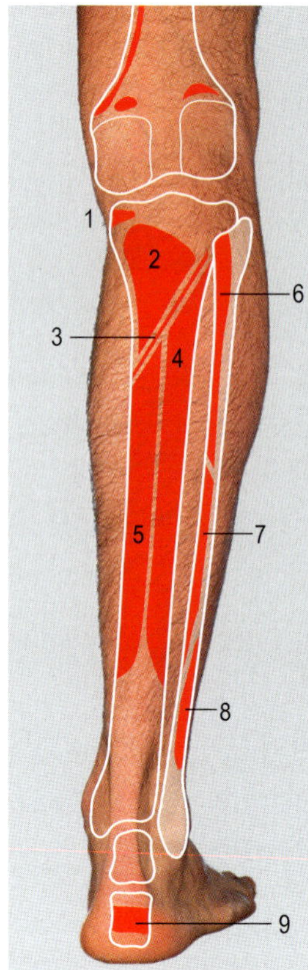

8.67 하지와 뒤꿈치의 후면: 근육 부착(Posterior aspect of the lower leg and heel: muscle attachments)

1 반막근(Semimembranosus)
2 슬와근(Popliteus)
3 & 6 가자미근(Soleus)
4 후경골근(Tibialis posterior)
5 장지굴곡근(Flexor digitorum longus)
7 장무지굴곡근(Flexor hallucis longus)
8 단비골근(Peroneus brevis)
9 아킬레스건(Tendo calcaneus)

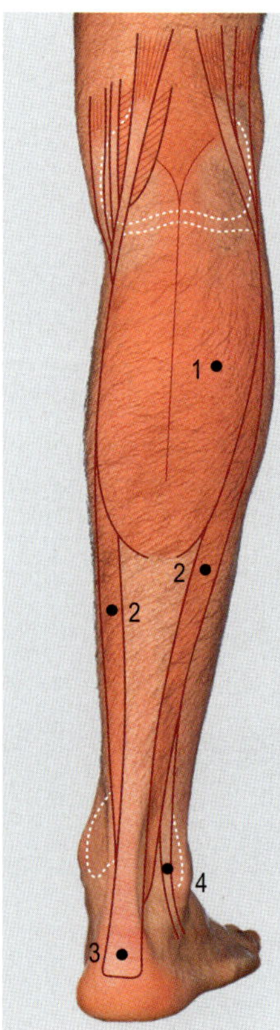

8.68 하지와 뒤꿈치의 후면: 표층 근육(Posterior aspect of the lower leg and heel: superficial muscles)

1 비복근(Gastrocnemius)
2 가자미근(Soleus)
3 아킬레스건(Tendo calcaneus)
4 장비골근(Peroneus longus)

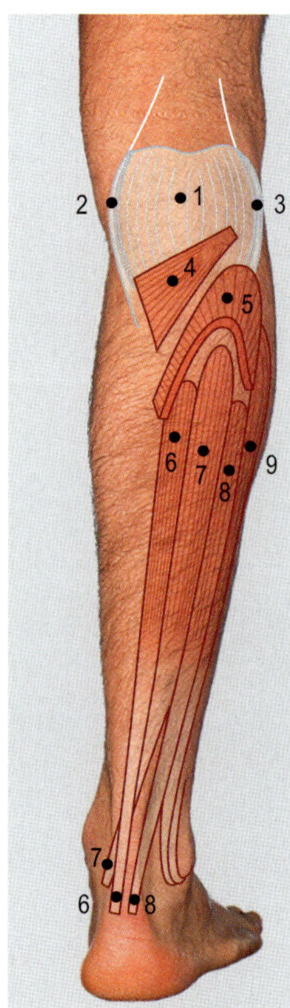

8.69 하지와 뒤꿈치의 후면: 심층 근육(Posterior aspect of the lower leg and heel: deep muscles)

1 무릎관절피막(Capsule of knee joint)
2 내측곁인대(Medial collateral ligament)
3 외측곁인대(Lateral collateral ligament)
4 슬와근(Popliteus)
5 가자미근(일부제거 Soleus – partly excised)
6 장지굴곡근(Flexor digitorum longus)
7 후경골근(Tibialis posterior)
8 장무지굴곡근(Flexor hallucis longus)
9 비골근(Peroneal muscles)

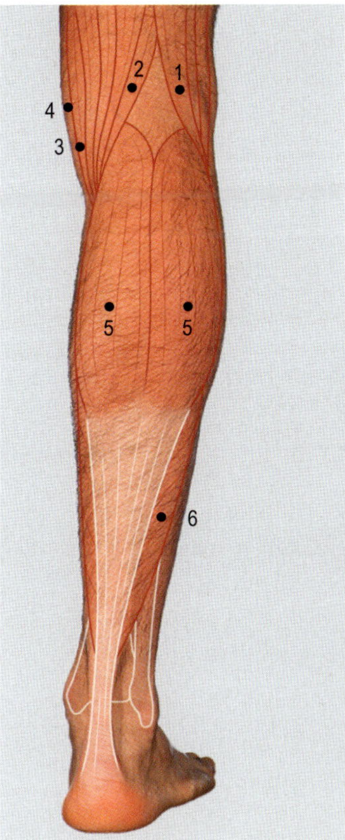

8.70 **하지와 뒤꿈치의 후면: 표층 구조(Posterior aspect of lower leg and heel: superficial structures)**

1 대퇴이두근(Biceps)
2 반막근 위에 겹친 반힘줄근 (Semitendinosus overlying Semimembranosus)
3 봉공근(Sartorius)
4 박근(Gracilis)
5 비복근 내측두와 외측두(Medial and lateral heads of gastrocnemius)
6 가자미근(Soleus)

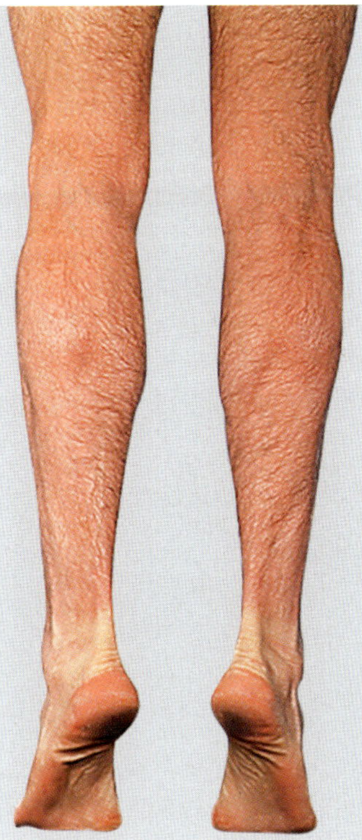

8.71 **발가락으로 서있을 때 하지의 후면(Posterior aspect of the leg when standing on the toes)**

발목과 발목뼈사이 관절의 움직임 Movements of the ankle and intertarsal joints (그림 8.72~8.75)

발목관절은 경골과 비골 아래 끝에서 형성된 장부(mortise)관절과 거골이 이루는 경첩(hinge) 관절 이다. 뼈의 모양, 강한 골간(interosseous) 인대와 내측과 외측 인대가 관절의 안정성을 유지한다. 족저굴곡(plantar flexed) 위치가 가장 덜 안정적인 자세다.

족배굴곡(Dorsiflexion)은 전경골근과 신전구획(extensor compartment)에 다른 근육들에 의해 발생되고, 족저굴곡(plantar flexion)은 주로 비복근과 가자미근에 의해 발생된다.

거골하(subtalar/posterior talocalcaneal) 관절과 거종주상(talocalcaneonavicular) 관절은 한 단위로 작용하며 내반(inversion)과 외반(eversion) 운동이 발생한다. 내반(Inversion : 발바닥이 안쪽으로 회전하는 것)은 전경골근과 후경골근에 의해 발생하고, 장비골근과 단비골근 그리고 골간거종(interosseous talocalcaneal) 인대의 긴장에 의해 제한된다. 이 내반운동은 족저굴곡(plantarflexion)과 족근중간(midtarsal: talonavicular & calcaneocuboid)에 움직임에 의해 증가된다. 외반(Eversion: 발바닥이 밖으로 회전하는 것)은 비골근에 의해 발생되고 전경골근과 후경골근 그리고 발목관절의 내측인대에 의해 제한된다. 이 외전운동은 족배굴곡(dorsiflexion)과 족근중간(midtarsal)에 움직임에 의해 증가된다. 이 움직임들은 발을 지면에서 띤 상태에서 묘사된 것이다. 이 같은 움직임들은 편편하지 않은 지면이나 경사면에 닿을 때 발과 하지를 조절한다. 또한, 발이 체중을 받을 때, 거골과 종골에 상대적으로 원위부 족근골(tarsus)과 중족골(metatarsus)의 추가적인 회외(supination)와 회내

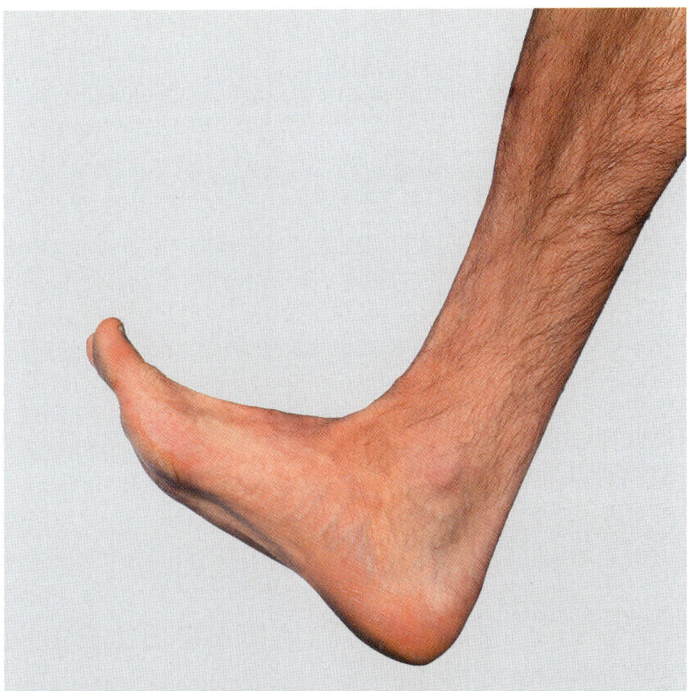

8.72 **발의 족배굴곡(Dorsiflexion of the foot)**

(pronation) 움직임이 있다.

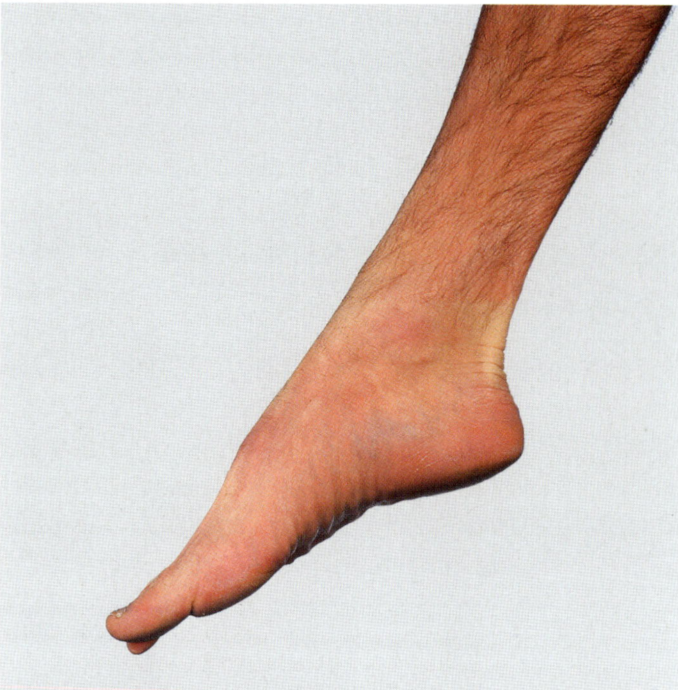

8.73 발의 족저굴곡(Plantarflexion of the foot)

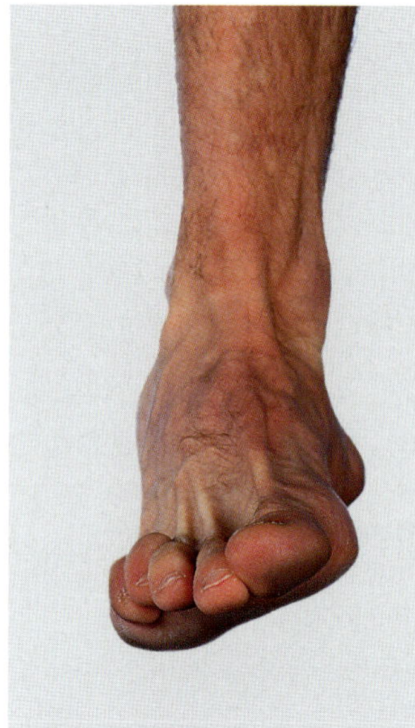

8.74 발의 내반(Inversion of the foot)

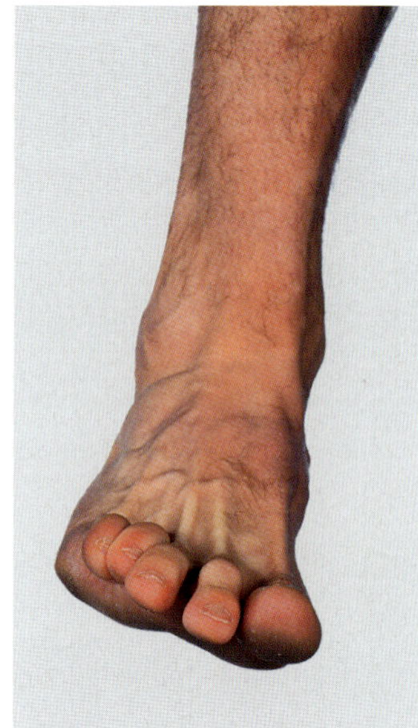

8.75 발의 외반(Eversion of the foot)

발바닥 Sole of the foot (그림 8.76~8.83)

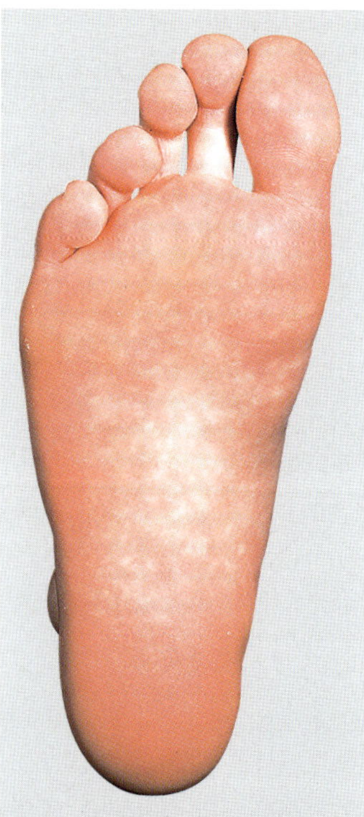

8.76 발바닥(Sole of the foot)

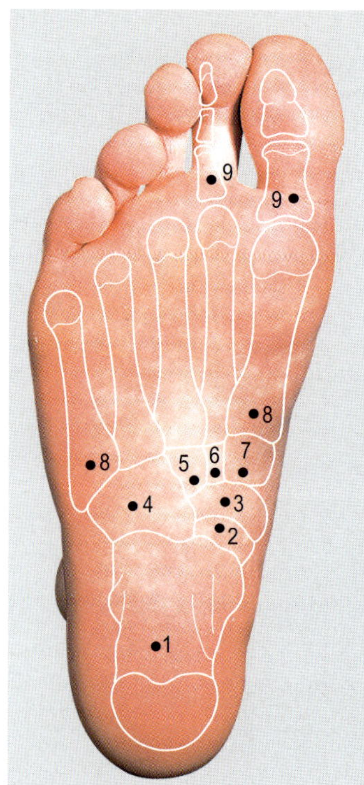

8.77 발바닥: 뼈(Sole of the foot: bones)

1 종골(Calcaneus)
2 거골(Talus)
3 주상골(Navicular)
4 입방골(Cuboid)
5 외측쐐기골(Lateral cuneiform)
6 중간쐐기골(Intermediate cuneiform)
7 내측 쐐기골(Medial cuneiform)
8 중족골(Metatarsals)
9 발가락뼈(Phalanges)

발바닥의 체중을 받는 부위인 뒤꿈치와 발 볼에 피부는 두껍고 근막과 두꺼운 중앙 족저건막(plantar aponeurosis)에 섬유성 중격(fibrous septa)으로 단단하게 부착되어 있다. 이 중격은 피하지방을 작은 격실로 나누어 쿠션효과를 발생시킨다. 종골의 뒷면과 중족골두는 이 쿠션을 통해서 촉진가능 하지만, 다른 뼈들은 짧은 근육의 심층에 위치해 있어 촉진에 어려움이 있다(그림 8.80~8.83). 짧은 힘줄에 묻혀 있는 종자골(sesamoid)은 제1 중족골 두 양쪽에 존재한다.

발의 작은 근육 패턴은 손의 근육 패턴과 유사하지만, 발에

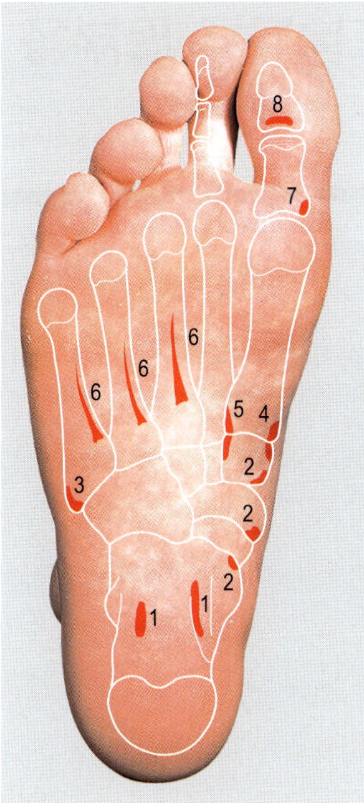

8.78 발바닥: 근육 부착(Sole of the foot: muscle attachments)

1 부지굴곡근(Flexor digitorum accessorius)
2 후경골근(Tibialis posterior)
3 단비골근(Peroneus brevis)
4 전경골근(Tibialis anterior)
5 장비골근(Peroneus longus)
6 족저골간근(Plantar interossei)
7 무지외전근(Abductor hallucis)
8 장무지굴곡근(Flexor hallucis longus)

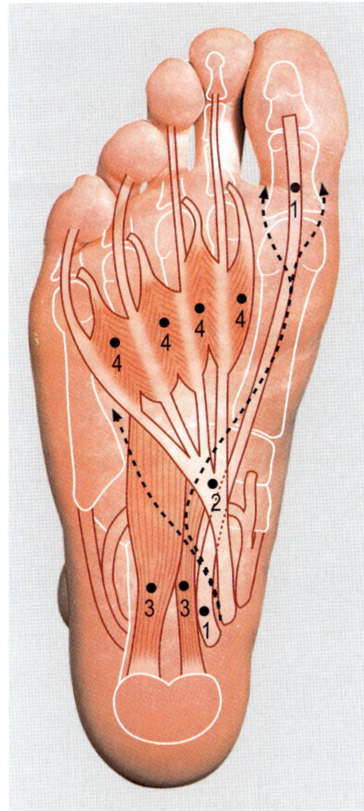

8.81 발바닥: 둘째 근육층 (Sole of the foot: second muscle layer)

1 장무지굴곡근(Flexor hallucis longus)
2 장지굴곡근(Flexor digitorum longus)
3 부지굴곡근(Flexor digitorum accessorius)
4 충양근 4개(Four lumbrical muscles)

점선은 후경골동맥과 경골신경의 위치를 가르킨다 발로 들어갈 때 내측 과 외측 족저혈관과 신경으로 나누어진다

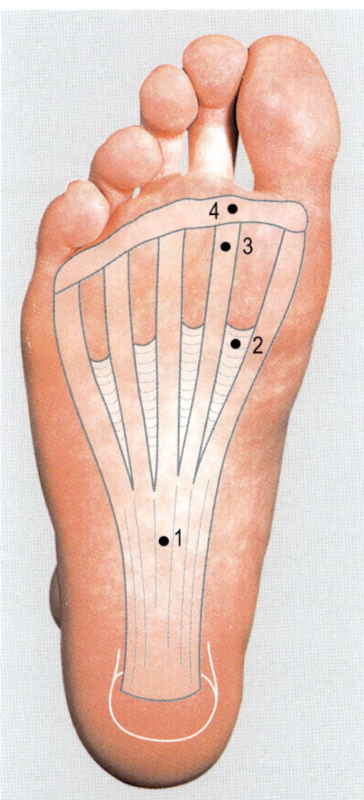

8.79 발바닥: 족저근막(Sole of the foot: plantar fascia)

1 족저근막(Plantar aponeurosis)
2 횡띠(Transverse bands)
3 발가락띠(Digital bands)
4 표층횡중족골인대(Superficial transverse metatarsal ligament)

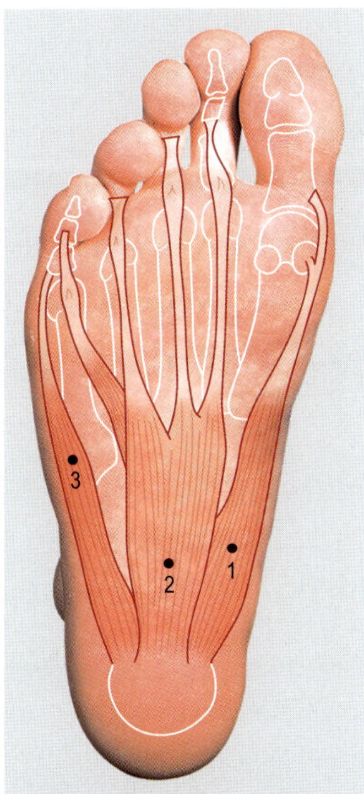

8.80 발바닥: 첫째 근육층(Sole of the foot: first muscle layer)

1 무지외전근(Abductor hallucis)
2 단지굴곡근(Flexor digitorum brevis)
3 소지외전근(Abductor digiti minimi)

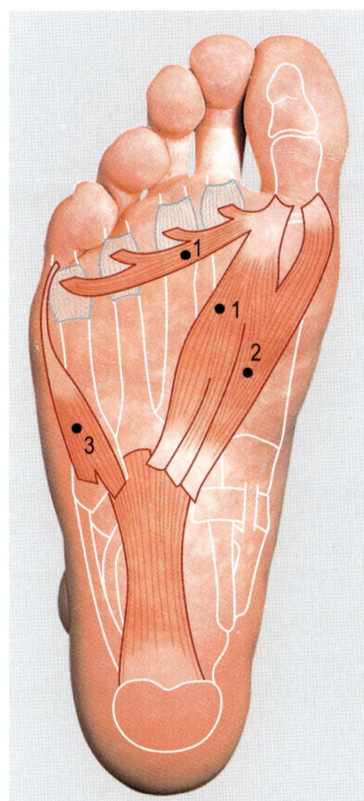

8.82 발바닥: 셋째 근육층(Sole of the foot: third muscle layer)

1 무지내전근(Adductor hallucis)
2 단무지굴곡근(Flexor hallucis brevis)
3 단소지굴곡근(Flexor digiti minimi brevis)

는 대립근(opponens muscles)이 없고 손에는 부굴곡근(flexor accessorius)이 없다. 부골곡근은 뒤로는 종골에 붙고 앞쪽으로는 장지굴곡근(flexor digitorum longus) 힘줄의 외측면에 붙는다. 내측족저신경(medial planter nerve)은 무지외전근(abductor hallucis), 단무지굴곡근(flexor hallucis brevis), 단지굴곡근(flexor digitorum brevis)과 제1충양근(lumbrical)을 지배하고, 다른 나머지 근육들은 외측족저신경(lateral plantar nerve)에 지배를 받는다(그림 8.81). 장굴곡근(long flexor)의 힘줄은 발바닥을 통과하여 원위부 발가락뼈(distal phalanges)에 붙어 발가락을 굴곡 시키며 이때 작은근육의 보조를 받기도 한다. 작은 근육들은 또한 발가락을 약간 펴는(slight fanning) 역할도 한다. 후경골근 힘줄은 주상골 결

절과 대부분의 다른 발목뼈(tarsal) 그리고 중족골(metatarsal)에 붙는다.

발바닥에 작은 근육들은 장굴곡근 힘줄과 같이 작용하여 발바닥아치(plantar arches)를 유지한다. 이것들은 몸이 앞으로 추진할 때 반강체(semi-rigid) 지렛대로서 작용하는 반면, 발의 탄력을 제공하고 체중을 분산시킨다. 아치는 내측(medial) 종아치와 외측종아치(lateral longitudinal) 그리고 횡(transverse)아치로 나눌 수 있지만, 한 단위로 작용한다. 각각의 아치는 뼈와 인대 그리고 근육에 의해 유지된다.

내측 종아치(medial longitudinal arch)는 종골, 거골, 주상골, 3개의 쐐기골 그리고 3개의 내측 중족골로 형성된다. 종골의 재거돌기(sustentaculum tali)는 거골두를 받쳐주고 아치를 형성하는 뼈들은 아치 유지를 위해 또한 약간의 쐐기형태도 있다. 족저 종골주상골(calcaneonavicular/spring) 인대와 강한 골간인대의 기여로 거골두를 지지해준다. 족저근막(plantar aponeurosis)은 엄지와 인접 2개발가락의 굴곡근 작용같이 발바닥의 내측 짧은 근육의 도움을 받아 아치 양끝을 서로 결합시킨다. 전경근(tibialis anterior)은 아치의 중앙에 붙음으로서 강한 지지역할을 제공한다.

외측 종아치(lateral longitudinal arch)는 내측보다 낮고 종골, 입방골 그리고 4,5번째 중족골로 형성되며, 이 아치는 주로 인대(특히 긴족저(long plantar) 인대와 짧은족저 인대)에 의해 유지된다. 장비골근(peroneus longus) 힘줄은 외측아치의 중심부 밑에 위치하고 장지근육과 단지근육이 아치를 일부 지지한다. 횡아치(transverse arch)는 주로 쐐기모양의 입방골(cuboid)과 쐐기골(cuneiform)의 그리고 이 뼈들 사이의 강한 골간인대에 의해 유지된다. 장비골근과 후경골근의 부착은 일부 근육적인 지지를 제공한다.

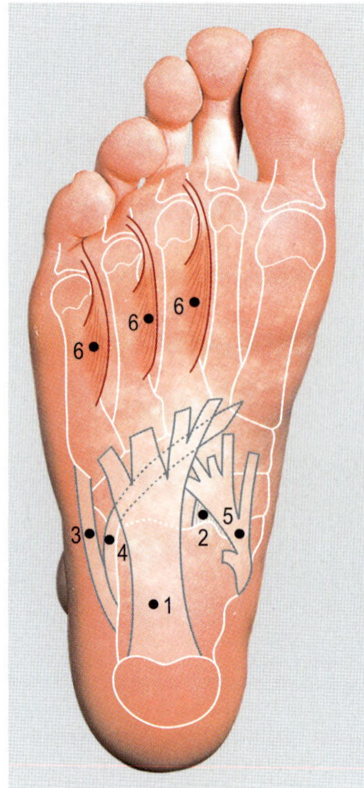

8.83 발바닥: 넷째 근육층(Sole of the foot: fourth muscle layer)
1 장족저인대(Long plantar ligament)
2 족저 종골주상골 인대(Plantar calcaneonavicular ligament)
3 단비골근(Peroneus brevis)
4 장비골근(Peroneus longus)
5 후경골근(Tibialis posterior)
6 족저골간근(Plantar interossei)

하지의 신경분포 Innervation of the lower limb (그림 8.84~8.87)

하지는 천골총(sacral plexus)에 의해 지배된다. 서혜부는 L1, 회음부는 S3로부터 추가적인 감각지배를 받는다. L3 & L4로 무릎을 꿇고, S1으로 걸으며, S3로 앉게된다라고 인지하면 된다. 무릎 건반사는 L3 & L4, 발목 건반사는 S1, 그리고 족저반사(plantar reflex)는 S1 & S2 가 지배한다. 요추5번 신경근(L5)은 이들 반사작용에서 검사가 안 되지만, 엄지발가락의 족배굴곡(dorsiflexion)으로 검사될 수 있다.

대퇴신경의 손상은 무릎신전(대퇴사두근: quadriceps) 기능이 소실되며, 고관절 굴곡(장근과 치골근: iliacus & pectineus)의 일부 소실, 넓적다리 내측과 앞쪽의 감각기능 소실, 다리와 발(앞쪽과 내측 대퇴피부신경 그리고 복재신경)의 감각기능 소실이 발생한다. 폐쇄신경(obturator nerve)의 손상은 내전근에 신경지배를 잃지만, 대내전근(adductor magnus)에 대한 좌골신경의 기여로 일부 내전 작용은 남아있게 된다. 종종 감각 손실은 발생하지 않는다.

좌골신경(sciatic nerve)은 고관절의 후방탈구로 손상될 수 있고, 이는 하지를 거의 조절불능으로 만든다. 좌골신경 원위부에 손상은 슬와부근(hamstring)에 대한 신경가지 손상이 없어 무릎 구부림은 가능하다. 경골신경의 손상은 족저굴곡(plantar flexion) 기능 상실과 발바닥 감각신경지배가 소실된다.

경골신경(tibial nerve)이 발목 부근에서 손상되면 발바닥 작은 근육의 지배를 잃는다. 장굴곡근(long flexor)과 신전근의 작용이 과다해져서 높은 아치의 발이 된다. 비복신경(sural nerve)의 기시부 가까이에 손상은 또한 다리와 발의 외측에 감각 소실을 발생시킨다.

총비골신경(common peroneal nerve)은 다리에서 가장 흔하게 손상되는 신경이다. 이는 비골목의 골절 또는 잘 맞지 않는 깁스(plaster)와 종종 연관된다. 족배굴곡(dorsiflexion: 신전근)과 외반(eversion: 비골근)의 근력이 소실되고, 하수족(foot drop)과 발이 내반(inverted)된다. 발등 내측에 감각이 소실된다. 표층비골신

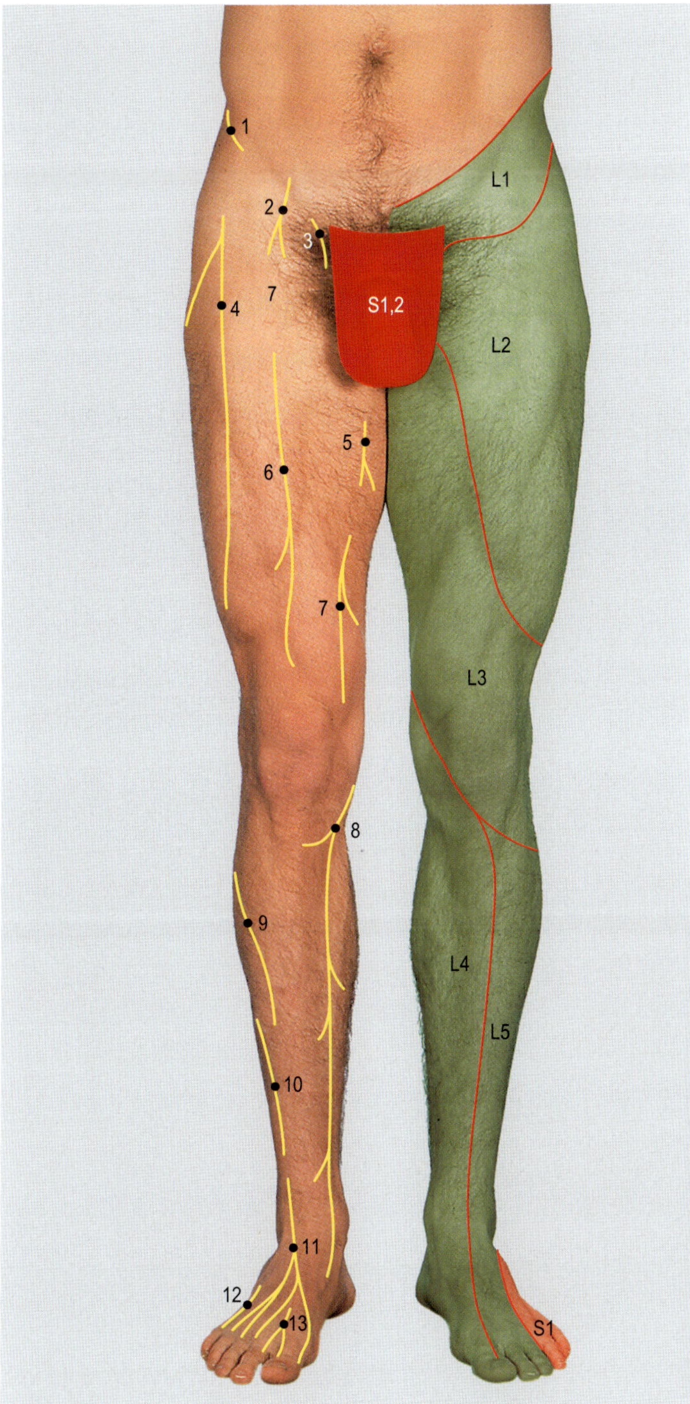

8.84 하지의 피부신경과 피부분절: 전(Cutaneous nerves and dermatomes of the lower limb: anterior)

1 12번째 흉추신경(12th thoracic)
2 음부대퇴신경의 대퇴분지(Femoral branch of genitofemoral)
3 장골서혜부(Ilioinguinal)
4 넓적다리의 외측 피부신경(Lateral cutaneous nerve of thigh)
5 폐쇄신경(Obturator)
6 중간대퇴피부신경(Intermediate femoral cutaneous)
7 넓적다리의 내측피부신경(Medial cutaneous nerve of thigh)
8 복재신경(Saphenous)
9 다리의 외측피부신경(Lateral cutaneous nerve of leg)
10 & 11 표층비골신경(Superficial peroneal)
12 비복신경(Sural)
13 심층비골신경(Deep peroneal)
L, 요추부(Lumbar),
S, 천추부(Sacral)

왼쪽 하지, 음낭(scrotum), 회음부(perineum)의 숫자는 신경근을 나타낸다.

경(superficial peroneal nerve) 손상 시에는, 외반(비골근)근 작용의 소실로 발이 내반(invert)되고, 발등 내측에 감각이 소실된다. 심층비골신경(deep peroneal nerve) 손상의 경우, 발과 발가락의 족배굴곡(dorsiflexion)이 되지 않고, 첫 번째와 두 번째 발가락사이에 감각손실이 올 수 있다. 발은 후경골근(tibialis posterior muscle)의 상대적인 활성화로 내반(invert)된다.

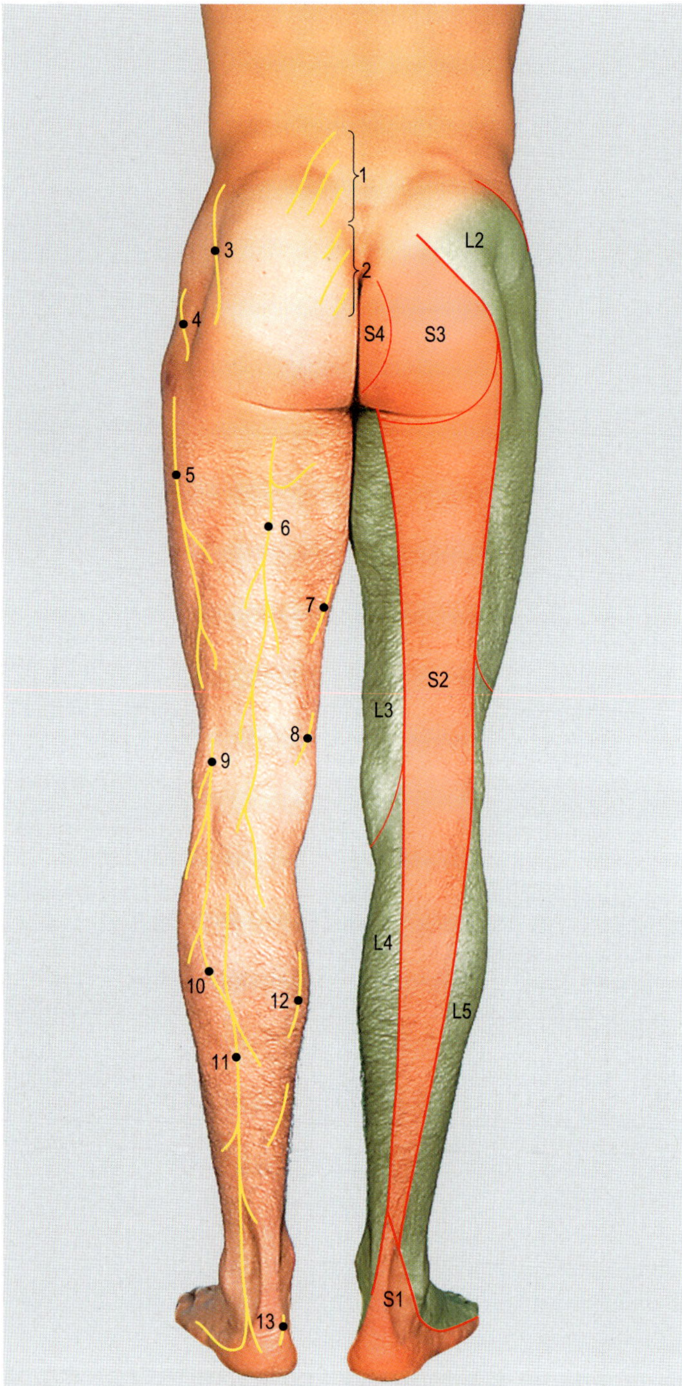

8.85 하지의 피부신경과 피부분절: 후면(Cutaneous nerves and dermatomes of the lower limb: posterior)

1 요추신경(Lumbar)
2 천추신경(Sacral)
3 장골하복신경(Iliohypogastric)
4 12번째 흉추신경(12th thoracic)
5 넓적다리의 외측 피부신경(Lateral cutaneous nerve of thigh)
6 넓적다리의 뒤쪽 피부신경(Posterior cutaneous nerve of thigh)
7 폐쇄신경(Obturator)
8 넓적다리의 내측피부신경(Medial cutaneous nerve of thigh)
9 종아리의 외측피부신경(Lateral cutaneous nerve of calf)
10 비복교통신경(Sural communicating)
11 비복신경(Sural)
12 복재신경(Saphenous)
13 경골신경(내측종골)(Tibial: medial calcaneal)
L, 요추부(Lumbar)
S, 천추부(Sacral)

우측하지의 숫자는 요추와 천추 신경근을 나타낸다. 우측하지의 두꺼운 선에 우측 선은 등쪽축선(dorsal axial)을, 좌측 선은 복부축선(ventral axial)을 나타낸다.

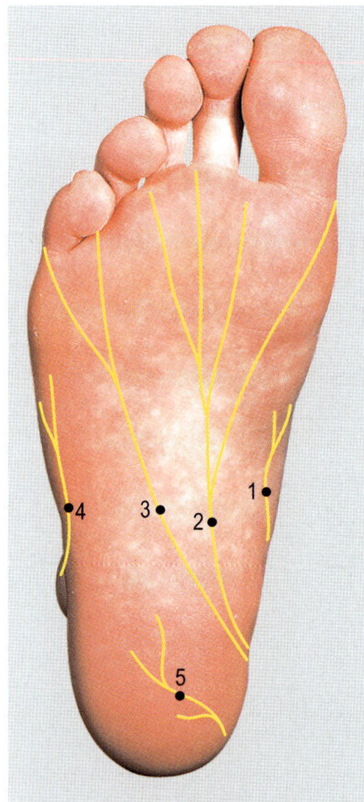

8.86 발바닥의 피부지배신경(Cutaneous innervation of the sole)

1 복재신경(Saphenous)
2 내측족저신경(Medial plantar)
3 외측족저신경(Lateral plantar)
4 비복신경(Sural)
5 경골신경(내측종골)(Tibial: medial calcaneal)

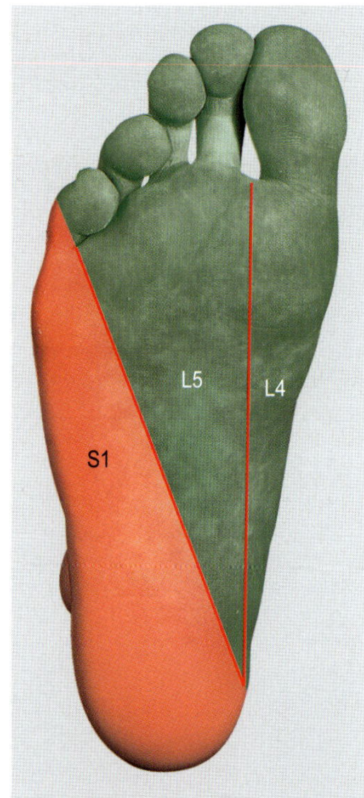

8.87 발바닥의 피부 분절: 요추 4번, 5번 그리고 제1 천추 신경근(Cutaneous dermatomes of the sole: lumbar fourth and fifth and first sacral nerve roots)

하지의 혈관 Vessels of the lower limb (그림 8.88~8.89)

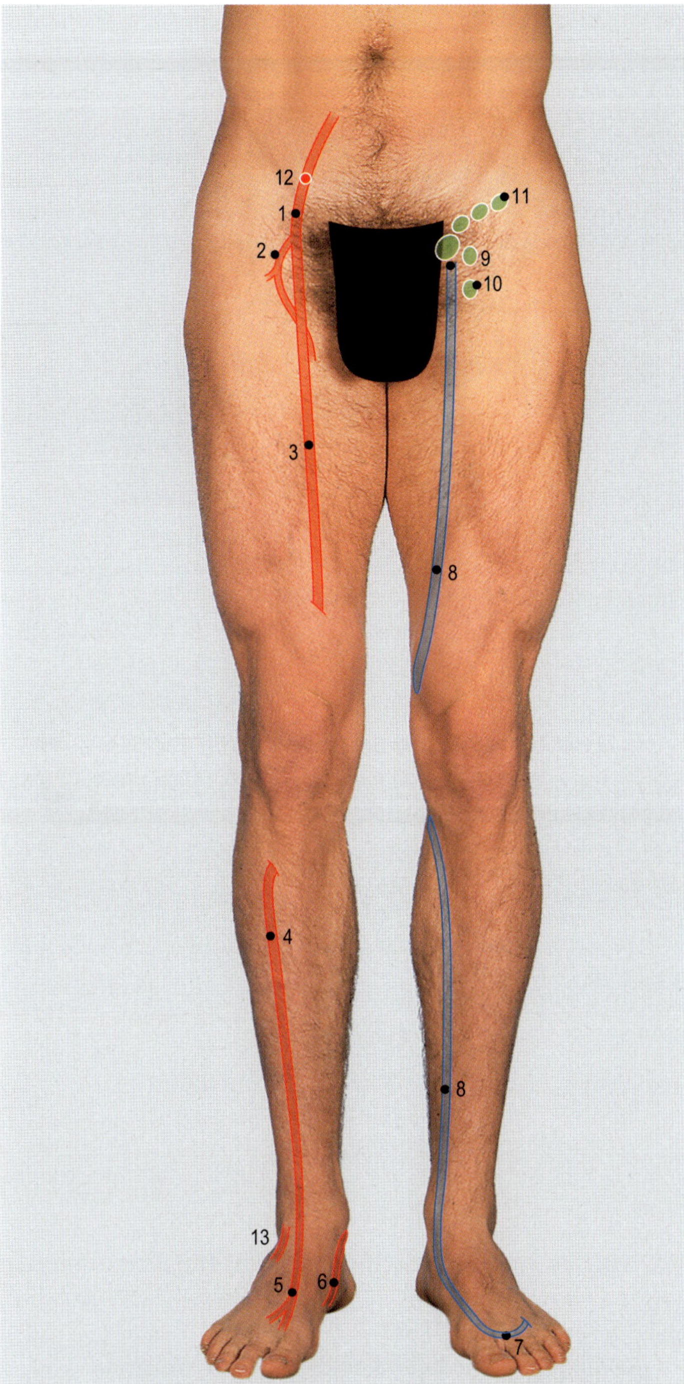

8.88 하지의 혈관: 전면(Vessels of the lower limb: anterior)

1 총대퇴동맥(Femoral artery/common femoral)
2 심층 대퇴동맥(Deep femoral artery /profunda femoris)
3 표층 대퇴동맥(Femoral artery (superficial femoral)
4 전경골동맥(Anterior tibial artery)
5 발등동맥(Dorsalis pedis artery)
6 후경골동맥(Posterior tibial artery)
7 발등정맥아치(Dorsal venous arch)
8 대복재정맥(Great saphenous vein)
9 복재정맥개구부(Saphenous opening: 그림 8.8 참조)
10 서혜 림프결절의 수직사슬(Vertical chain of inguinal lymph nodes)
11 서혜 림프결절의 수평사슬(Horizontal chain of inguinal lymph nodes)
12 대퇴동맥 접근점(Point of access to femoral artery)
13 관통비골동맥(perforating peroneal artery)

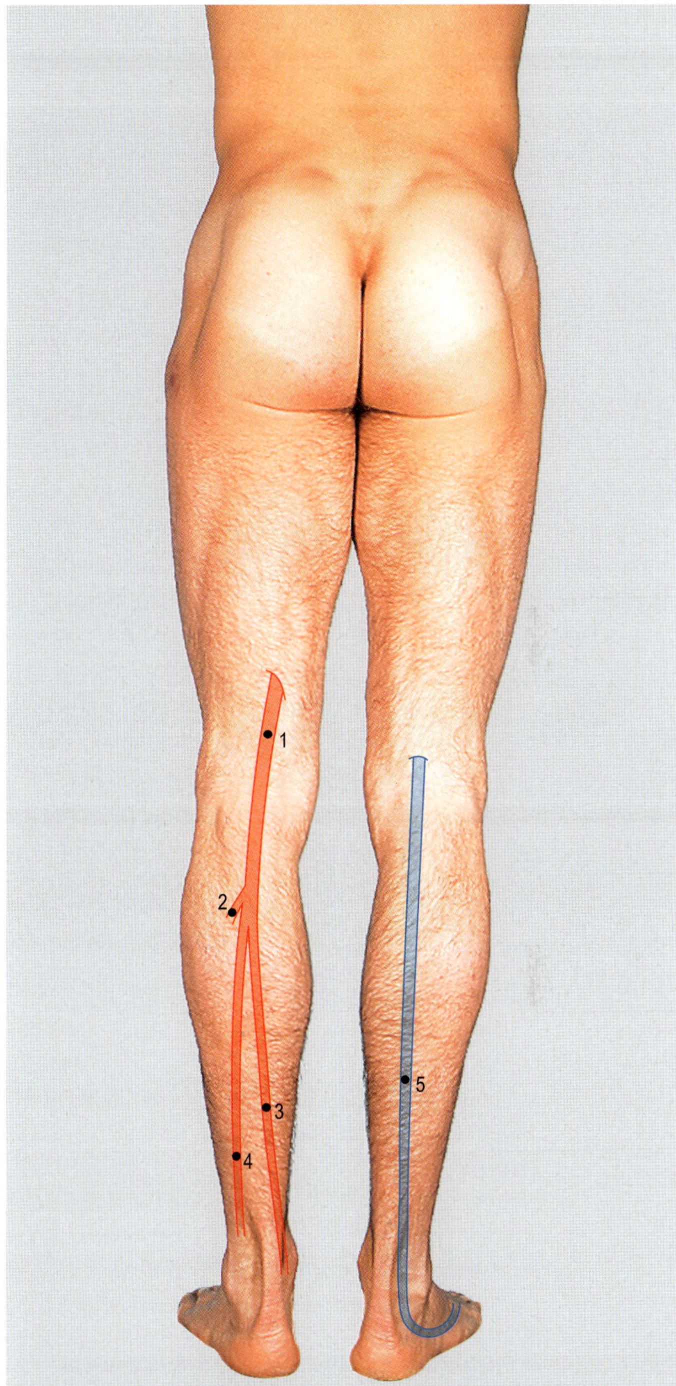

8.89 하지의 혈관: 전면(Vessels of the lower limb: posterior)

1 슬와동맥(Popliteal artery)
2 전경골동맥(Anterior tibial artery)
3 후경골동맥(Posterior tibial artery)
4 비골동맥(Peroneal artery)
5 소복재정맥(Small saphenous vein)

찾아보기

한글 찾아보기

ㄱ

ㄴ

ㅅ

ㅇ

ㅈ

ㅊ

ㅋ

ㅌ

ㅍ

ㅎ

기타

영문 찾아보기

A

B

C

D

E

F

G

H

I

J

L

M

N

O

P

Q

R

S

T

U

V

W

X

Z

표면해부학
-임상적 검사를 위한 기본 해부학-

인 쇄 2012년 5월 10일
발 행 2012년 5월 15일
저 자 JOHN S. P. LUMLEY
역 자 김 성 환, 조 일 행, 강 준 한, 김 종 복
김 지 웅, 김 경 태, 이 민 선, 이 규 진
발행인 김 용 덕
펴낸곳 메디안 북
편 집 최 수 정
등 록 제 25100-2010-51호
주 소 서울시 마포구 도화동 삼창B/D 1101호
전 화 02-732-4981
팩 스 02-711-4981
정 가 40,000원

ISBN 978-89-93340-15-0 93510

This edition of *Surface anatomy*. 4th by John S. P. Lumley is published by arrangement with Elsevier Inc.

Original Edition ISBN : 978-0-443-06794-5
Translated Edition ISBN : 978-89-93340-15-0 93510

Publication Date in Korea : 2012. 5. 15.

Translated by Median book
Printed in Korea

이 책은 Surface anatomy의 번역서로 Elsevier Korea LCC와의 계약에 의해 번역 출간되었습니다.